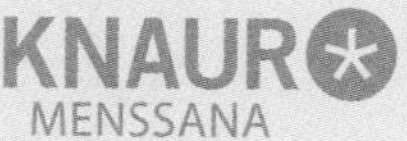
KNAUR
MENSSANA

Univ.-Prof. Dr. med. Andreas Ströhle
Dipl.-Psych. Janina Rogoll
Prof. Dr. Thomas Fydrich

Anna Cavelius

# DIE SEELEN-DOCS

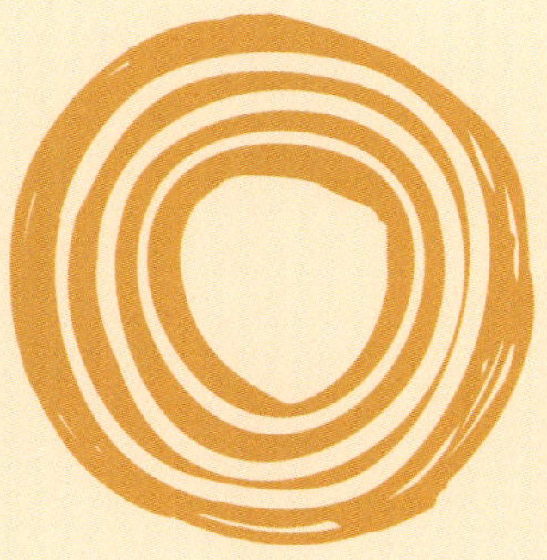

Hilfe bei Depression, Erschöpfung und Burn-out

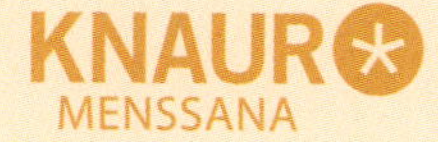

Die in diesem Buch vorgestellten Anwendungen wurden von den Autor*innen und vom Verlag sorgfältig geprüft und haben sich in der Praxis bewährt. Da jeder Mensch für sich besonders ist, können wir allerdings Ergebnisse nicht garantieren. Der Verlag und die Autor*innen schließen jegliche Haftung für Gesundheits- und Personenschäden aus.

**Besuchen Sie uns im Internet:**
**www.mens-sana.de**

Die Verlagsgruppe Droemer Knaur hat sich zu einer nachhaltigen Buchproduktion verpflichtet. Gemeinsam mit unseren Partnern und Lieferanten setzen wir uns für eine klimaneutrale Buchproduktion ein, die den Erwerb von Klimazertifikaten zur Kompensation des $CO_2$-Ausstoßes einschließt. Weitere Informationen finden Sie unter www.klimaneutralerverlag.de

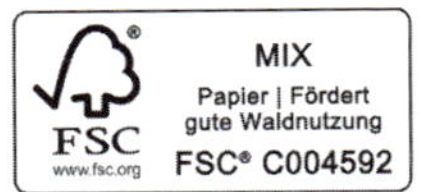


Originalausgabe November 2023

Ein Imprint der Verlagsgruppe
Droemer Knaur GmbH & Co. KG, München

Redaktion: Dr. Ulrike Strerath-Bolz
Covergestaltung: Verlagsgruppe Droemer Knaur
Coverabbildung: Jan Kopetzky Photography
Bildnachweis: siehe Seite 189
Satz und Layout: Adobe InDesign im Verlag
Druck und Bindung: Firmengruppe APPL,
aprinta druck GmbH, Wemding
ISBN 978-3-426-65925-0

5 4 3 2 1

# INHALT

## Kapitel 4: Für eine starke Psyche 141



## Service 179

# LIEBE LESERIN, LIEBER LESER,

wer kennt sie nicht, diese Zustände? Erschöpfung, innere Leere, keine Lust zu nichts und am besten sich ganz abkapseln und zurückziehen. Die Stunden – Tag und Nacht –, in denen die Gedanken kreisen, man sich für die kleinsten Dinge aufraffen muss und die Stimmung auf dem Tiefpunkt ist. Alles erscheint wert- und sinnlos, und das Leben ist nur noch Last, wenn nicht gar eine einzige Qual. Mal ehrlich, solche Zeiten gibt es und kennen wir alle. Aber was passiert, wenn aus diesen Momenten Tage, Wochen oder sogar Monate werden und dann irgendwann vielleicht eine Depression diagnostiziert wird? Betroffene berichten davon, leer und oft auch regelrecht gefühllos zu sein. Aber sie können es kaum in Worte fassen. Und wenn der dunkle Schatten der Depression vorüber ist, dann fällt es umso schwerer, es richtig zu erklären. »Eine Depression wünscht man nicht einmal seinem schlimmsten Feind.« Das fasst es vielleicht am besten zusammen.

Mit diesem Buch widmen wir uns einer der häufigsten psychischen Krankheiten und versuchen, ein wenig »Licht ins Dunkel« zu bringen. Denn die Depression kann eine lebensgefährliche Erkrankung sein. Wir als Professionelle, aber auch als Zugehörige tun alles, um die schlimmste Komplikation, nämlich den Suizid, zu verhindern.

Wir informieren Sie in diesem Buch umfassend über die verschiedenen Formen depressiver, aber auch manisch-depressiver Erkrankungen, die typischen Beschwerden, ihre Entstehung und ihren Verlauf. Vor allem aber – und das liegt uns sehr am Herzen – haben wir versucht, uns auf die verschiedenen Behandlungs- und Beeinflussungsmöglichkeiten zu konzentrieren. Denn Menschen mit Depressionen kann geholfen werden! Depression ist heilbar. Dabei sind die Betroffenen selbst Expertinnen und Experten für sich selbst und können eine ganze Menge gegen die dunklen Zeiten tun. Die Kombination aus Fachwissen, das dem aktuellen Forschungsstand entspricht, und praxisorientierten Tipps unterstützt dabei nicht nur Personen, die an Depressionen erkrankt sind, sondern regt auch zur Selbsthilfe an.

Wir, die Seelen-Docs, erleben täglich in Praxis, Klinik und Wissenschaft, dass mehr Aufklärung über diese Erkrankung gebraucht wird. Denn Depressionen können jede und jeden treffen. Dabei können zum Beispiel Lebensereignisse, (Vor-)Erkrankungen, familiäre Belastungen und neurobiologische Faktoren eine wesentliche Rolle spielen. Eine fachlich fundierte Behandlung bleibt jedoch oft aus. Wir haben uns bemüht, eine Orientierung hinsichtlich der verschiedenen medizinischen und psychotherapeutischen Behandlungsmöglichkeiten zu geben und transparent verschiedene Ansätze der Psychotherapie darzustellen. Natürlich ersetzt dieses Buch keine Psychotherapie, kein Medikament und auch keine andere Behandlung. Es kann jedoch ein Anfang sein, sich dem Thema zu nähern und Veränderungen einzuleiten, die mit dazu beitragen können, die Depression in den Griff zu bekommen.

Dieses Buch muss nicht von vorne bis hinten gelesen werden. Schauen Sie sich das an, was Sie anspricht, was Sie am meisten interessiert. Übrigens haben wir uns im Sinne einer besseren Lesefreundlichkeit für die in den Leitmedien übliche Form des Genderns entschieden: Wir setzen abwechselnd die weibliche und männliche Form ein.

Wir wünschen Ihnen alles Gute!
*Ihre Seelen-Docs*

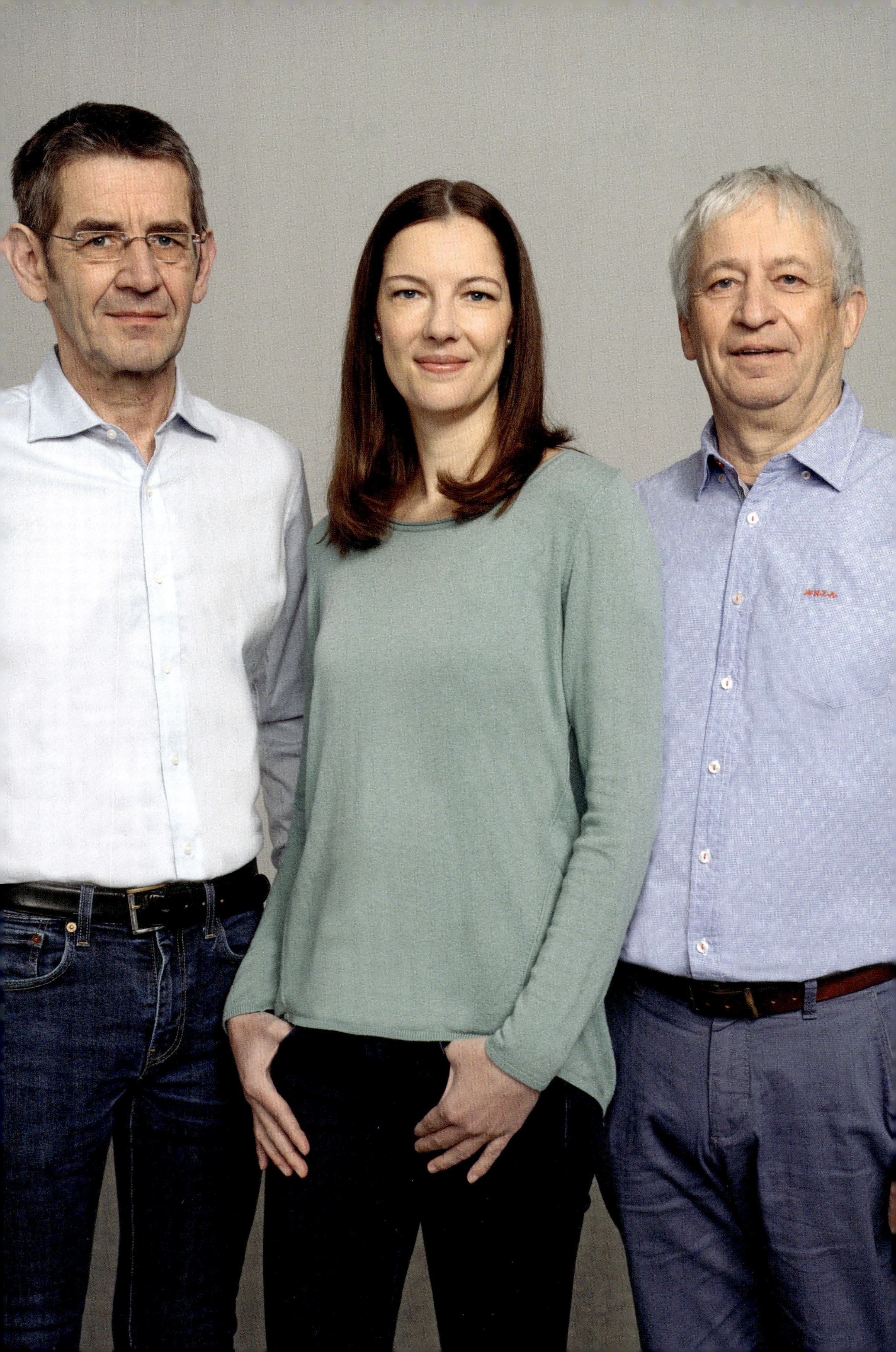

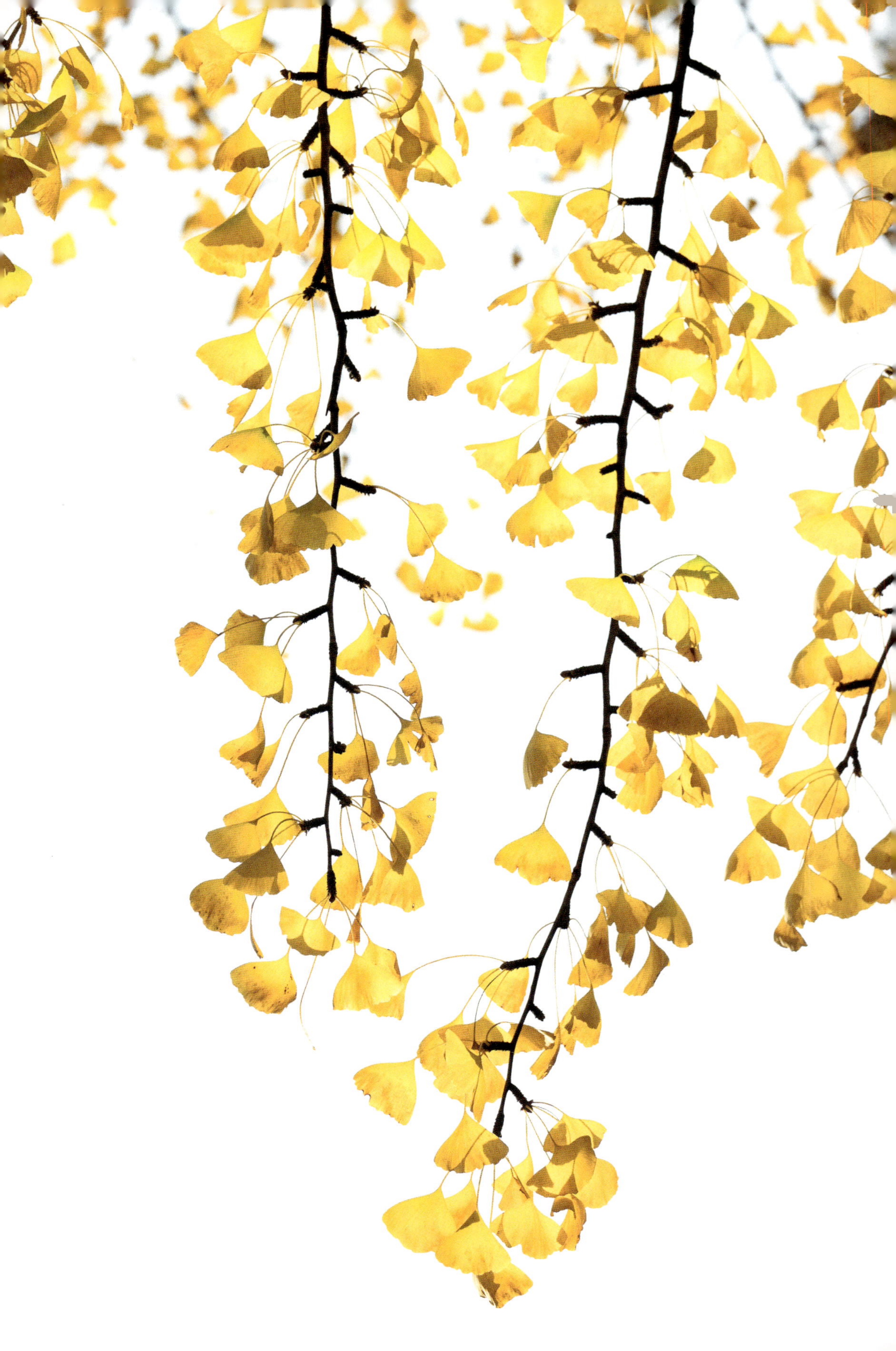

Kapitel 1

# Depression, Erschöpfung & Burn-out erkennen

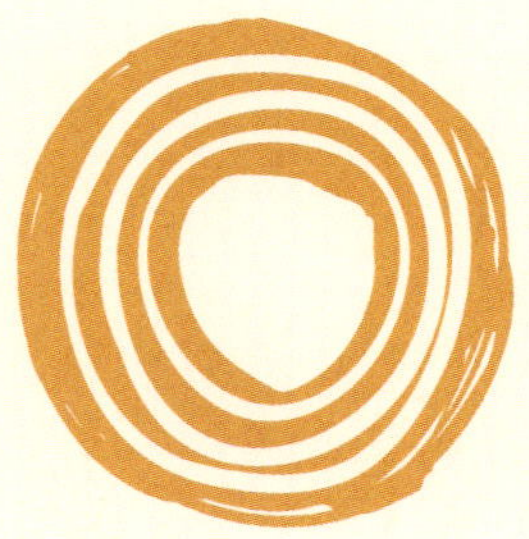

Jeder von uns kennt Phasen im Leben, in denen wir niedergeschlagen sind und »einfach nichts mehr geht«. Solche vorübergehenden Stimmungstiefs oder gelegentliche Unlust haben aber noch lange nichts mit einer depressiven Erkrankung zu tun. Eine klinisch handfeste Depression greift tief in unser Fühlen, Denken und Handeln ein, geht mit Störungen im Gehirn und auch anderen Körperfunktionen einher, schränkt unseren Alltag stark ein und verursacht erhebliches Leid. Treffen kann sie jeden, sie hat viele Gesichter und – ist heute glücklicherweise meist gut behandelbar.

# EINE GESCHICHTE DES MENSCHSEINS

*Schon in der Antike beschrieben Ärzte die »Melancholie« als Erkrankung. Heute wird diese Bezeichnung in der medizinischen Fachsprache nicht mehr als Diagnose verwendet. Die biochemischen und psychologischen Abläufe der Entstehung von Depressionen sind gut erforscht, genauso wie die Faktoren, die Depressionen akut hervorrufen und aufrechterhalten. Auch verschiedene Behandlungsformen sind wissenschaftlich gut untersucht. Den seelisch-geistigen Aspekten widmen sich Philosophie und Theologie, Kunst und Literatur. Auch sie bieten Orientierung und Wege aus den dunklen Welten.*

Weil Depression (von lat. *depressus:* niedergedrückt, herabgezogen), Melancholie oder auch Schwermut den Menschen seit Beginn seiner Geschichte begleitet, sucht man seit jeher nach Ursachen und Antworten. In der antiken Medizin und Naturphilosophie spielte als Erklärungsmodell die Säftelehre (Humoralpathologie; lat. *humores* = Säfte) eine wichtige Rolle. Sie diente in der Medizin bis ins 17. Jahrhundert als Leitkonzept zur Erklärung vieler Erkrankungen, auch von seelischen. Das Vorkommen von vier charakterbildenden Körpersäften prägte nach dieser Lehre die Konstitution eines Menschen, aber auch seine Neigung zu bestimmten Beschwerden. Geriet die Verteilung der Säfte aus dem Gleichgewicht, kam es zu Krankheiten. Um zu heilen, war es also entscheidend, das Gleichgewicht zwischen allen Säften (wieder)herzustellen.

Bei diesen »Säften« handelte es sich um Blut, schwarze und gelbe Galle sowie Schleim. Bei einem Melancholiker überwog nach diesen Vorstellungen die schwarze Galle (griech. *melas* = schwarz; *cholé* = Galle). Ihr Sitz wurde in der Milz (engl. *spleen*) vermutet.

Um die schwarze Galle zu reduzieren und den Menschen aus seinem Seelentief zu holen, empfahl der Urvater aller Ärzte, Hippokrates von Kos (um 460–370 v. Chr.), Methoden, die uns teilweise auch heute noch bekannt vorkommen: eine Ernährungsumstellung wie den Verzicht auf dunkelfarbige Speisen, die Anwendung von regelmäßigen Bädern, aber auch Bewegung, Musik und anregende Gespräche. Nicht zuletzt kamen zur Behandlung auch das damalige Allzweckmittel Aderlass, Abführmittel wie die Wurzeln der Christrose *(Helleborus niger)* oder Bilsenkraut, um Erbrechen herbeizuführen, sowie kalte Speisen, Thymian und Aloe zur Abkühlung der inneren Hitze.

## Von der »Krankheit der Klugen« zur Todsünde

Schon antike Philosophen wie Platon oder Aristoteles stellten Zusammenhänge zwischen einer melancholischen Grundgestimmtheit und der Genialität und Tiefsinnigkeit eines Menschen fest.

In den *Problemata Physica* notierte Aristoteles: »In vielen Dingen überragen sie die anderen, die einen durch ihre Bildung, die anderen durch ihr Können, andere durch politische Wirksamkeit.« Der in Rom wirkende Universalgelehrte und Arzt Galenus (129–216 n. Chr.) verknüpfte die Viersäftelehre zuletzt mit der von den vier »Temperamenten«, also den vier Grundtypen menschlicher Befindlichkeit und menschlichen Verhaltens. Je nach Überwiegen eines der Körpersäfte bildet sich nach dieser Theorie eine bestimmte Persönlichkeit, ein besonderer Charakter und damit verbunden auch die Neigung zu bestimmten Krankheiten:

- Blut (lat. *sanguis*, griech. *háima*): Sanguiniker (*haimatos* – heiter, aktiv)
- Schleim (griech. *phlégma*): Phlegmatiker (*phlegmaticós* – passiv, schwerfällig)
- schwarze Galle (griech. *mélaina cholḗ*): Melancholiker (*melancholicós* – traurig, nachdenklich)
- gelbe Galle (griech. *cholḗ*): Choleriker (*cholericós* – reizbar und erregbar)

Im christlichen Mittelalter jedoch hatte die Melancholie oder Schwermut nichts mehr mit Genialität gemein. Der negative Aspekt der Krankheit begann zu überwiegen, denn man fürchtete, die »Mönchskrankheit«, wie man sie nun nannte, könne womöglich den Glauben ins Wanken bringen. Dem Leben in einer lang anhaltenden Einsamkeit waren viele Mönche der christlichen Frühzeit nicht gewachsen. Heute weiß man, dass diese Form der selbst gewählten Isolation zu schweren Depressionen und schizophrenen Symptomen führen kann. Die Krankheit verbarg sich

### Die Trägheit des Herzens

In der Einsamkeit und Eintönigkeit der Einsiedelei oder der Klosterzelle lautete die Berufskrankheit der Mönche. Für den Kirchenlehrer Thomas von Aquin (1225–1274) war die Schwermut der Inbegriff der Entfremdung von Gott. Schon der frühchristliche Theologe Euagrios Pontikos (345–399 n. Chr.) hatte die *acedia* zum größten Laster erklärt, das den Menschen von Gott wegführt: die Trägheit des Herzens. Noch heute zählt diese bewusste Abwendung des Menschen von der Liebe Gottes zu den sieben Todsünden. In seinen Aufzeichnungen notiert Pontikos detailliert, wie den Mönch »der Hass auf seinen Platz, seine Lebensweise und das Werk seiner Hände« überfällt, »dass die Liebe von den Brüdern gewichen ist und niemand da ist, der ihn tröstet«. (*Praktikos*, 12).

unter dem Begriff »acedia«: eine innere Haltung, die man als Überdruss, Kleinmut und stumpfe Gleichgültigkeit gegenüber Vorschriften und Geboten verstehen konnte. Sie machte es den Betroffenen unmöglich, ihren alltäglichen Pflichten nachzukommen. Gleichzeitig entfernten sie sich von ihrer Berufung und dem Gottvertrauen.

## Die Medizin entdeckt die Depression

Waren die Behandlungsweisen in der Antike und im Mittelalter mit Ernährungsempfehlungen, Bewegungstherapie und Unterhaltung noch vergleichsweise sanft gewesen, so wuchs in der Renaissance die Bereitschaft zur medizinischen Intervention. Im frühen 17. Jahrhundert setzte man Brenneisen auf die Schädelnaht der Betroffenen oder durchbohrte gar Schädelknochen, um melancholische Dämpfe entweichen zu lassen. Und die psychiatrischen Therapien im 18. und 19. Jahrhundert waren nicht weniger brutal. Hunger, Durst, Schläge, das Stellen unter eiskalte Duschen oder das Lagern in Bädern fast bis zum Ertrinken waren nicht unüblich, genauso wenig wie Drehmaschinen, Magnetismus und »Faradisierung«. Während Kranke »zur Beruhigung« im Drehstuhl festgeschnallt und anschließend in bis zu 100 Umdrehungen pro Minute versetzt wurden, sollten Séancen (spiritistische Sitzungen mit einem »Medium«) und der Einsatz von magnetisiertem Wasser Heilkrisen für Krankheiten aller Art einleiten. Die Faradisation, eine aus der Militärpsychiatrie stammende Foltermethode für Soldaten mit sogenannten Kriegsneurosen, sollte durch regelmäßig verabreichte Stromschläge die Symptome »so unerfreulich wie möglich« machen.

Im Zeitalter der Aufklärung (frz. *siècle de lumières*), der Epoche der Vernunft, die sich in Form einer geistigen Bewegung Ende des 17. Jahrhunderts ausgehend von England und den Niederlanden über Europa ausbreitete mit einer gewaltigen Revolution im Gefolge, rückte die Melancholie noch mehr in den Fokus der Medizin. Ärzte vermuteten die Ursache für die Schwermut nun im Nervensystem. In Deutschland forderte der Arzt Johann Christian Reil (1759–1813) als Vertreter der sogenannten romantischen Medizin neue unschädliche Behandlungsweisen. Er verlangte, die bisherigen staatlich beaufsichtigten, ländlich gelegenen sogenannten »Tollhäuser« durch angemessene Bauten mit besserer Personalausstattung zu ersetzen und für die Erkrankten pharmazeutische, chirurgische und psychische Mittel bereitzustellen. Um das Selbstbewusstsein der »Irrenden« wieder aufzurichten, brauchte es für den als Begründer der modernen Psychiatrie geltenden Universalmediziner zudem

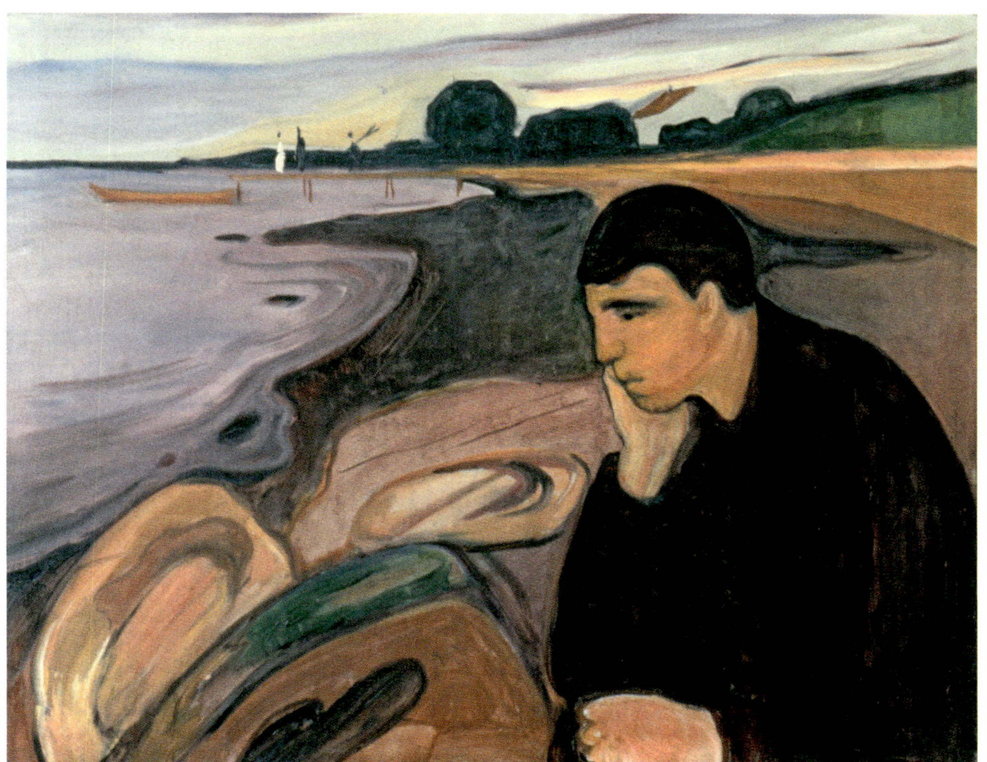

**Melancholie ist ein Motiv des norwegischen Malers Edvard Munch.**
*Er führte dies in fünf Gemälden und zwei Holzschnitten aus.*

immer einen »Arzt der Seele und Arzt des Körpers« sowie die Einstellung von »Psychologen« für die »Pädagogik der Seele«.

Im Zuge dieser Entwicklungen wurde der Begriff »Melancholie« auch nach und nach durch den der »Depression« ersetzt. Ihre Gültigkeit als menschliche Grundverfassung blieb jedoch erhalten. Dies ist unter anderem den Schriften des dänischen Theologen, Philosophen und Psychologen Søren Kierkegaard (1813–1855) zu verdanken. Der vielseitig Begabte litt in seinem kurzen Leben häufig an depressiven Episoden und Ängsten und hatte von den Romantikern gelernt, dass extreme Gefühle ein Zeichen des Genius waren, vor allem, wenn sie wehtaten. Für ihn war der Mensch ein von Natur aus instabiles und damit gefährdetes Wesen. Er beschäftigte sich in seinen Veröffentlichungen auch psychologisch mit der »Verzweiflung« – der »Krankheit zum Tode« – und kam zu dem Schluss, dass diese ein unverzichtbarer Teil der Natur des Menschen sei.

## Das Doppelgesicht der Depression

Dass Depression schon früh mit besonderen Begabungen und einer erhöhten Sensibilität in Verbindung gebracht wurde, liegt unter anderem daran, dass manche Menschen mit depressiven Erkrankungen auch Zeiten mit völlig gegensätzlichen Symptomen durchleben. Diese werden als manische Episoden bezeichnet (griech. *manía* = Raserei). In diesen Tagen und Wochen können die Betroffenen vor Energie nur so sprühen, sie brauchen dabei kaum Schlaf, sind enorm leistungsfähig und so gut gelaunt, dass sie andere mit ihrer Euphorie anstecken können. Dann gibt es wieder Phasen von abgrundtiefem Trübsinn, durchbrochen von Zeiträumen mit normaler Stimmung. Auch diese Erscheinungsform wurde bereits in der Antike beschrieben. Erst der deutsche Psychiater Emil Kraepelin (1856–1926), von dem die Grundlagen des heutigen Systems der Einteilung psychischer Störungen stammen, nannte diese Erkrankungsform »circuläres Irresein« oder auch »ma-

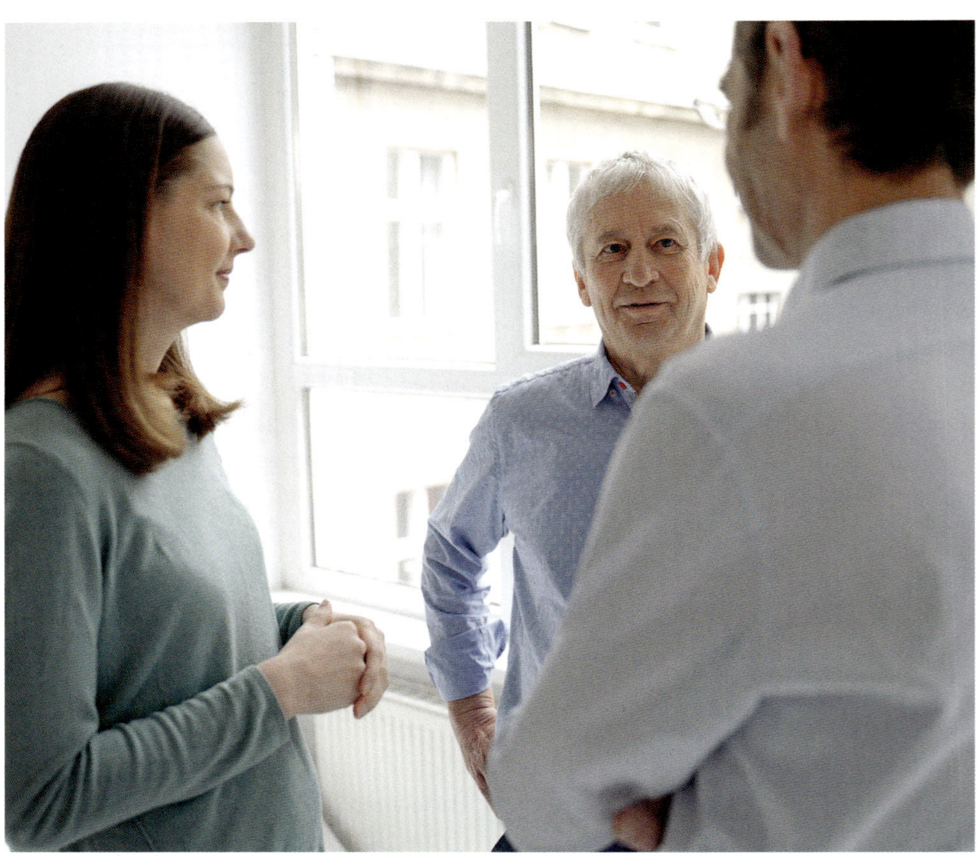

nisch-depressives Irresein«. Heute diagnostizieren Ärztinnen Psychiater und Psychotherapeutinnen dieses Krankheitsbild als bipolare Erkrankung (siehe auch Seite 25).

In den letzten Jahrzehnten haben sich die therapeutischen Möglichkeiten für diese beiden psychischen Krankheiten deutlich verbessert. Bevor eine Depression jedoch erfolgreich behandelt werden kann, muss sie erst einmal erkannt werden. Das ist mitunter nicht so einfach, zumal die Krankheit sehr unterschiedliche Gesichter haben kann. Die schlimmste Folge einer Depression ist der Suizid. Man geht heute davon aus, dass etwa die Hälfte der Menschen, die einen Suizid begehen, an einer Depression leiden oder gelitten haben.

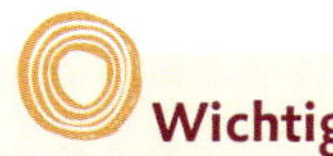

**Wichtig**

Betroffene sollten besonders in manischen Phasen ermutigt werden, einen Arzt aufzusuchen und eine konsequente Behandlung wahrzunehmen. Es ist äußerst schwierig, im Auf und Ab von Depression und Manie einen geregelten Alltag zu leben.

### Die Depression verstehen

Um der Krankheit besser auf die Spur zu kommen, ihre Ursachen weiter aufzuklären und passende Behandlungen zu erarbeiten, entwickelten Ärzte und Psychologen im 20. Jahrhundert teilweise zeitlich parallel verschiedene Störungsmodelle der Depression. So unterschied man zwischen endogener und neurotischer Depression in der Annahme, es gäbe für Erstere eine organische, also körperliche Ursache (*endogen* = von innen aus dem Körper kommend). Die neurotische Form (griech. *neuron* = Nerv) hingegen würde durch äußere Faktoren, wie die Lebenswelt und das Milieu (soziales Umfeld), Kindheitserfahrungen und weitere biografische Ereignisse, hervorgerufen. Im Lauf der Zeit stellte sich allerdings heraus, dass das Festhalten an solchen starren Diagnoseschemata wissenschaftlich nicht korrekt und daher auch für Behandlungen nicht hilfreich war.

Heute weiß man dank der Erkenntnisse aus der Hirnforschung und der experimentellen Psychologie, dass die Depression eine Erkrankung des Gehirns und des weiteren Nervensystems ist. Dabei spielen unter anderem Botenstoffe im Gehirn (Nervenüberträgerstoffe) und Hormone eine entscheidende Rolle. Die depressive Erkrankung wirkt sich auf den gesamten Körper sowie die Denk-, Erlebens- und Verhaltensweisen der Betroffenen aus. Psychologen und Psychiaterinnen unterscheiden Depressionen heute in erster Linie nach ihrem Schweregrad und ihren unterschiedlichen Erscheinungs- und Verlaufsformen (mehr dazu ab Seite 26).

## Die vier häufigsten Irrtümer zum Thema Depression

*Irrtum 1: Immer mehr Menschen erkranken an Depressionen*

Weil beispielsweise über depressiv Erkrankte mehr in den Medien berichtet wird und Krankenkassen sowie Rentenversicherungsträger Statistiken über zunehmende Arbeitsunfähigkeitstage und Frühberentungen veröffentlichen, entsteht der Eindruck, dass die Erkrankung deutlich häufiger auftritt. Dabei steht hinter den höheren Zahlen womöglich eher die (sehr begrüßenswerte) Entwicklung, dass sich mehr Erkrankte um professionelle Hilfe bemühen und Ärztinnen und Psychiater Depressionen besser erkennen und behandeln können. Der vermutlich wichtigste Faktor ist jedoch, dass die Krankheit auch als Depression benannt wird und weniger oft die ausschließlich körperlichen Diagnosen (z. B. Lumbalsyndrom, Ischialgie) gestellt werden. Auch sind psychische Erkrankungen weniger stigmatisiert als noch vor einigen Jahren, und es gibt im Gesundheitssystem im Vergleich zu früher deutlich bessere diagnostische Kenntnisse.

*Irrtum 2: Ausschlafen und Ausruhen hilft bei Depressionen*

Jeder Mensch mit einer Depression fühlt sich erschöpft, leer oder kraftlos, und die meisten leiden unter wiederkehrenden Schlafstörungen und nächtlichem Grübeln. Dies heißt aber nicht, dass lange Schlafen und Ausruhen sinnvolle Maßnahmen zur Bewältigung sind. Bei den meisten Menschen mit Depressionen führen langer Schlaf und die damit verbundene Inaktivität sogar zu einer Verschlechterung (siehe auch Seite 22).

*Irrtum 3: Depression ist gar keine richtige Erkrankung*

Jeder Mensch hat Sorgen und erlebt schlechte Zeiten. Dabei sind Gefühle der Bedrücktheit, der Überforderung oder auch der Trauer gesunde Reaktionen. Die meisten Menschen können diese Zustände – meist mit der Hilfe von Angehörigen oder durch das Nutzen eigener Stärken – in den Griff bekommen. Für jemanden mit einer klinischen Depression fehlt hierfür die Kraft. Er ist in seiner Stimmung gefangen, oft wie versteinert und dabei häufig voller Schuldgefühle. Es gibt keine andere Erkrankung, in der so viele Menschen in ihrer Not versuchen, sich das Leben zu nehmen. Nur ein Fachmann oder eine Expertin kann ein nachvollziehbares Stimmungstief von einer behandlungsbedürftigen Depression abgrenzen.

*Irrtum 4: Antidepressiva verändern die Persönlichkeit*

Nicht wenige depressiv Erkrankte befürchten, durch die Einnahme von Antidepressiva ihre Persönlichkeit zu verändern und »ferngesteuert« zu werden, also ihre Autonomie zu verlieren. Dies ist glücklicherweise nicht der Fall. Es ist die Depression, die zu tiefgreifenden Veränderungen in der Wahrnehmung, im Gefühlsleben und Verhalten führt. Richtig eingesetzte Medikamente wirken gegen gestörte Funktionsabläufe im Gehirn, was mit der Zeit in den meisten Fällen zum Abklingen der Depression führt. Die Betroffenen fühlen sich dann wieder so wie im gesunden Zustand. Auch machen Antidepressiva nicht abhängig (siehe auch Seite 122).

# GESICHTER DER DEPRESSION

*Die meisten Menschen mit depressiven Symptomen fühlen sich hilflos, sind trostlos und ohne Hoffnung und können sich ihre Müdigkeit und Antriebslosigkeit nicht erklären. Viele sind sich auch nicht bewusst, dass ihre Probleme möglicherweise Anzeichen einer psychischen Erkrankung sind und daher eine professionelle Diagnostik und Behandlung notwendig sein kann.*

Eine länger andauernde Depression ist eine behandlungsbedürftige Krankheit. Meist beginnt sie schleichend mit Lustlosigkeit und Antriebsschwäche. Sie ist als Erkrankung oft zunächst nicht erkennbar, weil die Symptome nicht richtig verstanden und eingeordnet werden. Werden die Lähmung und die negative, depressive Stimmung aber übermächtig und wird das Gefühl der Hoffnungslosigkeit immer größer, dann kommen oft auch Gedanken an Lebensüberdruss hinzu. Und dann wird die Depression lebensgefährlich.

Als potenziell todbringende Krankheit wird die Depression oft unterschätzt. Auch herrscht nach wie vor großes Unwissen, und es gibt viele Vorurteile über die Erkrankung. Zwar ist eine Tendenz zu gehäuften Selbstdiagnosen beobachtbar (siehe Kasten Seite 22), doch bestimmen nach wie vor viele Fehlinformationen die Diskussion um die Krankheit. Das führt dazu, dass sich Erkrankte mitunter wie Versager oder Simulanten fühlen oder von anderen so gesehen werden. Dies führt zum Rückzug und blockiert die Zuversicht, die nötig ist, um sich einer fachlichen Beratung oder Behandlung zuzuwenden.

Wer an einer Depression leidet, erlebt diesen Zustand oft in Kombination mit Scham- und Schuldgefühlen. Das Feedback von außen tut das Übrige dazu: »Stell dich nicht so an«, »jetzt reiß dich mal zusammen«, »fahr doch mal in den Urlaub« … Negative Reaktionen und Verurteilungen durch andere Menschen sind hier wie bei allen anderen psychischen Erkrankungen auch nach wie vor ein Problem. Seit immer mehr öffentliche Personen über ihre Depressionen sprechen oder sie über die sozialen Medien kundtun sowie dank intensiver Aufklärungsarbeit, ist die Erkrankung in der Öffentlichkeit heute nicht mehr ganz so negativ besetzt, und die Betroffenen werden weniger ausgegrenzt als noch vor einigen Jahren. Trotzdem ist es weiterhin wichtig, das Bewusstsein und die Kenntnisse über psychische Erkrankungen zu stärken. Dass man mit einem gebrochenen Arm zum Arzt muss, weiß jeder. Die Erkenntnis, dass eine fachliche Konsultation auch bei psychischen Erkrankungen notwendig ist, hat sich noch nicht ausreichend durchgesetzt.

Fachleute unterscheiden verschiedene Formen der Depression:

### Depressive Episode

Die Kriterien hierfür (engl. *major depressive episode/MDE*) sind klar definiert. Die Betroffenen leiden unter einer deutlich gedrückten Stimmung und besitzen kaum noch Antrieb. Das Interesse sowie die Fähigkeit, Positives zu erleben, sind nicht mehr vorhanden. Typischerweise gehen gleichzeitig Schlafprobleme (Schlaflosigkeit oder vermehrter Schlaf), innere Leere, Gedanken der Wertlosigkeit, Schuldgefühle und Hoffnungslosigkeit damit einher.

Die Kriterien für eine depressive Episode sind schon dann erfüllt, wenn die Phase über einen Zeitraum von mindestens zwei Wochen anhält und nahezu täglich über den größten Teil dieses Zeitraums andauert. In der Regel dauern die Episoden jedoch deutlich länger als zwei Wochen. Sie können einmalig auftreten, oft aber wiederholen sie sich in unterschiedlichen Abständen (rezidivierendes Auftreten).

Um eine sichere Diagnose zu stellen, muss eine (Fach-)Ärztin oder

**Symptome einer Depression**

| Hauptsymptome | Häufige zusätzliche Beschwerden |
|---|---|
| • gedrückte, depressive Verstimmung, die von Betroffenen manchmal auch als Gefühl der Fühllosigkeit oder Gefühlstaubheit beschrieben wird<br>• deutlicher Interessenverlust an Dingen, die sonst Teil des Alltags und des Lebens waren, sowie Freud- und Lustlosigkeit<br>• Verlust der Fähigkeit, in Abhängigkeit von äußeren Situationen unterschiedliche Gefühle zu haben (Verlust der affektiven Modulationsfähigkeit)<br>• deutlicher Mangel an Motivation und Antrieb<br>• leichte und häufigere Ermüdbarkeit, Kraftlosigkeit, aber auch vermehrtes Schlafbedürfnis | • Probleme mit der Konzentration<br>• vermindertes Selbstwertgefühl<br>• Schuld- und Schamgefühle<br>• Verlangsamung und Schwerfälligkeit bei Bewegungen und körperlichen Aktivitäten, aber eventuell auch quälende körperliche Unruhe und Bewegungsdrang<br>• Lebensüberdruss, Selbstmordgedanken, -pläne oder -versuche<br>• Einschlaf- oder Durchschlafstörungen oder sehr frühes Erwachen, ohne wieder einschlafen zu können, aber auch vermehrtes Schlafen<br>• Appetitverlust, teilweise mit deutlicher Gewichtsabnahme, aber auch deutlich verstärktes Essverhalten (»Frustessen«) |

eine Psychotherapeutin diese leidbringenden Stimmungsveränderungen abgrenzen von nicht krankhaften (pathologischen) Reaktionen. Traurigkeit, Trauerreaktionen oder wiederkehrende, eher kürzere Stimmungsschwankungen sind möglicherweise normale Veränderungen und müssen keineswegs eine krankhafte Depression sein.

### Weitere Anzeichen

Lebensüberdruss – im Sinne von »Es wäre nicht schlimm, wenn ich morgen nicht mehr aufwachen würde« – kann sich in häufigeren Gedanken an den Tod, Suizidgedanken, einem Selbstmordversuch oder auch einer Selbsttötung (Suizid) offenbaren. Bei einem Erkrankten kann der Wunsch entstehen, am Morgen nicht mehr aufzuwachen oder bei einem Unfall oder einem Unglück zu versterben. Auch der Gedanke, dass es für das eigene Umfeld und andere Menschen besser wäre, man würde nicht mehr leben, ist häufig. Besonders gefährlich ist es, wenn Betroffene schon einmal einen Suizidversuch unternommen oder klare Vorstellungen oder sogar Vorbereitungen für eine Selbsttötung getroffen haben.

Bei manchen Depressionen leiden die Betroffenen zusätzlich unter verschiedenen Körpersymptomen. Vorkommen können:

- Herzrasen
- Atemnot
- Engegefühle der Brust
- Verdauungsbeschwerden
- Schwindel

Treten solche Beschwerden auf, ist zunächst unbedingt eine medizinische Abklärung notwendig (siehe Seite 27). Wenn keine körperlichen Ursachen erkennbar sind, wird von psychiatrischer oder psychotherapeutischer Seite eine Klärung vorgenommen, ob möglicherweise eine (vielleicht auch zusätzliche) Angststörung oder eine somatoforme Erkrankung (siehe Seite 45) vorliegt.

### Der Schweregrad der Depression

Dieser bemisst sich an der Anzahl der Symptome:

- leicht: zwei Haupt- und zwei Zusatzsymptome aus der Liste von Seite 22 und Fortführung der meisten normalen Alltagsaktivitäten
- mittelschwer: zwei Haupt- und drei bis vier Zusatzsymptome und Schwierigkeiten beim Aufrechterhalten normaler Aktivitäten
- schwer: drei Haupt- und fünf oder mehr Zusatzsymptome; Suizidgedanken und -handlungen sind häufig. Die Symptome, die Stimmung und Verhalten betreffen, wie auch die Suizidalität werden vermehrt von körperlichen Symptomen begleitet.

Bei besonders schweren Depressionen können auch wahnhafte bzw. psychotische Symptome auftreten. Hierzu gehören beispielsweise eine übersteigerte und nicht korrigierbare Überzeugung eigener Schuld oder auch Vorstellungen davon, verfolgt, abgehört oder beobachtet zu werden, sowie das Hören von Stimmen. Wahn oder Halluzinationen stehen häufig im Einklang mit den persönlichen depressiven Themen von Unzulänglichkeit, Schuld, Verarmung, Krankheit, Tod oder Bestrafung. Beim Vorliegen psychotischer Symptome ist die Suizidgefahr deutlich erhöht.

### Tests und Skalen

Für die Art der Behandlung und die Kontrolle des Erkrankungsverlaufs ist es für die Fachperson wichtig, die Schwere der Erkrankung einschätzen zu können. Hierzu stehen uns heute spezielle psychologische Tests zur Verfügung. Mit ihnen unterscheiden Ärzte und Ärztinnen leichte, mittelschwere und schwere Depressionen. Zwei der am meisten verwendeten Tests sind die Hamilton Rating Scale of Depression (HRSD), die Montgomery-Asberg Depression Rating Scale (MADRS) und das Beck Depressionsinventar (BDI). Betroffene können mit ihrer Hilfe strukturiert befragt werden zu Symptomen und deren Ausprägung. Wichtig sind auch die Skalen, um verschiedene antidepressive Behandlungen hinsichtlich ihrer Wirksamkeit vergleichen zu können, etwa im Zusammenhang von Studien.

### Chronische Depression (Dysthymie) und Double Depression

Neben den klar von gesunden Phasen abgrenzbaren depressiven Episoden gibt es auch chronisch verlaufende depressive Verstimmungen. Diese bezeichnen Fachleute als Dysthymie (griech. *dysthymós* = missmutig). Die chronische Depression dauert mindestens zwei Jahre an und ist vom Schweregrad der Symptomatik und der Beeinträchtigung im Alltag her weniger leidvoll und weniger den Alltag einschränkend anzusehen als die depressive Episode. Allerdings ist auch das zeitgleiche Auftreten von Symptomen einer depressiven Episode und einer dysthymen Erkrankung möglich. Hier spricht man von einer »doppelten Depression« (engl. *double depression*). Menschen, bei denen schon in jüngeren Jahren eine chronische Depression auftritt, können diesen Zustand als normal erleben: »Ich war schon immer so« – »Das gehört zu mir«.

### Anpassungsstörung mit depressiver Symptomatik

Kommt es beispielsweise durch die Trennung von einem Partner, dem Verlust des Arbeitsplatzes oder andere belastende Lebensereignisse zum Auftreten depressiver Symptome, spricht man heute von einer Anpassungsstörung mit depressiver Symptomatik. Die Betroffenen können einen neu eingetretenen Zustand über längere Zeit hinweg nicht akzeptieren bzw. sich an die neue Situation nicht anpassen. Diese Form der Depression muss aber deutlich auf ein bestimmtes Ereignis zurückführbar sein und darf nicht länger als sechs Monate dauern. Ab wann therapeutische Hilfe nötig ist, kann in einem Gespräch mit einer Therapeutin oder einem Psychiater geklärt werden.

## Zwischen Hoch und Tief: die bipolare Erkrankung

Bei dieser psychischen Erkrankung kommt es zu einem Wechsel zwischen manischen und depressiven Phasen. Typisch für manische Episoden sind Überaktivität oder ein gesteigerter Antrieb. Die Betroffenen können nach eigenen Berichten regelrecht »Bäume ausreißen«. Damit einher geht oft eine übertrieben gute oder euphorische, teilweise aber auch gereizte Stimmung. Die Stimmungsschwankungen treten weitgehend unabhängig von aktueller Lebenssituation oder -ereignissen auf. Für die Betroffenen ist es in der manischen Phase oft schwierig, die Realität klar zu beurteilen. Dadurch entstehen häufig Konflikte und Schwierigkeiten im Umgang mit anderen Menschen und im weiteren Verhalten. Durch die stark gehobene Stimmung, die häufige Überschätzung der eigenen Person (z. B. Größenideen) und den übertriebenen Optimismus können Betroffene Hemmungen verlieren und sich rücksichtslos, leichtsinnig und situationsunangemessen verhalten. Häufig kommt es zu massiven Geldausgaben bis hin zur Verschuldung. Auch vermehrter Alkohol- oder Substanzkonsum mit einer weiter enthemmenden Wirkung kann auftreten. Häufig stehen Menschen nach schweren manischen Episoden vor einem Scherbenhaufen mit umfassenden schädlichen Folgen im persönlichen, beruflichen und materiellen Bereich. Noch schwerwiegender können sich die Folgen einer manischen Episode mit psychotischen Symptomen auswirken.

### *Symptome und Kriterien für eine Manie*

Bei einer Manie handelt es sich um eine Periode starker und ständiger euphorischer oder gereizter Stimmung, die mindestens eine Woche andauert. Während der Zeit bestehen drei oder mehr der folgenden Symptome:

- übertriebenes Selbstbewusstsein oder Größenwahn
- verringertes Schlafbedürfnis (z. B. Erholungsgefühl nach nur drei Stunden Schlaf)
- gesprächiger als üblich oder Drang zum Reden

- Ideenflucht oder das subjektive Gefühl, dass die Gedanken rasen
- Zerstreutheit (Aufmerksamkeit wird sehr leicht auf unwichtige oder belanglose Reize gezogen)
- Zunahme zielgerichteter Aktivitäten (entweder sozial, am Arbeitsplatz, in der Schule oder sexuell) oder psychomotorische Unruhe
- exzessive Beschäftigung mit angenehmen Tätigkeiten, die höchstwahrscheinlich negative Folgen hat (z. B. Kaufrausch, sexuelle Taktlosigkeiten oder unvernünftige geschäftliche Investitionen)

Psychotische Symptome wie Wahn oder Halluzinationen treten meist in besonders schwer ausgeprägten manischen Phasen auf. Am häufigsten sind hier der Größenwahn oder Stimmen, die mit dem Betroffenen sprechen.

### *Verlaufsformen*

Das alleinige Auftreten von manischen Phasen ohne depressive Intervalle ist extrem selten, sodass wir auch bei dem vereinzelten Auftreten einer manischen Episode von einer bipolaren Erkrankung ausgehen können. Mehr oder weniger regelmäßig

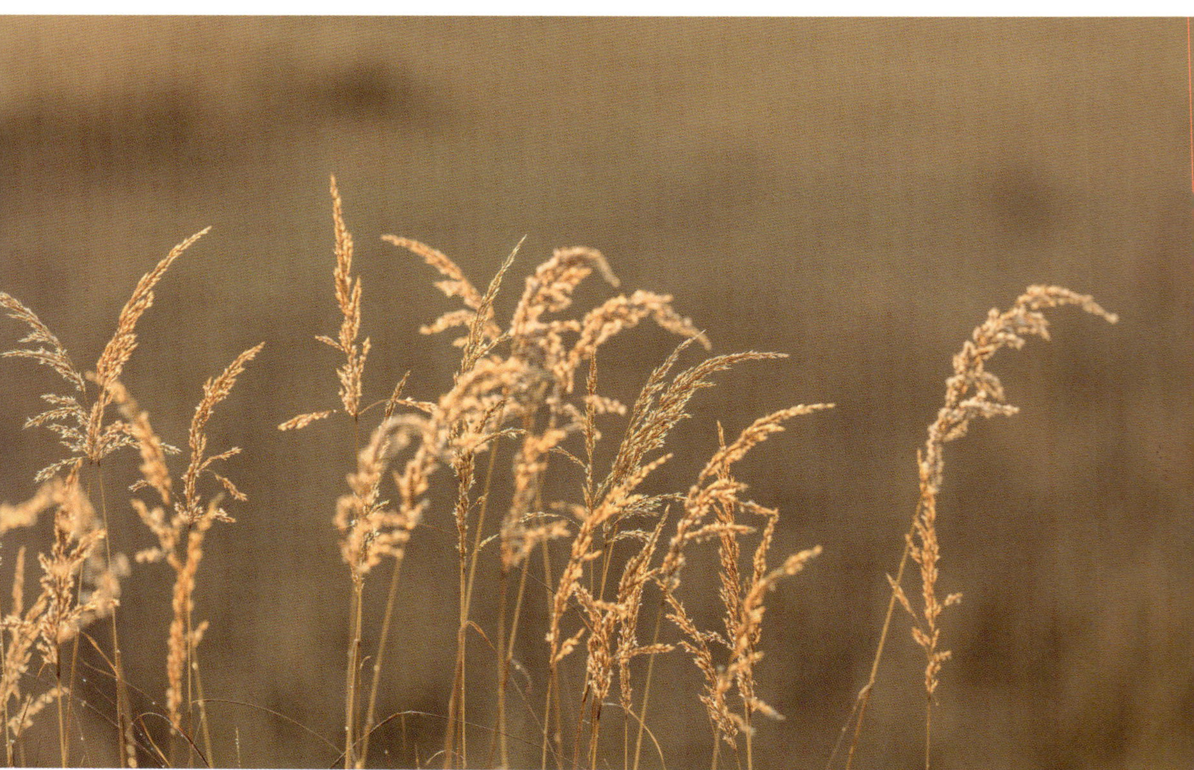

kommt es im Verlauf auch zu ausgeprägten depressiven Phasen, teilweise mit symptomfreien Intervallen, teilweise aber auch direkt im Anschluss an eine manische Episode.

Wir unterscheiden:

**Bipolar-I-Erkrankung:** Es treten sowohl manische als auch depressive Episoden auf. Die depressive Episode dauert dabei mindestens vierzehn Tage, die manische mindestens eine Woche. Letztere ist stark ausgeprägt und führt oft zu Problemen in Beziehungen, im Beruf oder den Finanzen.

**Bipolar-II-Erkrankung:** Typisch sind depressive Episoden und mindestens eine kürzere hypomanische Phase. Damit wird eine dauerhaft leicht gehobene Grundstimmung bezeichnet, die Stimmung ist dabei ungewöhnlich gut oder aber gereizt. Eine hypomanische Phase ist hinsichtlich der Symptome weniger stark ausgeprägt als eine manische Phase.

**Rapid Cycling:** Vom Phänomen der »rasch wechselnden Zyklen« spricht man, wenn es zu mindestens vier Episoden innerhalb eines Jahres kommt, von denen mindestens eine manisch oder hypomanisch ist.

**Gemischte Episoden:** Diese zeichnen sich durch sehr schnell aufeinanderfolgende Stimmungswechsel aus. Hier kommt es über mindestens eine Woche hinweg gleichzeitig oder im schnellen Wechsel zu depressiven und manischen oder hypomanischen Symptomen.

**Zyklothymie:** Bei dieser deutlich abgeschwächten Form der bipolaren Störung kommt es ähnlich wie bei der Dysthymie (siehe Seite 24) innerhalb von zwei Jahren zu unterschiedlichen Phasen mit verschiedenen Symptomen. Typisch für diese ist eine starke Labilität der Stimmung, sie erfüllen jedoch nicht die Kriterien für eine depressive oder eine hypomane Episode. Innerhalb dieser Zeit gibt es auch symptomfreie Intervalle, die aber nicht länger als zwei Monate dauern. Da eine Zyklothymie häufig in der Jugend oder dem frühen Erwachsenenalter beginnt, wird sie nicht selten auch als Persönlichkeitsmerkmal wahrgenommen.

Bei der Einordnung von manischen Symptomen muss – ebenso wie bei depressiven Erkrankungen – ausgeschlossen werden, dass die Symptomatik durch Drogen, Medikamente oder eine körperliche Erkrankung verursacht ist.

## Depression im Zusammenspiel mit anderen Erkrankungen

Depressionen können als eigenständige Erkrankungen auftreten, im Rahmen affektiver (lat. *affectivus* = gefühlsbetont) oder körperlicher Krankheiten, aber auch bei vielen anderen psychischen Erkrankungen. In der Psychiatrie und der Psychotherapie spricht man dann von Komorbidität, also dem gleichzeitigen Auftreten

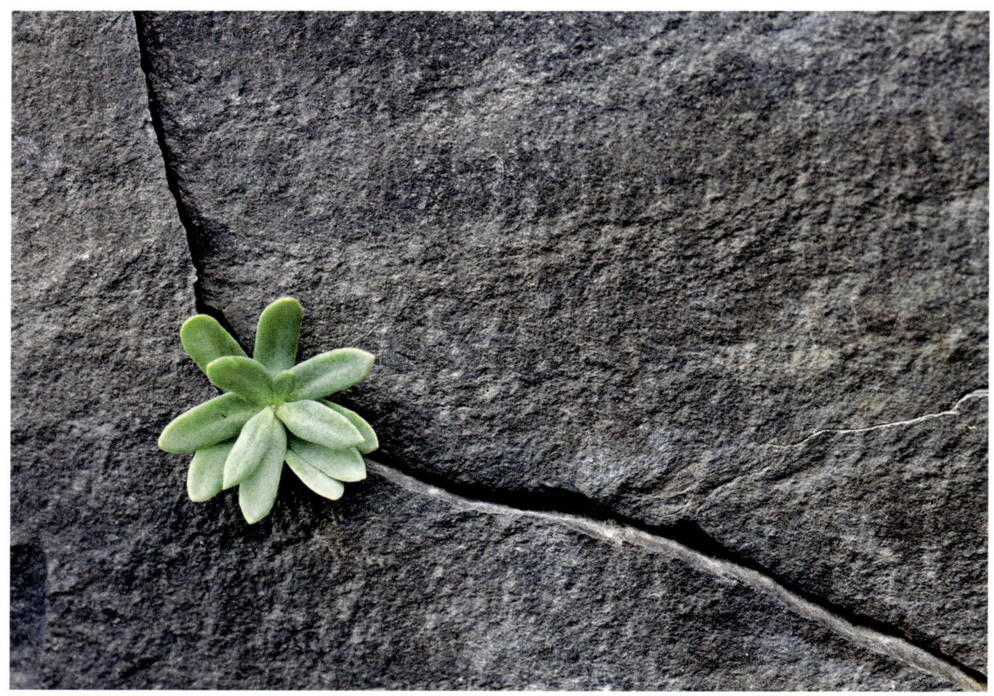

mehrerer Krankheiten. Dies zu erkennen ist eine wichtige Aufgabe im diagnostischen Prozess und muss – je nach Befunden – bei der Behandlungsplanung berücksichtigt werden.

### *Gleichzeitiges Vorliegen*

Unterschieden werden muss zwischen dem gleichzeitigen Vorliegen mehrerer psychischer Erkrankungen, wie z. B. einer Dysthymie und einer depressiven Episode im Sinne einer Double Depression (siehe Seite 24), und dem Auftreten mehrerer psychischer Erkrankungen über einen längeren Zeitraum hinweg. Ein Beispiel: Bei einem Menschen, der in der Jugend oder dem frühen Erwachsenenalter eine Angsterkrankung entwickelt hat, kommt im fortgeschrittenen Alter eine Depression hinzu. Man geht davon aus, dass das frühe Auftreten beispielsweise einer Angsterkrankung das Risiko erhöht, später andere psychische Erkrankungen wie etwa eine Depression zu entwickeln.

Seit meiner Schulzeit habe ich große Angst vor der Bewertung durch andere. Referate halten, ein Beitrag im Unterricht, Schulauftritte, alles der reinste Horror für mich. Ich vermied alles, was irgendwie auffallen konnte, und übte extra einen möglichst unauffälligen Job aus. Zunächst war ich zufrieden, doch irgendwann stellte ich eine Verschlechterung meiner

Stimmung fest. Ich wollte mich jemandem anvertrauen, hatte aber Angst, mich zu blamieren. Dann wurde es immer schlimmer: Ich isolierte mich vollständig. Als ich irgendwann darüber nachdachte, mir ernsthaft etwas anzutun, wusste ich, dass es so nicht weitergehen konnte.

Enno, 32

### *Depression und weitere psychische Erkrankungen*

Daneben kann es bei anderen psychischen Krankheiten wie z. B. substanzgebundenen Erkrankungen (Alkohol, Medikamente, Drogen), Persönlichkeitsstörungen, Essstörungen oder Demenz zu depressiven Erscheinungen kommen, die auch die Kriterien einer depressiven Episode erfüllen. Hier die richtige Diagnose zu stellen und die Behandlungsschritte zu planen, ist Aufgabe des Facharztes oder der Fachärztin bzw. von Psychotherapeutinnen und Psychotherapeuten. So ist etwa bei gleichzeitigem Bestehen einer Depression und einer Alkoholabhängigkeit zunächst eine Entzugs-/Entgiftungsbehandlung notwendig. Erst danach kann der Arzt oder die Psychotherapeutin einschätzen, ob die Depression auch danach fortbesteht und als eigenständige Erkrankung behandelt werden muss. Häufig kommt es nach der Alkoholentgiftung zu einer Besserung der Depression, die sich im Zusammenhang mit der Suchterkrankung entwickelt hat.

### *Depression und körperliche Krankheiten*

Auch mit zahlreichen internistischen und neurologischen Erkrankungen können Depressionen einhergehen, beispielsweise bei Schlaganfall, Chorea Huntington, Morbus Parkinson und traumatisch bedingten Hirnverletzungen. Aber auch eine Schilddrüsenunterfunktion oder Morbus Cushing (Hyperkortisolismus) ebenso wie Vitamin-D-Mangel können Depressionen zur Folge haben, sodass zunächst die körperliche Erkrankung behandelt werden muss, bevor die Therapeuten einschätzen können, ob die Depression ebenfalls behandlungsbedürftig ist. Dies ist insbesondere der Fall, wenn die Symptomatik schon länger bestanden hat.

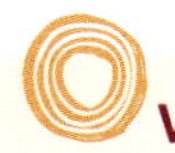

**Wichtig**

Je nach Anzahl und Ausprägungsgrad der Symptome spricht man von einer leichten, mittelgradigen oder schweren depressiven Episode. Eine fachlich fundierte Diagnostik sollte vor allem durch eine Psychotherapeutin oder einen Psychiater durchgeführt werden. Diese stellen genaue Fragen zu der Art der Beschwerden, der Dauer und dem bisherigen Verlauf, und es wird geprüft, ob andere psychische Erkrankungen vorliegen und körperliche Krankheiten ausgeschlossen wurden. Gegebenenfalls ist eine zusätzliche Abklärung durch andere Fachärzte notwendig.

# DEPRESSION KANN JEDEN TREFFEN

*Die Depression gehört zu den häufigsten, aber in ihrer Schwere auch am meisten unterschätzten Erkrankungen. Zahlen aus großen Untersuchungen weisen darauf hin, dass schätzungsweise fünfzehn bis zwanzig Menschen von hundert im Lauf ihres Lebens an einer behandlungsbedürftigen Depression erkranken. Depressive Episoden können in jedem Alter auftreten.*

Depression kann jeden treffen, unterprivilegierte und arme Menschen genauso wie Leistungsträger und herausragende Persönlichkeiten. Die Liste erfolgreicher Menschen aus Politik und Wirtschaft, Kunst und Wissenschaft, die unter Depressionen litten oder leiden, ist lang. Politiker wie Abraham Lincoln oder Winston Churchill, Harry-Potter-Erfinderin Joanne K. Rowling und der Fußballer Robert Enke – die Depression hat (auch) vor prominenten Personen nie haltgemacht. Depressionen sind laut der Weltgesundheitsorganisation (WHO) neben Herz-Kreislauf-Erkrankungen die weltweit führende Ursache für in der Lebensqualität stark beeinträchtigte Lebensjahre. Damit im Zusammenhang steht die sehr hohe Zahl an Ausfallzeiten durch krankheitsbedingte Abwesenheit oder Frühberentung. Diese Folgen für das Gesundheitssystem, die Wirtschaft sowie unser Sozialleben, aber nicht zuletzt auch die zahlreichen Einzelschicksale zeigen, wie wichtig es ist, Depressionen früh zu erkennen und gezielt zu behandeln.

Heute wissen wir, dass sich die Erkrankung je nach Alter und den damit zusammenhängenden Lebensumständen unterschiedlich äußern kann. In der Kindheit erleben wir viele Dinge anders und können uns noch nicht so genau ausdrücken wie als Erwachsene. Im fortgeschrittenen Alter kommen eventuell körperliche Einschränkungen dazu, die auf das Gemüt schlagen. So stehen wir beinahe in jedem Altersabschnitt vor unterschiedlichen Anforderungen und Risiken und somit auch Ausdrucksformen der Depression.

### Kinder und Jugendliche

Bereits ab dem dritten Lebensjahr können depressive Symptome bis hin zu einer Erkrankung bei Kindern auftreten. Bis zum Eintritt der Pubertät sind Mädchen und Jungen gleichermaßen betroffen. Ab der Adoleszenz, also der Entwicklungsphase, in der Jugendliche zu Erwachsenen heranreifen, erkranken Mädchen und junge Frauen häufiger an einer depressiven Episode. Die Häufigkeit steigt jedoch bei beiden Geschlechtern ab dem Jugendalter an, sodass man davon ausgeht, dass bis zum achtzehnten Lebensjahr bereits jeder zehnte Jugendliche eine depressive Episode erlebt hat. Wer als Kind oder Jugendliche bereits eine oder mehrere depressive Episoden durchlaufen hat, unterliegt im Erwachsenenalter einem wesentlich höheren Risiko, erneut daran zu erkranken.

### *Besonderheiten der Depression bei jungen Menschen*

Depressive Episoden können sich bei Kindern und Jugendlichen anders äußern als bei Erwachsenen. Jüngere Kinder verfügen beispielsweise noch nicht über die Fähigkeit, genau zu benennen, was ihnen fehlt oder warum sie welche Dinge belasten. Sehr junge Kinder besitzen oft noch nicht den Wortschatz, um konkret zu sagen, was sie plagt. Oft sind es dann »Bauchschmerzen«, die geäußert werden, obwohl sie vielleicht etwas anderes bedrückt. Und genau da stehen Eltern oftmals vor einem Rätsel. Für die exakte Benennung der Gründe bedarf es gewisser geistiger (kognitiver) Fähigkeiten. Dazu muss ein Kind in der Lage sein, Verbindungen zwischen Ereignissen und Gefühlen festzustellen und zu benennen. Auch die Fähigkeit, zwischen einzelnen eigenen Gefühlen zu unterscheiden, muss erst Schritt für Schritt gelernt werden. Diese dann auch noch treffend zu benennen und im besten Fall regulieren zu können, ist eine Aufgabe, die selbst die meisten Erwachsenen vor große Herausforderungen stellt.

### *Bindungserfahrungen*

Wichtig in diesem Zusammenhang sind die Bindungs- und Lernerfahrungen von jüngeren Kindern. Muss ein Kind schon in jungen Jahren erfahren, dass es nur wenig Unterstützung, Nähe und ehrliche Anteilnahme von Bezugspersonen bekommt, kann das zur Resignation führen. Das Kind macht dann sehr früh die Erfahrung, dass es »nichts wert« sei und sich sein Zustand, egal was es tut, nicht verändern lässt. Oder es bekommt den Eindruck, seine Gefühle seien »nicht richtig«. Folglich sucht es den Grund für negative Emotionen oft bei sich selbst, resigniert oder zieht sich immer weiter zurück. Auch eine chronische körperliche Krankheit, Eltern, die selbst an einer depressiven Erkrankung leiden, oder prägende negative Lebensereignisse können dazu beitragen, dass sich dieser Zustand weiter verstärkt oder ein wesentlicher Risikofaktor wird. Ein wohlwollendes Familienklima, eine entsprechende Unterstützung von An- und Zugehörigen und die Erfahrung, als Kind selbst Einfluss zu haben und etwas bewirken zu können, sind deshalb wichtige Schutzfaktoren.

### *Die Bedeutung von Schwellensituationen*

Nicht zu vergessen ist, dass Kinder in ihrem ersten Lebensjahrzehnt mit vielen Herausforderungen zu tun haben, weil sie häufig alles zum ersten Mal erleben und sich erst durch eine Vielzahl von Handlungsmöglichkeiten »hindurchprobieren« müssen. So müssen beispielsweise der Kindergartenbesuch und die damit verbundene längere Trennung von den Eltern bei gleichzeitigem Kennenlernen anderer Kinder erst einmal bewältigt werden. Immer wenn ein Kind oder ein Jugendlicher vor solchen neuen Herausforderungen steht, sprechen wir von »Schwellensituationen«. In dieser Zeit sind sie, eben weil sie mit großen Herausforderungen und Veränderungen zu kämpfen haben, meistens sensibler und anfälliger für Stress oder Erkrankungen. Häufig bemerken Eltern oder andere Bezugspersonen eine depressive Verstimmung eines Kindes zunächst am Verhalten: Jüngere Kinder ziehen sich beispielsweise mehr zurück, werden stiller oder aufmüpfiger, schlafen und/oder essen schlechter, berichten häufiger über körperliche Beschwerden und/oder wollen nicht in den Kindergarten, zum Sport, zum Kindergeburtstag oder in die Schule. Schuldgefühle, Erschöpfungszustände, Gereiztheit, Spielunlust, Konzentrationsprobleme oder Schwierigkeiten, Entscheidungen zu treffen, sind weitere Merkmale.

Laurenz (5) ist seit der Trennung seiner Eltern vor einem halben Jahr wie ausgewechselt. Er ist nicht mehr so fantasievoll wie früher, zieht sich immer mehr zurück, das macht sich besonders dann bemerkbar, wenn mehr Kinder in einer Gruppe sind. Wenn ihm irgendetwas nicht gelingt, reagiert er frustriert, und er weint schnell. Seine Mutter erzählt, dass der Fünfjährige in den letzten zwei Wochen zwei Kilogramm abgenommen hat. Laurenz schläft unruhiger und klagt öfter über Kopfweh.

Marius, 27 (Erzieher)

### *Wenn die Pubertät dazukommt*

Schwieriger zu bemerken wird eine Depression in der Pubertät, denn oftmals werden Auffälligkeiten voreilig der hormonellen Umstellung zugeschrieben und eher abgetan. Eine vermehrte Traurigkeit, schulische Schwierigkeiten, Schlafstörungen, wechselnde, leicht einbrechende Stimmung, selbstverletzendes Verhalten, ein Morgentief, Lebensüberdruss bis hin zur Suizidalität können auf eine depressive Episode hinweisen. Die Symptome ähneln immer mehr denen einer im Erwachsenenalter auftretenden Depression. Auch in dieser Lebensphase haben die Heranwachsenden mit vielen Entwicklungsaufgaben, wie zum Beispiel der Loslösung von den Eltern, der Ausbildungs- oder Berufsfindung oder dem Sammeln erster sexueller Erfahrungen, zu tun, manchmal auch zu kämpfen.

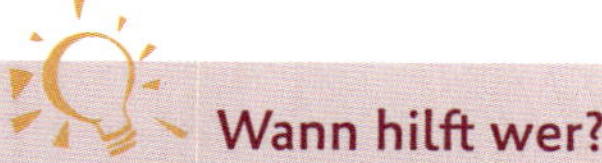

### Wann hilft wer?

Falls im Kindes- oder Jugendalter Auffälligkeiten bestehen, sollte in jedem Fall die Kinderärztin darüber informiert werden. Ein guter Anlass ist immer die Kindervorsorgeuntersuchung (U1- bis U9-Untersuchungen). Ebenfalls können sich Vertrauenslehrer, das Kinder- und Jugendtelefon (siehe Seite 182), Schulsozialarbeiterinnen, Kinder- und Jugendpsychiater und -psychotherapeuten oder örtliche Anlaufstellen wie das Jugendamt, die Kirche, die Caritas oder das Deutsche Rote Kreuz eignen.

Bis zu einem Alter von achtzehn Jahren, in Ausnahmefällen auch bis einundzwanzig Jahre, kann man sich bei einem Psychotherapeuten oder Psychiater für Kinder und Jugendliche vorstellen. Dabei haben Behandler die Möglichkeit, Bezugspersonen wie Eltern, Lehrer oder Freunde mit in die Diagnostik und die Behandlung einzubinden. Regulär findet man ab der Volljährigkeit Unterstützung bei einem Psychiater und/oder Psychotherapeuten für Erwachsene (siehe Seite 182).

Unsere Tochter Mira ist jetzt fünfzehn, sie sitzt nach der Schule nur noch vor ihrem Tablet und hört laut traurige Musik. Sie ist viel allein, auch ihre Freundinnen kommen nicht mehr zu Besuch, und seit einiger Zeit schreibt sie schlechtere Noten als früher. Vor ein paar Tagen hat ihr Vater ein paar Dosen Bier in ihrem Zimmer gefunden. Außerdem sagte sie neulich, dass sie keine Lust mehr hätte zu leben und sich vorstellen würde, wie sie tot sei und ihre Beerdigung stattfinden würde. Ich bin mir außerdem ziemlich sicher, dass Mira angefangen hat, sich an den Unterarmen zu ritzen. Zweimal waren Sweatshirts mit Blut am Ärmel in der Wäsche.

Susanne, 42 (Mutter)

## Depressionen bei Erwachsenen

Im Erwachsenenalter ist jeder fünfte bis sechste Mensch, Frauen doppelt so häufig wie Männer, mindestens einmal im Leben von einer depressiven Episode betroffen. Meist zeigt sich eine Unfähigkeit, Freude an Menschen, Dingen oder Hobbys (Anhedonie) zu empfinden und sich auch für kleine Dinge zu motivieren. Es kommt zu innerer Unruhe, die Struktur des Alltags und das Sozialleben leiden (siehe auch Seite 167).

Die Herausforderungen im Alltag sind im mittleren Lebensalter zahlreich und anspruchsvoll, egal ob beruflicher Natur, ob Kinder großgezogen werden, ein Haus gebaut oder ein Arbeitsplatz gekündigt wird. Hinzu kommen Heirat, Trennungen, Erkrankungen oder auch das Abschiednehmen von den eigenen Eltern. In Zeiten, in denen wir viel Stress aushalten und ihn entweder nicht gleich bemerken oder nicht entsprechend gegensteuern, können Erschöpfungszustände auftreten.

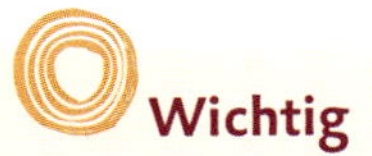

**Wichtig**

Auch in dieser Lebensphase sollte sichergestellt werden, dass die Niedergeschlagenheit oder die Erschöpfung und die Kraftlosigkeit nicht Folge einer anderen körperlichen oder psychischen Erkrankung ist. Anlaufstellen für eine Klärung sind Hausärztinnen, Psychotherapeuten, Fachärzte insbesondere für Psychiatrie oder Psychosomatik, aber auch örtliche psychosoziale Beratungsstellen (siehe Seite 182). Neben einem ausführlichen Anamnesegespräch können auch Untersuchungen von Blut, Urin und Hirnflüssigkeit (Liquor) notwendig werden; ebenso können weitere somatische Befunderhebungen oder auch psychologische Fragebogen zum Einsatz kommen (siehe auch Seite 94).

## Depressionen im höheren Lebensalter

Im fortgeschrittenen Alter haben zehn Prozent der Bevölkerung zum ersten Mal mit einer depressiven Erkrankung zu tun. Die Suizidrate ist bei den über Fünfundsechzigjährigen sehr viel höher als bei jüngeren Erwachsenen.

Mit den Jahren erfahren wir mehr und mehr Gebrechlichkeit und Krankheit. So können uns beispielsweise Schmerzen daran hindern, gut und lange zu schlafen, einem Hobby nachzugehen oder uns ausreichend zu bewegen. Zunehmende körperliche Beschwerden und Bewegungseinschränkungen können zur Folge haben, dass sich das soziale Umfeld verkleinert, weil Besuche bei langjährigen Freunden, Bekannten und Verwandten mit höherem Aufwand verbunden sind. Der tägliche Spaziergang am Morgen ist vielleicht irgendwann nicht mehr zu bewältigen, und wir müssen auf Naturerlebnisse, die uns einst Kraft gegeben haben, immer öfter verzichten. Das kann dazu führen, dass wir uns im schlimmsten Fall beeinträchtigt, schneller erschöpft oder »alt und schlapp« fühlen. Das wiederum kann uns anfälliger für weitere Erkrankungen machen, denn: »Wer rastet der rostet.« Darunter leiden unser Wohlbefinden und unsere Stimmung. Wenn wir dann noch auf externe Hilfeleistungen wie Pflege, Lieferservice oder Fahrdienste angewiesen sind oder mitbekommen, dass sich langsam eine Vergesslichkeit einschleicht, hat das mehr und mehr Auswirkungen auf unser Selbstwertgefühl. Belastungen und körperliche Einschränkungen stehen immer mehr im Vordergrund; all das sind Risikofaktoren für Depressionen.

**Rückversicherung**

Egal in welchem Alter: Es ist immer sinnvoll, sich bei Problemen der Hausärztin oder einem Psychotherapeuten oder Psychiater anzuvertrauen. Gerade im fortgeschrittenen Alter können beispielsweise körperliche Beschwerden durch einfache Techniken und regelmäßige Übungen oft gut kompensiert werden.

### *Die Last des Alleinseins*

Doch nicht nur körperliche Einschränkungen oder Erkrankungen nehmen im Alter zu, sondern auch ungewollte Abschiede durch Tod oder Bewegungseinschränkungen sind Herausforderungen, die Mühe bereiten. Dazu gehört auch der Verlust von Freunden aus dem Umfeld und der mit ihnen zuvor ausgeübten gemeinsamen Aktivitäten. Trauer um die verstorbene Partnerin, die Bewältigung des Alltags, der nun allein gemeistert werden muss, der Umzug in eine Seniorenresidenz oder die Beschäftigung mit dem eigenen Lebensende können Ängste und Depressionen auslösen oder weiter vorantreiben.

Wichtig ist in diesem Zusammenhang, Trauer als eine normale Reaktion und als Prozess zu betrachten: In jeder Lebensphase kann es dazu kommen, dass ein Freund, die Partnerin oder ein Familienmitglied stirbt oder auf andere Weise aus unserem Leben verschwindet. Um diesen Menschen zu trauern, ist eine gesunde Reaktion und keineswegs als Depression zu werten. Sozialer Rückzug, Freudlosigkeit, das Gefühl der Leere und Sinnlosigkeit sind zwar typische depressive Symptome; ist

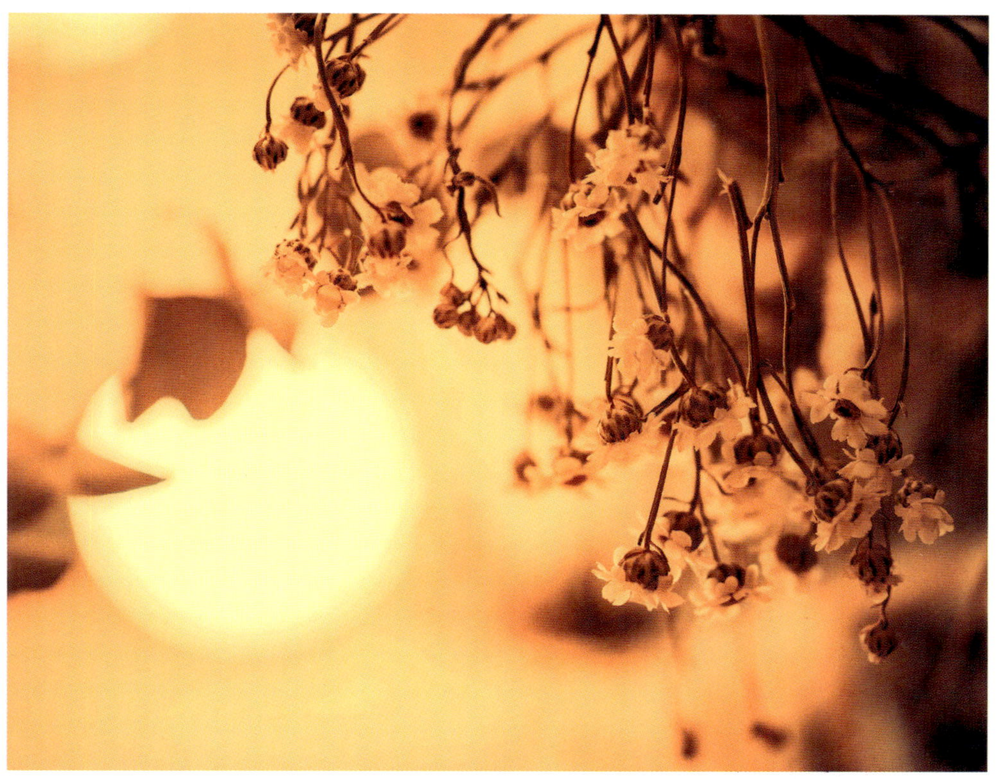

ein Verlust zu verschmerzen, gehören diese Verhaltensweisen und Emotionen aber zum Abschiednehmen dazu.

Auch können uns im Alter neue und andersartige Konflikte plagen. So möchte man vielleicht von der Familie versorgt werden, hat aber gleichzeitig Angst, den Angehörigen zur Last zu fallen. Oder man könnte sich endlich einen lang gehegten Wunsch erfüllen – eine Reise, ein komfortables Auto –, stellt sich jedoch zugleich die Frage: »Lohnt sich das noch?« Außerdem kommt es im letzten Lebensabschnitt häufig zu einer Art Rückblick, und man steht vor der Herausforderung, die eigene Lebensgeschichte so zu akzeptieren, wie sie gelaufen ist. Fängt man damit an, längst vergangene Entscheidungen infrage zu stellen oder negativ zu bewerten, kann sich dies zusätzlich ungünstig auf die Eigenwahrnehmung und das Selbstbewusstsein auswirken.

Doch ist eine depressive Episode im Alter nicht unbedingt nur an der Stimmung festzumachen. Minderwertigkeitsgefühle und Gefühllosigkeit, gepaart mit verstärktem Rückzug und einer erhöhten Klagsamkeit oder Gereiztheit, kommen bei manchen nun häufiger vor. Oft ist es nicht so einfach herauszufinden, ob sich eine Klage über bestimmte Beschwerden auf das Symptom einer körperlichen Erkrankung bezieht oder eine depressive Verstimmung anzeigt – oder ob beides vorliegt.

Meine Enkelin fragte mich, warum ich beim Kartenspielen nun immer die Karten verwechseln würde. Ich hatte auch ihr Lieblingsgetränk nicht wie gewohnt serviert und mich in den letzten Wochen weniger telefonisch gemeldet. Für meine Familie war damit klar, dass ich dement werde. Nach einem Besuch bei meiner Hausärztin und einem ausführlichen Gespräch mit einem Psychotherapeuten, bei dem ich allerlei Fragen beantwortet habe, wurde bei mir eine depressive Episode diagnostiziert. Der Psychotherapeut sagte, dass Konzentrationsprobleme und Vergesslichkeit nicht unbedingt Anzeichen einer Demenz sein müssen. Ich hatte ja auch andere Beschwerden, über die ich nie geredet habe: Seit dem Tod meines Hundes gehe ich nicht mehr regelmäßig raus, ärgere mich zunehmend über meine körperlichen Schmerzen und vernachlässige meinen Schachklub. Mehr und mehr grüble ich über meinen nun letzten Lebensabschnitt und hadere mit einigen früheren Entscheidungen.

Viktor, 76

### *Welche Entwicklungsaufgaben in welchem Lebensalter anstehen*

Wie oben dargestellt, gibt es im Verlauf des Lebens einige normale Veränderungen, die eine Entwicklungs- und Anpassungsaufgabe darstellen. Diese Phasen stellen auch natürliche Risiken für die Entstehung einer De-

**Lebensmüdigkeit ernst nehmen!**

Wenn ein Mensch äußert, nicht mehr leben zu wollen, oder seinem Leben ein Ende setzen möchte, ist dies in jedem Alter ernst zu nehmen. Zwar sind Suizide bei Kindern bis zu zehn Jahren sehr selten, dennoch gilt auch bei Jüngeren, dass Niedergeschlagenheit und Zweifel am Sinn des Lebens in jedem Alter beachtet werden müssen. Im Zweifel sollten An- und Zugehörige auf solche Äußerungen hinweisen und die Betroffenen auch direkt darauf ansprechen. Kinder und Jugendliche drücken Todeswünsche oder Suizidfantasien nicht immer konkret aus. Schon ein »Ich mag nicht mehr leben« sollte nicht auf die leichte Schulter genommen werden.

pression (oder einer anderen psychischen Erkrankung) dar. Spezielle altersgemäße »Aufgaben« sind:

- *Säuglinge und Kleinkinder:* Kommunikation mit der Umwelt, Bindung, körperliche und emotionale Regulation, Erkundung der Umwelt
- *Kindergartenalter (ca. 2–4 Jahre):* Sprachentwicklung, Fantasie und Spiel, Autonomie
- *Frühes Schulalter (bis ca. 7 Jahre):* erste annähernde Freundschaften, Gruppenspiele, Identifikation mit dem eigenen Geschlecht
- *Schulalter (ca. 8–11 Jahre):* feste Freunde, Lesen und Schreiben, soziales Miteinander in der Gruppe
- *Pubertät bis zur Adoleszenz (ca. 12–20 Jahre):* Auseinandersetzung mit psychischen und körperlichen Veränderungen, Sexualität, Auseinandersetzung mit Moral, Ablösung von den Eltern, wachsende Autonomie, Identitätsbildung, Auseinandersetzung mit der Berufswahl und Zukunft
- *Frühes Erwachsenenalter (21–30 Jahre):* Entwicklung des eigenen Lebensstils, Partnerschaft und evtl. Familiengründung, Beginn der Übernahme beruflicher Verantwortung
- *Mittleres Erwachsenenalter (31–ca. 60 Jahre):* Ausbau bzw. Fortführung der beruflichen Karriere, Festigung der Partnerschaft, gegebenenfalls Erziehung der Kinder
- *Spätes Erwachsenenalter ab ca. 60 Jahre:* Beendigung des Berufslebens, Verringerung der Verantwortung für den Nachwuchs, Auszug der Kinder (»empty nest«)
- *Seniorenzeit:* zunehmende körperliche Einschränkungen, Konkretisierung der eigenen Haltung und Gedanken zum Lebensende, Akzeptanz des eigenen beruflichen und privaten Lebens und der eigenen Biografie, gegebenenfalls Notwendigkeit neuer Interessenschwerpunkte; Veränderungen der Partnerschaft und des Lebensraums

# BURN-OUT – NICHT KRANK, ABER ANGEZÄHLT

*Immer mehr Menschen klagen darüber, sich kraftlos und ausgebrannt zu fühlen. Viele von ihnen machen sich auf die Suche nach psychotherapeutischer Hilfe. Der sogenannte Burn-out ist in aller Munde, ist jedoch keine anerkannte medizinische Diagnose. Doch was ist dran an dem Phänomen? Wie äußerst sich ein Burn-out? Was sind Risikofaktoren? Was die Ursachen und – nicht zuletzt – wie kann geholfen und vorgebeugt werden?*

Es sind so viele: Eine junge, hoch motivierte Ärztin, die immer auf der Seite ihrer Patientinnen und Patienten stand, kann nur noch sarkastisch über schwer kranke Personen reden und liegt im Dauerkonflikt mit Kolleginnen und Kollegen, mit denen sie bisher gut ausgekommen ist. Der Inhaber einer kleinen Baufirma schließt auf einmal wichtige Aufträge nicht korrekt ab, schreibt keine Rechnungen und hat deshalb keine Einkünfte mehr; am Familienleben nimmt er praktisch nicht mehr teil, sitzt nur noch zu Hause herum, »surft« im Internet oder schaut stundenlang Videos auf Youtube. Oder die Sozialarbeiterin, die für die Betreuung von Kindern und Familien in schwierigen Lebenssituationen zuständig ist: Sie hatte viel zu viele Fälle zu bearbeiten und zu wenig Zeit, um sich um jeden Fall angemessen zu kümmern, sie fühlt sich erschöpft, ausgebrannt und leer, ist krankgeschrieben und »kann nicht mehr« – weder in der Arbeit noch zu Hause. Auch der bisher von vielen geschätzte Lehrer bekommt seit einiger Zeit schon beim Gedanken an die Schule Schweißausbrüche und Versagensgefühle. Er hat regelrecht Angst vor Kindern, Kolleginnen und Kollegen, kann keinen Schritt mehr in die Schule setzen und hat sich zunächst für vier Wochen, jetzt aber schon seit über sechs Monaten krankschreiben lassen. Die junge Mutter mit zwei kleinen Kindern, eins davon im Kindergartenalter, die im eigenen Haus lebt und einen fürsorglichen Ehemann hat, klagt zunehmend über Energiemangel und Kraftlosigkeit. Sie ist davon überzeugt, dass sie sträflich sowohl das Haus, die Kinder, ihre Partnerschaft, aber auch sich selbst vernachlässigt. Immer weniger geht sie ihren Hobbys nach, achtet nicht mehr auf ihr Äußeres und hält sich von ihrem früher sehr aktiven Sozialleben fern: »Mir ist alles zu viel.«

## Was Burn-out bedeutet

Beschrieben hat dieses Phänomen erstmals der deutschamerikanische Psychologe und Psychoanalytiker

Herbert J. Freudenberger (1926–1999), und zwar bereits im Jahr 1974. Er machte das Problem vor allem an Menschen in Sozialberufen fest, also Krankenschwestern und -pflegern sowie Sozialarbeitern. Mittlerweile identifizieren sich Menschen aus allen möglichen Berufssparten damit. Und wir wissen heute, ein Burn-out kann in beinahe jeder Lebenslage auftreten: bei Auszubildenden, Studentinnen, Sozialarbeiterinnen, Künstlern, Professorinnen, Arbeitern, Verkäuferinnen, Erziehern, Lehrerinnen, im Management und in zahlreichen weiteren beruflichen Bereichen, aber ebenso im Rahmen von ehrenamtlichen Tätigkeiten, der Pflege, im eigenen Haushalt und der Familie.

Viele Menschen schildern mit dem Begriff »Burn-out« eine akute Lebensphase oder einen belastenden Zustand der Erschöpfung und des Gestresstseins, der Überlastung, Kraftlosigkeit oder auch Lustlosigkeit. Häufig besteht auch ein Mangel an Motivation, bisher in der Regel gemochte und für sinnvoll erachtete Aufgaben zu erfüllen und dem Beruf nachzugehen. Begleitet wird der Zustand meist von selbstabwertenden Gedanken, sein Leben nicht im Griff zu haben, sowie von Selbstanklagen rund um die erlebte eigene Unfähigkeit und die damit verbundene »Faulheit« und Unzuverlässigkeit, zusätzlich begleitet von Gefühlen der Scham: »Ich versage auf der ganzen Linie, bin ein totaler Schwächling, nicht mal das Mindeste an Verpflichtungen kann ich erfüllen.«

Hintergrund für viele dieser gedanklichen Selbstabwertungen ist sehr oft das Muster, den Wert der eigenen Person vor allem über die Arbeit und die eigenen Leistungen zu definieren. Die fast zwanghafte Orientierung an teilweise objektiven, meist aber selbst so wahrgenommenen Anforderungen und die Erfüllung von vermeintlichen Normen erscheinen als unbedingt notwendig, um Anerkennung und Wertschätzung zu bekommen.

Gleichzeitig fühlen sich Betroffene oft ruhelos und verzweifelt, dabei aber auch leer, kraftlos, gelähmt, ziellos, hoffnungslos und überlagert mit Gedanken um Sinn- und Wertlosigkeit. Dies ist nicht selten verbunden mit der Haltung: Alles ist egal, alles ist zu viel, selbst lieb gewordene Aktivitäten sind nicht mehr möglich, und Hobbys werden uninteressant. Selbst die möglichen, wahrscheinlichen oder gar real bevorstehenden Nachteile im Beruf oder im familiären und Freizeitbereich reißen es nicht raus: Die Karriere oder die persönlichen Beziehungen erscheinen es nicht mehr wert zu sein, sich dafür zu engagieren, die Haltung der Betroffenen dazu ist eher stumpf, und in jedem Fall erscheinen jegliche Aktivitäten, um den Zustand zu ändern, als zu anstrengend und aufwendig.

Zusätzlich geht Burn-out meist mit einer Vielzahl von somatischen Problemen einher. Dazu gehören Müdigkeit, Erschöpfung, Schlafstörungen, Kopfschmerzen, Magen-Darm-Probleme, erhöhter Blutdruck, Herz-Kreislauf-Probleme und verminderte Immunkompetenz mit häufigen oder lang anhaltenden Infekten. Auch Ohrgeräusche bis hin zu schwerem Tinnitus, Schwindel oder Gesichtsfeldeinschränkungen können kurz- oder langfristig das Beschwerdebild ausmachen.

### »Ausgebrannt« – die Medaille für Hochleister?

Wer unter Burn-out leidet, der hat vorher für eine Sache, für seinen Beruf, für eine Idee »gebrannt« und sich über alle Maßen für das Erreichen von Zielen – oft selbstlos für andere hilfebedürftige Menschen – eingesetzt. Anders als bei einer psychischen Erkrankung deutet dieser Zustand also auf eine positive Eigenschaft der Person hin. Am Burn-out haftet insofern kaum oder gar kein Makel. Maximal kann es darum gehen, dass die betroffene Person nicht genügend auf sich aufgepasst hat oder nicht ausreichend achtsam war, um mit den Anforderungen zurechtzukommen oder sich genügend Zeit für Erholung und Ausgleich zu schaffen. Doch wenn es erst einmal so weit ist – und das kann sehr plötzlich geschehen –, brennt nichts mehr: Im Burn-out fühlen sich die Betroffenen leer und kraftlos und ihre Tätigkeiten als sinn- und ziellos.

## Burn-out ist keine psychische Erkrankung

Zwar hat die mehr oder weniger offene Stigmatisierung von Menschen mit psychischen Erkrankungen in den letzten zehn bis zwanzig Jahren deutlich abgenommen; nach wie vor jedoch steht die Annahme im Raum, dass es für die Entwicklung einer psychischen Erkrankung zumindest teilweise eine persönliche Verantwortung gäbe. Beim »Burn-out« hingegen werden betroffene Menschen – im Unterschied zur Diagnose einer Depression oder einer anderen psychischen Erkrankung – eher entlastet: Nicht sie selbst sind »schuld« an der Erschöpfung, sondern vielmehr die Umstände, insbesondere die Anforderungen des Berufs.

Trotzdem wird der Begriff »Burn-out« oft wie die Diagnose einer (psychischen) Erkrankung verwendet. Und tatsächlich: Viele Bestimmungsmerkmale ähneln sehr denen für psychische Krankheiten. Klar ist jedoch: Burn-out ist keine offizielle Diagnose einer psychischen Erkrankung! Aber wie kann das sein? Wie kann ein solcher – zweifellos sehr belastender – seelischer und körperlicher Zustand diagnostisch eingeordnet werden?

### *Zum Stand der Diagnosestellung*

Es lohnt sich, in diesem Zusammenhang die offiziellen Kriterien für (psychische) Erkrankungen der Weltgesundheitsorganisation (WHO) anzu-

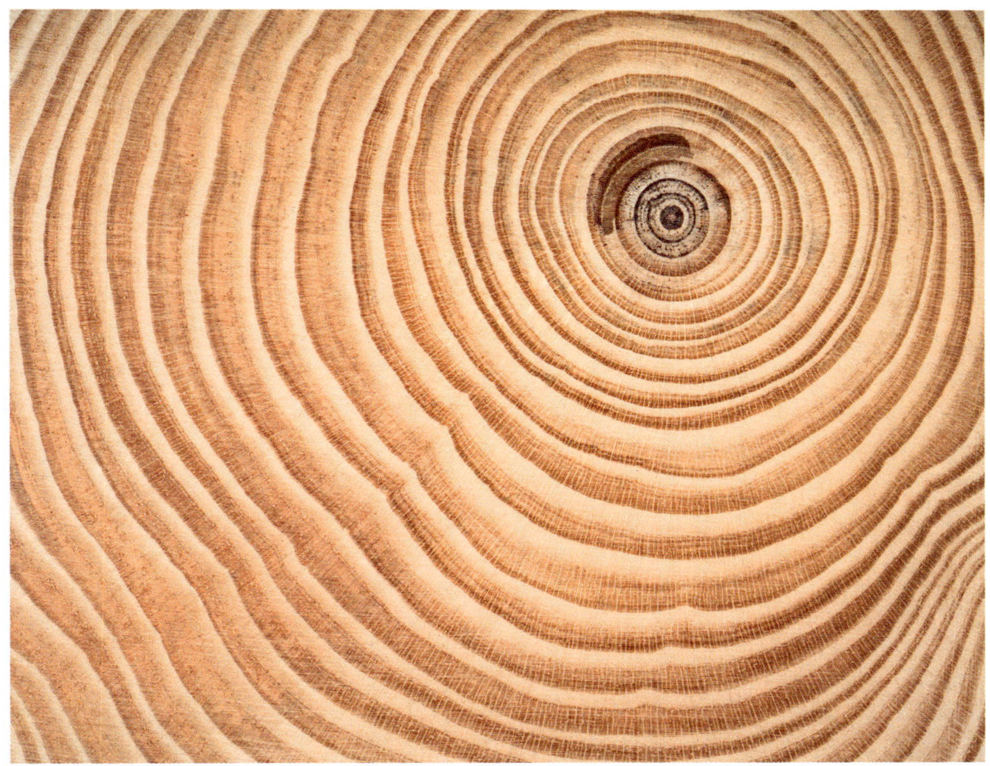

sehen. Für Medizinerinnen und Psychologen bzw. Psychotherapeutinnen ist hier die »Internationale statistische Klassifikation der Krankheiten und verwandter Gesundheitsprobleme« (ICD) von Bedeutung. Zum Zeitpunkt der Entstehung dieses Buchs ist die 10. Fassung der ICD gültig, aber seit einiger Zeit steht auch eine Neufassung (ICD-11) zur Verfügung, die in der nächsten Zeit im Gesundheitssystem Gültigkeit erlangen wird.

Schon in der ICD-10 (im Kapitel F zu psychischen Störungen) gibt es unterschiedliche Codes, die zusätzlich zu der Diagnose einer psychischen Erkrankung und zur Erklärung einer Erkrankung genutzt werden können. Diese sogenannten Z-Codes werden in einer Rubrik »Probleme im Zusammenhang mit Schwierigkeiten im Lebensmanagement« verwendet, um verschiedene Arten von Problemen einschließlich Stress, Überforderung und Erschöpfung im Leben von Betroffenen zu beschreiben. Entsprechende Zusatzcodierungen für den Bereich Erschöpfung umfassen auch Faktoren wie beispielsweise mangelnde Freizeit und Entspannung, einen Wechsel des Arbeitsplatzes, drohenden Arbeitsplatzverlust, problematische Arbeitszeiten (z. B. Schichtarbeit) sowie Schwierigkeiten mit Vorgesetzten oder Kollegen. Hierzu gehören auch Erfahrungen mit Mobbing.

Auch in der ICD-11 wird das Burn-out-Syndrom nicht als Diagnose einer psychischen Störung aufgeführt. Ähnlich wie bisher gibt es im Kapitel »Sonstige Faktoren, welche die Gesundheit beeinflussen« einen Abschnitt »Probleme in Verbindung mit Arbeit oder Arbeitslosigkeit«. Dort wird – wie in der ICD-10 – neben Problemen mit einem Arbeitsplatzwechsel, drohendem Arbeitsplatzverlust, schwierigen Arbeitsbedingungen und anderen Risikofaktoren auch das Burn-out-Syndrom genannt.

Immerhin wird Burn-out in dem neueren Codierungssystem ICD-11 etwas genauer definiert als noch in der ICD-10 und mithilfe von drei Faktoren bzw. Dimensionen beschrieben. Zum Burn-out gehört demnach eine emotionale Erschöpfung, Depersonalisation (sich nicht mehr wie sich selbst fühlen; Gefühl, als Person nicht stimmig zu sein) sowie der Mangel an Zielen und eine akute Unfähigkeit, Ziele für sich zu definieren, anzustreben oder zu erreichen. Doch nach wie vor lässt sich Burn-out nach diesem System nicht als psychische Erkrankung diagnostizieren.

Ärztinnen und Psychologen wird hinsichtlich der Diagnostik von Burn-out empfohlen, je nach Deutlichkeit, Art und Umfang der auftretenden Symptome zum Beispiel eine depressive Störung, eine Angststörung oder auch eine somatoforme Störung festzustellen. Dabei ist es auch möglich, mehrere Diagnosen zu stellen. Auch das Vorliegen somatischer Erkrankungen ist zu prüfen. Denn selbstverständlich können bei einer Person mehrere Probleme und mehrere Beschwerden gleichzeitig vorliegen (Komorbidität).

### Anzeichen eines »Burn-out«

Die Beschwerden bzw. die Kombination von Symptomen (siehe unten) können von Person zu Person deutlich variieren und sich auch immer wieder verändern. Einzelne Anzeichen stehen dann mal mehr und mal weniger im Vordergrund. Weiterhin sind zumindest einige der Symptome Hauptmerkmale von spezifischen psychischen Erkrankungen. Zunächst muss immer geprüft werden, ob eine »richtige« psychische Erkrankung vorliegt. Burn-out – also ein ursächlicher (kausaler) Zusammenhang von Beschwerden zu der bestimmten (arbeits)belastenden Lebenssituation ist dann als Zusatz zur Diagnose zu betrachten.

Die meistgenannten Symptome bei Burn-out sind in der Tabelle »Typisch Burn-out« aufgeführt.

## Typisch Burn-out

| Körperliche Symptome | Geistig-psychische Symptome | Verhaltensweisen |
|---|---|---|
| • Erschöpfung und Energielosigkeit, Müdigkeit<br>• Appetitlosigkeit oder übersteigerter Appetit<br>• häufige Infekte, Kopfschmerzen, gastrointestinale Probleme (Magen-Darm-Trakt und Verdauung)<br>• Muskelschmerzen,<br>• sensorische Probleme, auch Ohrgeräusche und Tinnitus oder zeitweise Beeinträchtigung des Sehvermögens mit Gesichtsfeldeinschränkung<br>• verstärktes Krankheitsgefühl | • emotionale Verausgabung und Gefühle von Niedergeschlagenheit und Frustration<br>• mangelnde Motivation und Interesse an der Arbeit, an Freizeitaktivitäten oder im privaten Bereich<br>• Gedächtnisschwierigkeiten und/oder Probleme, sich zu konzentrieren<br>• Gefühl der eigenen Sinnlosigkeit und Nutzlosigkeit<br>• Überforderung und Unfähigkeit, Anforderungen gerecht zu werden<br>• Schuld und Scham<br>• geringes Selbstwertgefühl und negatives Selbstbild<br>• Mangel an Empathie<br>• Desillusionierung<br>• Verzweiflung | • Hinauszögern (Prokrastination) oder Vermeiden von notwendigen und wichtigen Aktivitäten<br>• Schwierigkeiten, die Anforderungen der Arbeit mit dem Privatleben in Einklang zu bringen<br>• Probleme, Entscheidungen zu treffen<br>• Konflikte in Partnerschaft und Familie<br>• Gereiztheit, Aggressivität und/oder Sarkasmus im Umgang mit anderen Menschen<br>• Probleme mit Schlaf und Appetit<br>• Häufiges oder lang andauerndes Fehlen in der Arbeit (Krankschreibungen)<br>• verringerte Aktivitäten in Freizeit, Sport oder Sozialkontakten<br>• übermäßiger Gebrauch von Alkohol, Nikotin, Koffein, Drogen oder Medikamenten<br>• übermäßige oder verstärkte nicht zweckgebundene Nutzung von Computer, elektronischen Medien, Internet, Spielen (Verhaltenssüchte) |

## Unterschiede zu körperlichen Erkrankungen

Vergleicht man die Symptomliste von Erschöpfung und Depression (siehe Seite 22), dann fällt auf, dass es deutliche Überlappungen gibt. Aber vorab: Burn-out ist nicht automatisch eine Depression, und ebenso können sich chronische Erschöpfungszustände vom Burn-out unterscheiden. Doch was unterscheidet Burn-out von anderen – vielleicht ähnlichen – psychischen und körperlichen Phänomenen? Beim Vorliegen folgender körperlicher Erkrankungen und Mangelerscheinungen gibt es häufig auch psychische Veränderungen, Symptome oder Beschwerden. Daher ist eine genaue Überprüfung der Symptome im Einzelfall wichtig:

### *Körperliche Krankheiten oder Mangelerscheinungen*

- Eisenmangel (Anämie)
- Vitamin-D-Mangel
- Schilddrüsenunterfunktion (Hypothyreose)
- Diabetes
- Nierendysfunktionen
- chronisch obstruktive Lungenerkrankung (COPD)
- Tuberkulose
- HIV
- Krebserkrankung (u. a. Lymphom, Leukämie)
- chronisch entzündliche Erkrankungen
- Schlafapnoe

### *Depression*

Menschen mit Burn-out und Depression zeigen viele ähnliche Symptome wie Niedergeschlagenheit, Erschöpfung und mangelndes Interesse an der Arbeit. Allerdings kann eine Depression auch mit einem Verlust des Selbstwertgefühls, mit Appetitlosigkeit und lebensmüden Gedanken sowie umfassenden Selbstabwertungen einhergehen. Diese sind bei Burn-out nicht unbedingt vorhanden.

### *Angststörungen*

Auch Menschen mit Angsterkrankungen können ähnliche Symptome wie beim Burn-out haben. Hierzu gehören das Gefühl der Überforderung, Nervosität und Schwierigkeiten beim Einschlafen. Angststörungen, besonders Panikstörungen, Agoraphobie oder sozialen Phobien gehen jedoch meist mit anderen Anzeichen wie Herzklopfen, Schwitzen und Schwindel oder »weichen Knien« einher. Diese sind bei einem Burn-out nicht unbedingt vorhanden. Herrscht eine starke und andauernde innere Unruhe vor und machen sich die Betroffenen viele Sorgen, muss geprüft werden, ob eine generalisierte Angststörung vorliegt.

### *Funktionelle Schlafstörungen*

Ein Mangel an Schlaf kann zu Erschöpfung, Konzentrationsschwierigkeiten und Reizbarkeit führen, die auch typisch für einen Burn-out sind.

### *Belastungsreaktionen*

Burn-out ist meist eine Reaktion auf Stress, aber es gibt auch kurzfristige Überlastungsreaktionen, die mit ähnlichen Symptomen (Erschöpfung, Nervosität und Schlafstörungen) einhergehen können.

### *Somatoforme Störungen (Somatisierungsstörungen)*

Stehen vor allem körperliche Symptome im Vordergrund, die vielseitig, wiederholt auftretend und häufig wechselnd sind, schon über viele Monate anhalten und nicht oder nicht ausreichend durch körperlich-physiologische Befunde erklärt werden können, so sollte genauer geprüft werden, ob primär diese Erkrankung vorliegt. Zu dieser Gruppe von Erkrankungen gehört auch die somatoforme Schmerzstörung, bei der – ohne ausreichende medizinische Befunde – Schmerzen länger als sechs Monate andauern. Eine Somatisierungsstörung oder eine somatoforme autonome Funktionsstörung kann sich auf jedes Körpersystem oder Organ beziehen und hat oft einen sehr langen bis chronischen Verlauf.

### *Chronisches Erschöpfungssyndrom*

CES oder CFS (engl. *Chronic Fatigue Syndrom*) ist eine komplexe Erkrankung, die durch anhaltende Müdigkeit und Erschöpfung, häufig auch durch chronische Schmerzen an oft wechselnden Körperteilen gekennzeichnet ist. Zusätzlich zur Müdigkeit treten oft auch Muskel-, Gelenk- oder Kopfschmerzen, Konzentrationsschwierigkeiten, Gedächtnisprobleme, Schlafstörungen, Halsschmerzen, empfindliche Lymphknoten und Verdauungsprobleme auf. Der Zustand kann meist nicht durch Ruhe oder Schlaf verbessert werden und dauert seit mindestens sechs Monaten an (mehr dazu ab Seite 50).

### *Long Covid*

Seit der COVID-19-Pandemie (2020 bis 2023) sind einige Menschen von lang andauernden Folgen der Erkrankung betroffen. Die Symptome dauern an, obwohl die vorausgegangene Covid-Infektion nicht mehr besteht. Dabei ähneln die Symptome bei Long Covid teilweise denen einer CFS, können sich aber auch deutlich davon unterscheiden. Besonders häufig sind vor allem Gefühle der Erschöpfung und andauernden Müdigkeit, Atembeschwerden, Schmerzen in der Brust, Gelenkschmerzen und Konzentrationsprobleme (mehr dazu ab Seite 54).

### *Wirkungen und Nebenwirkungen von Substanzen*

Im Zusammenhang mit Burn-out ist eine sorgfältige Analyse des Gebrauchs von Medikamenten, Beruhigungsmitteln, Nikotin, Alkohol, aber auch des Konsums nichtlegaler Drogen unbedingt notwendig.

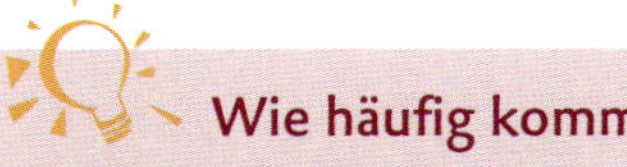

**Wie häufig kommt Burn-out vor?**

Da Burn-out weder national noch international fachlich klar und übereinstimmend definiert ist, gibt es keine wissenschaftlich zuverlässigen Zahlen zur Häufigkeit. Man schätzt, dass 10 bis 30 Prozent der Erwachsenen unter Burn-out leiden. Menschen in Arbeitsverhältnissen geben zu etwa 20 Prozent an, überfordert zu sein. Viele lassen Pausen ausfallen, mindestens die Hälfte berichtet davon, verschiedenartige Aufgaben parallel bewältigen zu müssen, sehr belastet zu sein sowie Termin- und Leistungsdruck zu erleben. Wichtig hierbei ist jedoch, dass in solchen Untersuchungen eher über »Stress am Arbeitsplatz« berichtet wird. Dies ist nicht gleichzusetzen mit dem vollen Bild eines Burn-out.

## Risiken für das Auftreten von Burn-out

In der Regel ist es nicht ein einzelner Aspekt, der für Stress und Stresserleben verantwortlich ist. Es geht vielmehr um das Zusammenwirken der gegebenen Arbeitsbedingungen und unserer Wahrnehmung sowie unseren Umgang damit. Die Faktoren für ein erhöhtes Stresserleben im Beruf lassen sich einteilen in:

### *Objektive Bedingungen*

Zu diesen physikalischen und organisatorischen Bedingungen gehören

- Lärm
- Hitze und Staub
- Schichtarbeit
- lange Arbeitszeiten
- Arbeitsplatzunsicherheit
- starre Hierarchien.

Dabei ist nicht das Vorhandensein von Hierarchien ungünstig, sondern wie ihre Sinnhaftigkeit vermittelt und begründet wird. Grundsätzlich gilt, dass mehr Transparenz, aber auch die Möglichkeiten, Einfluss zu nehmen und an Entscheidungsprozessen teilzuhaben, im Sinne einer guten internen Kommunikation sowie einer flachen Hierarchie, günstig für die Arbeitsplatzgestaltung ist. Zu motivierenden Arbeitsbedingungen und einer guten Atmosphäre gehört auch, dass es im Team ausreichende fachliche Unterstützung und Anleitung gibt.

### *Passung von Fähigkeiten und Aufgaben*

Je besser die persönlichen Fähigkeiten und Anforderungen im Arbeitsprozess zusammenpassen, desto günstiger ist dies für die persönliche Arbeitszufriedenheit. Umgekehrt können sowohl eine Über- als auch eine Unterforderung entweder einen Burn-out hervorrufen oder aber – bei Unterforderung – zu einem sogenannten Bore-out führen (engl. *to bore* = sich langweilen). In diesem Fall geht die Sinnhaftigkeit der Arbeit für die Betroffenen verloren und führt dadurch zu emotionalem Stress, der sich oft in

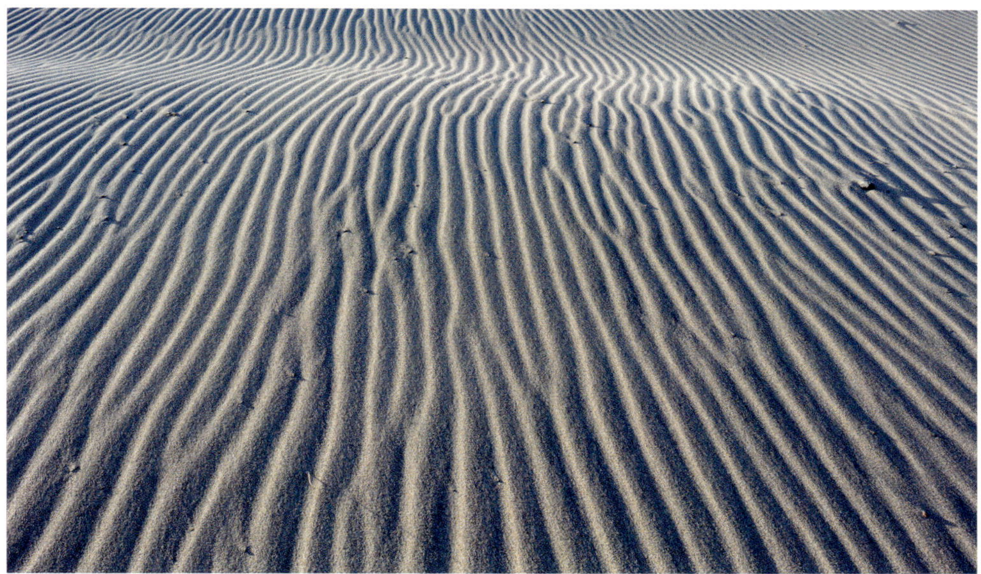

großer Unzufriedenheit und Niedergeschlagenheit äußert. Ebenfalls als stressreich werden eine nicht angemessene Entlohnung empfunden oder fehlende Möglichkeiten, sich beruflich weiterzuentwickeln und aufzusteigen.

### *Ausmaß an persönlicher Kontrolle*

Wenn wir selbst Arbeitsabläufe und ihre zeitliche Einteilung nur sehr wenig kontrollieren können, wir aber gleichzeitig ein hohes Maß an Einsatz bringen müssen bei geringer (finanzieller) Entlohnung und Anerkennung, ist dies belastend. Außerdem können moderne Formen der Arbeitsplatzgestaltung und -organisation einerseits entlasten, aber die Mitarbeiterinnen auch sehr belasten. Viele Unternehmen geben mittlerweile ihren Angestellten durch die Möglichkeit des Homeoffice deutlich mehr zeitliche Freiheiten. Der Nachteil davon ist jedoch, dass dadurch die Grenzen zwischen Arbeit und Freizeit weniger klar gezogen werden können. Häufiges Arbeiten im Homeoffice sowie digitale Kommunikationswege können einen ungünstigen Einfluss auf die Möglichkeiten haben, sich zu entspannen und Distanz zu Arbeitsprozessen zu halten: Videokonferenzen sind praktisch von überallher möglich. Eine (vom Arbeitgeber erwartete oder persönlich so wahrgenommene) Pflicht zur Erreichbarkeit und Verfügbarkeit per E-Mail und Telefon auch in Freizeit und Urlaub können fortdauernd belasten und mindern die Erholungsmöglichkeiten.

### Burn-out: Risikofaktoren auf einen Blick

- belastende physikalische Rahmenbedingungen (u.a. Lärm, Schmutz, Hitze)
- besondere emotionale Belastung der Tätigkeiten (z.B. in der Pflege, in Hilfeberufen, Sozialarbeit, Medizin)
- lange Arbeitszeiten
- nicht ausreichende Zeiten für Erholung und Regeneration
- Schichtarbeit
- Mangel an Arbeitskräften z.B. durch Erkrankungen von Mitarbeiterinnen
- Monotonie
- Arbeitsplatzunsicherheit
- Umstellungsprozesse am Arbeitsplatz
- geringe (empfundene) Sinnhaftigkeit der Arbeit
- Intransparenz und fehlende Begründung von Aufgaben und Abläufen
- Gering- oder Missachtung oder Herabwürdigung der persönlichen Leistungen
- geringes Maß an sozialer und fachlicher Unterstützung
- geringes Maß an (finanzieller) Belohnung und Anerkennung, nicht angemessene Entlohnung/Fairness (engl. *effort-reward-imbalance*)
- geringe Möglichkeiten, sich gedanklich zu distanzieren
- dauerhafte Verfügbarkeit über elektronische Medien (Internet, Telefon)
- Konflikt zwischen persönlichen Werten und Arbeitsinhalten
- mangelnde Möglichkeiten der Weiterentwicklung / mangelnde Aufstiegschancen

### *Persönlichkeitsfaktoren und soziale Kompetenz*

Rahmenbedingungen von Arbeitsaufgaben und die damit verbundenen Erwartungen und Notwendigkeiten können oft nicht geändert bzw. individuell angepasst werden. Je besser aber bestimmte Haltungen, Erwartungen, kognitive und soziale Fähigkeiten und Stile sowie Gewohnheiten zueinander passen, desto positiver wirkt sich dies auf gut funktionierende Arbeitsabläufe aus. Wie wir mit den Anforderungen im Beruf und im Team umgehen, hat deutlichen Einfluss auf unsere Zufriedenheit, aber auch auf das Erleben von Stress und die Fähigkeit, mit Konflikten und Problemen umzugehen und Lösungen zu erreichen. Negativ verstärkend wirken beispielsweise eine starke perfektionistische Grundhaltung oder die Tendenz, sehr selbstkritisch mit sich umzugehen, sowie eine geringe Fähigkeit, sich gedanklich von der Arbeit zu distanzieren.

Nicht weniger bedeutsam ist der Umgang mit Kolleginnen und Kollegen sowie Vorgesetzten. Unter sozialer Kompetenz am Arbeitsplatz versteht man die Fähigkeit, eine gute Balance zu finden zwischen den eigenen Bedürfnissen und Anforderungen und denen, die mit den Arbeitsprozessen und den sie repräsentierenden Personen verbunden sind. Dabei geht es darum, dass wir uns in sozialen Situationen angemessen und damit auch für alle Beteiligten zufriedenstellend verhalten können. Eine wichtige Rolle spielen hierbei Einfühlungsvermögen für die Kolleginnen und Kollegen, Kommunikations- und Teamfähigkeit, emotionale Intelligenz sowie die Fähigkeit, Konflikte aktiv anzugehen und zu lösen, aber auch mit Vielfalt umzugehen. Emotionale Intelligenz umfasst das Wissen um die eigenen Gefühle und Motive wie auch die der anderen. Ebenfalls gehört dazu, mit den Emotionen, Reaktionen und Motiven der anderen sowie mit verschiedenen sozialen Situationen gut umzugehen.

Vor zwei Jahren habe ich mein Studium der Betriebswirtschaft abgeschlossen und direkt im Anschluss eine volle Stelle in der Abteilung des Professors bekommen, wo ich meinen Master absolviert habe. Für die Masterarbeit habe ich mich »richtig ins Zeug gelegt« und viel dafür gearbeitet. Mein Professor hat in die Beurteilung geschrieben, dass die Arbeit mit großer Sorgfalt und Genauigkeit ausgeführt worden war; ich habe die bestmögliche Note erhalten. Nun hat mir mein Chef angeboten, bei ihm zu einem interessanten Thema zu promovieren. Darüber habe ich mich unheimlich gefreut und war stolz darauf, dass er mir das zutraut. Ein »Dr.« vor dem Namen stehen zu haben ist ja auch etwas Feines. Ich habe die Stelle angenommen. Schon nach ein paar Wochen habe ich gemerkt, wie der Druck zunimmt. Ich bekomme das Thema für meine Doktorarbeit einfach nicht in den Griff. Mein Chef erwartet natürlich, dass ich die Routineaufgaben für das Forschungsprojekt sorgfältig abarbeite. Nun sitze ich jeden Tag bis abends am Rechner und kann mir auch am Wochenende keine Pause gönnen. Langsam werde ich panisch; ich glaube, ich schaffe das alles nicht!

Rainer, 31

# CHRONISCHES ERSCHÖPFUNGS-SYNDROM – WENN ES KEINERLEI ERHOLUNG MEHR GIBT

*Keinem von uns sind Erschöpfungszustände fremd. Eine Arbeitswoche war besonders anstrengend, junge Eltern wachen nächtelang am Bett ihres kranken Kindes, ein Grippevirus hat einen flachgelegt, man hat eine schwierige Trennung zu verkraften. Erschöpfung ist ein Zustand, der einen körperlich kraft- und energielos hinterlässt, wobei man sich zusätzlich oft niedergeschlagen, ängstlich und lustlos fühlt. Ist dieser Zustand temporär und kann man ihn auf bestimmte Bedingungen zurückführen, dann geht dies vorüber; beim chronischen Erschöpfungssyndrom jedoch ist alles ganz anders.*

»Ich bin total ausgelaugt und energielos, habe keine Lust zu nichts; aber ich fühle mich auch angespannt, unruhig und irgendwie innerlich getrieben … ich weiß nicht, wohin.« Solange diese Symptome an einem oder zwei Tagen auftreten, sind Erschöpfungszustände noch erträglich; schlimm wird es jedoch, wenn sie über mehrere Tage, vielleicht sogar Wochen oder noch länger anhalten. Das ist kaum auszuhalten, und mit der Zeit wird die Restenergie noch mehr aufgebraucht, die Stimmung sackt in den Keller. Es gestaltet sich fast als unmöglich, sich psychisch wieder aufzurichten; zunehmend schleichen sich depressive Stimmungen ein. Hinzu kommt, dass man sich deshalb vielleicht sogar selbst Vorwürfe macht, reizbar wird und den anderen in der Umgebung damit auf die Nerven geht – und das oft, ohne dies wirklich zu wollen. Kleinigkeiten bringen einen aus der Bahn und führen zu Weinanfällen oder Wutausbrüchen. Alles ist Mist … alles erscheint hoffnungslos … ein rettendes Ufer ist nicht in Sicht. Dazu gesellen sich bisweilen noch Konzentrationsschwierigkeiten, Appetitlosigkeit und – trotz der entsetzlichen Kraftlosigkeit – Schlafstörungen.

Von Leistungsfähigkeit keine Spur mehr. Lebensqualität oder Dinge, die Spaß machen könnten? Die gibt es nicht mehr, oder sie erscheinen als viel zu anstrengend. Oft weiß man »eigentlich«, was einem guttun könnte, aber man hat ja keine Kraft und keine Motivation mehr, so etwas in Angriff zu nehmen oder umzusetzen. Das Gefühl: einfach leer und ausgepowert!

Deshalb hat Erschöpfung auch nichts mit einer gelegentlichen Müdigkeit zu tun. Für diese kennt man meist den Grund: eine durchwachte Nacht, eine anstrengende Arbeitswoche … Sie lässt sich gut ertragen, vielleicht sogar ein bisschen genießen: Ein Abend auf dem Sofa lümmeln, einmal früh ins Bett gehen, dann wird es schon wieder. Ein ganz anderes Szenario stellt sich bei einer tiefen Erschöpfung dar.

## Nur müde oder schon erschöpft?

Seit zwanzig Jahren arbeite ich jetzt als Anwaltsgehilfin mit einem eigenen Verantwortungsbereich in einer großen Kanzlei. Mein Chef hat mich sehr gefördert. Seit einigen Monaten habe ich jedoch das Gefühl, ich kann mich nicht mehr konzentrieren, bin ausgelaugt, kraftlos und sehr erschöpft. Für einfache Routineaufgaben brauche ich viel länger als gewöhnlich, manchmal vergesse ich einzelne Schritte von Aufgaben. Das ist mir sogar schon mit dem Terminkalender von meinem Chef passiert. Morgens komme ich nur schwer aus dem Bett, fühle mich müde, abgespannt und schwer. Deshalb bin ich auch ein paarmal zu spät zur Arbeit gekommen, was mir sehr unangenehm war, weil das früher nie vorkam.

Abends schaffe ich es kaum mehr, auch nur kleinere Einkäufe zu erledigen oder die Waschmaschine zu füllen und auf »Start« zu drücken. Dienstagabends habe ich eigentlich Chor, aber den sage ich schon seit zwei Monaten ab, obwohl das früher das Highlight meiner Woche war. Wenn ich nach Hause komme, lege ich mich jetzt erst mal aufs Sofa und schlafe ein oder zwei Stunden. Das Schlimme daran ist nur, dass ich mich danach genauso abgespannt fühle wie vorher und ohne Motivation, noch irgendetwas zu unternehmen. Meistens zappe ich mich dann nur noch durch die Fernsehkanäle, bevor ich ins Bett gehe. Ich lebe allein, kochen tue ich mir nichts mehr, dafür fehlt mir die Kraft. Meine Wohnung sieht mittlerweile furchtbar aus, aber ich schaffe es kaum noch, sauber zu machen.

Meine Hausärztin konnte leider auch nichts feststellen. Jetzt mache ich mir Sorgen, dass es doch etwas Ernsteres und Komplizierteres sein könnte. Und was, wenn es nicht besser wird mit mir? Ich bin ständig angespannt, ängstlich und gereizt, auch mit Kolleginnen und Kollegen. Es versteht ja niemand, was mit mir los ist. Ich bleibe deshalb lieber für mich, meine Eltern oder Freundinnen rufe ich nur noch selten an, das ist zu anstrengend, und die Gespräche verlaufen immer gleich. Oft gehe ich auch gar nicht mehr ans Telefon, wenn jemand anruft.

Meine Ärztin hat mir Tipps zur Ernährung gegeben und mir geraten, im Alltag für mehr Bewegung zu sorgen, aber auch das ist einfach nur anstrengend, und es hat bisher praktisch nicht geholfen. Ich habe auch versucht, auf Teilzeit zu gehen, aber da macht mein Chef nicht mit, weil er mich *fulltime* braucht. Mich macht das völlig fertig. Werde ich jemals wieder ein normales Leben führen können? Am liebsten würde ich alles hinschmeißen, aber wenn ich nicht weiterkämpfe, wird es auch nie mehr besser.

Claudia, 38

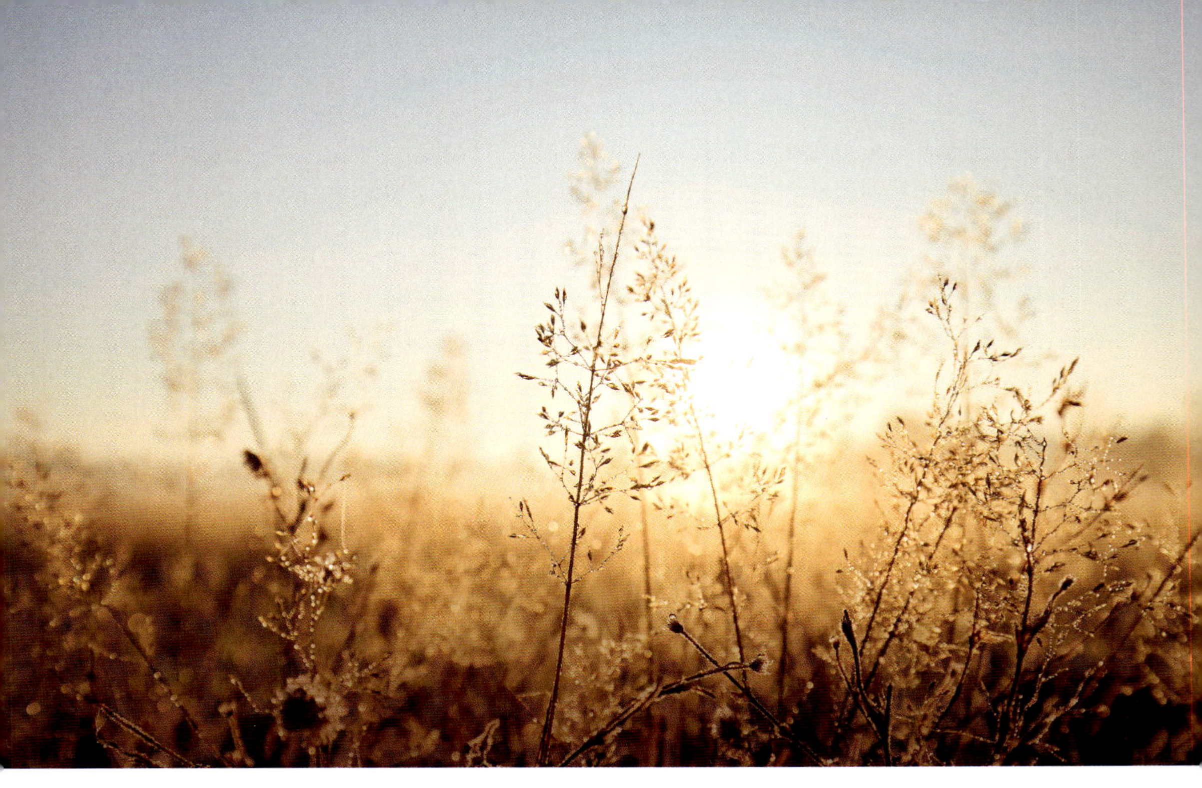

## Woher die Erschöpfung kommt

Es gibt eine Reihe bekannter biologischer und biochemischer Vorgänge im Körper, die mit dem Zustand der Erschöpfung verbunden sind und sie erklären können. Diese Vorgänge und Veränderungen zeigen sich vor allem im zentralen Nervensystem (ZNS), im Gehirn sowie in neurologischen, hormonellen wie auch immunologischen und Stoffwechselfunktionen des Körpers.

### *Entgleiste HPA-Achse*

Bekannt ist dabei vor allem eine aus der Bahn geratene Regulation der sogenannten Hypothalamus-Hypophysen-Nebennierenrinden-Achse (HPA-Achse). Diese wichtige hormonelle Regulationsschleife in unserem Körper trägt dazu bei, den Körper auf Stress und andere Herausforderungen vorzubereiten, damit er passend reagieren kann (siehe auch Grafik in Kapitel 2, Seite 71).

**Der Hypothalamus** spielt unter anderem eine wichtige Rolle bei der Regulierung von Funktionen des Hormon- und Nervensystems. Er beeinflusst so beispielsweise die Körpertemperatur, den Schlaf-wach-Rhythmus, Hunger und Durst. Auch die Produktion von Schilddrüsen- und Geschlechtshormonen wird von hier aus gesteuert. Bei Stress setzt der Hypothalamus das Hormon CRH (Corticotropin-Releasing-Hormon) frei, das die Bildung von ACTH

(Adrenocorticotropes Hormon) aus der Hypophyse anregt. Über die Blutbahn gelangt ACTH zu den Nebennieren, wo es das Stresshormon Cortisol freisetzt. Dieses ist wichtig, um den Körper darauf vorzubereiten, angemessen mit dem jeweiligen Problem umzugehen: weglaufen, kämpfen, sich einem Konflikt stellen oder eine kreative Lösung finden.

Dazu erhöht Cortisol den Blutzuckerspiegel, fördert den Abbau von Fettreserven durch Adrenalin und Noradrenalin zur Energiebereitstellung und unterdrückt das Immunsystem vorübergehend, um Entzündungsreaktionen zu reduzieren. Auch Verdauung, Fortpflanzungs- und Wachstumsprozesse werden unterdrückt.

**Die Hypophyse oder Hirnanhangdrüse** ist eng verbunden mit dem Hypothalamus. Sie besteht aus dem Vorderlappen (Adenohypophyse) und dem Hinterlappen (Neurohypophyse). Vorne werden Hormone freigesetzt, die das Wachstum, die Fortpflanzung und den Stoffwechsel regulieren. Das sind das Wachstumshormon (HGH), das Schilddrüsenstimulierende Hormon (TSH), das für den weiblichen Zyklus wichtige Follikel-stimulierende Hormon (FSH) und das luteinisierende Hormon (LH), aber auch ACTH und Prolaktin. So kann beispielsweise das Wachstum von Knochen und Muskeln stattfinden, und Schilddrüsenhormone können den Stoffwechsel antreiben. Der Hinterlappen der Hypophyse dagegen produziert Botenstoffe, die vom Hypothalamus gesteuert werden und die Regulierung von Wasserhaushalt und Blutdruck unterstützen.

Störungen der Hypophyse können zu zahlreichen Gesundheitsproblemen führen wie etwa Wachstumsstörungen, Schilddrüsenproblemen, Hormonungleichgewichten, Unfruchtbarkeit sowie Störungen im Wasserhaushalt und Blutdruck.

**In der Nebennierenrinde** oberhalb der Nieren werden Stresshormone wie Cortisol und Adrenalin produziert.

Eine überaktive HPA-Achse kann zu einer Überproduktion von Cortisol führen, mit negativen Folgen für die Gesundheit wie beispielsweise Bluthochdruck, durch Insulinresistenz bedingten Typ-2-Diabetes, Gewichtszunahme und Depressionen. Umgekehrt kann eine mangelnde Aktivität der HPA-Achse dazu führen, dass zu wenig Cortisol freigesetzt wird, mit negativen Folgen für die Stressbewältigung und einem erhöhten Risiko für Entzündungen und Infektionen.

## Ursachen und Auslöser

**Chronischer Stress:** Lang anhaltender Stress sorgt dafür, dass unentwegt Hormone wie Cortisol und Adrenalin freigesetzt und wirksam werden. Insbesondere ständig überhöhte Cortisolspiegel führen zu Müdigkeit, Reizbarkeit, einem geschwächten Immunsystem und einer erhöhten Krankheitsanfälligkeit.

**Veränderung der Aktivität von Nervenüberträgerstoffen:** Außerdem kann sich das Zusammenspiel bestimmter Neurotransmitter im Gehirn verändern. Hierbei handelt es sich um Substanzen, die Signale zwischen den Nervenzellen (Neuronen) übertragen. Bei Erschöpfung kann es zu einem Ungleichgewicht in der Freisetzung von Neurotransmittern wie dem sogenannten Glückshormon Serotonin und dem Belohnungshormon Dopamin kommen. Das zieht Stimmungseinbrüche oder -schwankungen und ein Gefühl von Kraft- und Antriebslosigkeit nach sich.

**Stoffwechselprobleme:** Eine ungünstige Ernährung (zu viel Zucker, zu viele ungesunde Fette, zu wenig Ballaststoffe) in Kombination mit zu wenig Bewegung kann den Stoffwechsel verändern. Dies führt ebenso wie bauchbetontes Übergewicht zu Ungleichgewichten im Blutzucker- und Insulinspiegel mit Erschöpfung und Müdigkeit als möglicher Folge.

**Schlafmangel:** Wenn eine Person dauerhaft nicht genügend Schlaf bekommt, kann dies die geistigen (kognitiven) Funktionen und auch das emotionale sowie körperliche Wohlbefinden beeinträchtigen. Wer dauerhaft zu wenig schläft, schwächt außerdem sein Immunsystem.

**Emotionale Belastungen:** Trauer, Angst oder Sorge können ebenfalls zu Erschöpfung führen. Wenn eine Person sich in einer anhaltend belastenden Situation befindet oder mit schwierigen Emotionen umgehen muss, kann dies eine kontinuierliche Überforderung nach sich ziehen, die zu Erschöpfung führen kann.

### Sonderfall: Post Covid und Long Covid

Die mitunter auftretenden Beschwerden und Symptome nach einer COVID-19-Erkrankung weisen zumindest zum Teil große Ähnlichkeit mit denen bei einem chronischen Erschöpfungssyndrom und bei Burn-out auf. Charakteristisch dabei ist ein lang andauernder und chronischer Beschwerdeverlauf, der oft erst nach der Genesung von einer COVID-19-Infektion beginnt und über Monate anhält oder gar sich verstärkt, was für die Betroffenen sehr quälend und zermürbend ist. Die Erkrankung wird in der Fachsprache als »postakute Folgen einer SARS-CoV-2-Infektion« (engl. *post acute sequelae of SARS-CoV-2-infection* = PASC) bezeichnet. Dabei werden Post Covid und Long Covid anhand der Zeiträume unterschieden. Post Covid bezeichnet die Phase unmittelbar nach dem Abklingen der

Akut-Infektion, Long Covid wird verwendet, wenn diese länger als zwölf Wochen andauert.

Vor neun Monaten habe ich mich mit dem Corona-Virus angesteckt. Ich bekam Fieber, Husten und war sehr müde. Das legte sich aber nach zwei Wochen, und ich konnte wieder arbeiten gehen. Sechs Wochen später fühlte ich mich plötzlich wieder sehr krank. Ich war furchtbar erschöpft, kam vor Atemnot kaum die Treppe rauf und hatte Schmerzen in der Brust. Außerdem verlor ich meinen Geruchs- und meinen Geschmackssinn, alles schmeckte nach Pappe. Diese Symptome haben bis heute nicht mehr nachgelassen. Nachts schlafe ich kaum durch und bin morgens völlig erledigt; tagsüber kann ich mich nur schwer auf etwas konzentrieren und fühle mich manchmal überhaupt nicht mehr klar im Kopf. Ich habe zwar anfangs versucht, wieder zu arbeiten, damit ich das Gefühl habe, es geht irgendwas weiter, aber das hat nicht funktioniert. Seit sechs Monaten bin ich nun krankgeschrieben.

Für mich ist das schlimm. Ich bin so schlapp, dass ich mich um meine beiden Mädchen – die eine besucht die Grundschule, die andere ist gerade ins Gymnasium gekommen – nicht richtig kümmern kann. Außerdem merke ich, wie mein Zustand die Kinder bedrückt. Und mein Mann ist auch überfordert, wenn er abends heimkommt. Außerdem treffe ich mich kaum noch mit anderen, weil mich das sehr schnell anstrengt. Die Ärzte und Ärztinnen, bei denen ich war – und ich war bei vielen –, können mir alle nicht helfen, und die Tests haben auch nichts gebracht. Nicht einmal ärztliche Spezialisten finden einen Grund für das, was ich habe, und ich habe das Gefühl, dass mit den Behandlungen nur ein bisschen an den Symptomen herumgedoktert wird, es mir aber dadurch einfach nicht besser geht. Das Schlimmste ist die Angst, dass das so bleibt. So kann das Leben nicht weitergehen.

Cornelia, 38

### *Symptome von Post Covid und Long Covid*

Die Folgen der Erkrankung für die Lebensqualität der Betroffenen und die alltägliche Funktions- und Leistungsfähigkeit sind oft sehr umfangreich. Der medizinische Versorgungsbedarf ist groß, bislang gibt es aber noch keine guten und evidenzbasierten Behandlungen. So entsteht die Grundlage für umfassende psychische Folgen wie Hoffnungslosigkeit, Frustration, körperbezogene Ängste bis hin zu klinischen Depressionen. Meist sind die körperlichen und psychischen Beeinträchtigungen so stark, dass über lange Zeit eine Berufsunfähigkeit besteht.

Die Symptome variieren sehr deutlich von Person zu Person. Zu den Kernsymptomen von Long Covid gehören eine anhaltende Kraftlosigkeit, Müdigkeit und Erschöpfung verbunden mit dem Gefühl, im Kopf »benebelt« zu sein (engl. *brain fog*), was mit deutlichen Konzentrationsproblemen einhergeht.

Daneben kommt es insbesondere zu:

- Kurzatmigkeit oder Atemproblemen
- Husten
- Brustschmerzen
- Kopfschmerzen
- Gelenk- und/oder Muskelschmerzen
- Verlust des Geruchs- und/oder Geschmackssinns
- Schlafstörungen
- Herzrasen oder unregelmäßiger Herzschlag
- Magen-Darm-Symptome wie Übelkeit, Erbrechen oder Durchfall
- Hautausschläge oder Haarausfall

### *Häufigkeit und Dauer*

Die genaue Häufigkeit (Prävalenz) von Long Covid ist noch unklar, da die Befunde aus der Forschung bisher nicht ausreichen, um diese genau zu bestimmen. Momentane Schätzungen weisen darauf hin, dass etwa 5 bis 15 Prozent der Menschen, die von einer COVID-19-Infektion betroffen waren, von anhaltenden Symptomen mit unterschiedlicher Kombination und Schweregraden berichten. Je nach Studie und Definition von Long Covid unterscheiden sich die Zahlen. Es ist bekannt, dass Long Covid alle Altersgruppen, auch Menschen mit milden oder asymptomatischen COVID-19-Infektionen, betrifft. Wir wissen auch – und das verschärft das Problem noch –, dass eine Long-Covid-Problematik kaum mit dem Verlauf der vorausgegangenen COVID-Infektion zusammenzuhängen scheint. Selbst bei sehr mildem Verlauf können starke und anhaltende Langzeitprobleme auftreten.

Allerdings scheint es bedeutsame Zusammenhänge mit einem höheren Lebensalter und einem besonders schweren Verlauf der COVID-19-Erkrankung zu geben. Insbesondere beim Vorliegen neurologischer Symptome sind die Verläufe komplizierter und halten länger an als bei »rein« körperlichen Symptomen. So stehen die Symptome Müdigkeit (Fatigue) und neurokognitive Beeinträchtigungen (vor allem Konzentrationsprobleme) auch noch sechs bis zwölf Monate nach einer SARS-CoV-2-Infektion im Zusammenhang mit Beeinträchtigungen des allgemeinen Gesundheitszustands und der Arbeitsfähigkeit. Bei etwa 10 bis 15 Prozent der Menschen mit Long Covid bestehen die Beschwerden auch noch nach einem Jahr.

### *Was ist der aktuelle Stand für die Behandlungsempfehlungen:*

Zwar läuft die Forschung diesbezüglich auf Hochtouren; allerdings sind die bisherigen Befunde noch zu uneindeutig, um klare Empfehlungen für wissenschaftlich begründete medizinische Maßnahmen empfehlen zu können. Die Behandlung von Long Covid zielt daher in der Regel aktuell darauf ab, die Symptome zu lindern und die Lebensqualität der Betroffenen zu verbessern. Einige Ansätze, die bei der Behandlung von Long Covid zum Tragen kommen, sind:

- Symptomatische Behandlung: Die Behandlung konzentriert sich auf die Linderung individueller Symptome. Dies kann die Verwendung von Schmerzmitteln, entzündungshemmenden Medikamenten oder Medikamenten zur Kontrolle von Symptomen wie Husten oder Atembeschwerden umfassen.
- Rehabilitation: Für Personen mit anhaltenden körperlichen Beeinträchtigungen kann eine Rehabilitationsbehandlung wie Physiotherapie, Ergotherapie oder Atemtherapie hilfreich sein, um die Funktion und Beweglichkeit zu verbessern.
- Psychologische Unterstützung: Long Covid hat immer auch psychische Auswirkungen. Eine psychotherapeutische Unterstützung oder Beratung kann bei der Bewältigung von Angstzuständen, Depressionen und anderen psychischen Belastungen hilfreich sein.
- Energie- und Stressmanagement: Die richtige Balance zwischen Aktivität und Ruhe ist wichtig, um die Energielevel zu regulieren. Das Erlernen von Stressbewältigungstechniken und die Vermeidung übermäßiger Belastungen können helfen, die Symptome von Long Covid zu reduzieren.
- Bewegung- und Sporttherapie: Unter Anleitung die körperliche Leistungsfähigkeit zu trainieren kann wichtig sein, da neben der Erschöpfung und Kraftlosigkeit auch Ängste behindern und beeinträchtigen können.

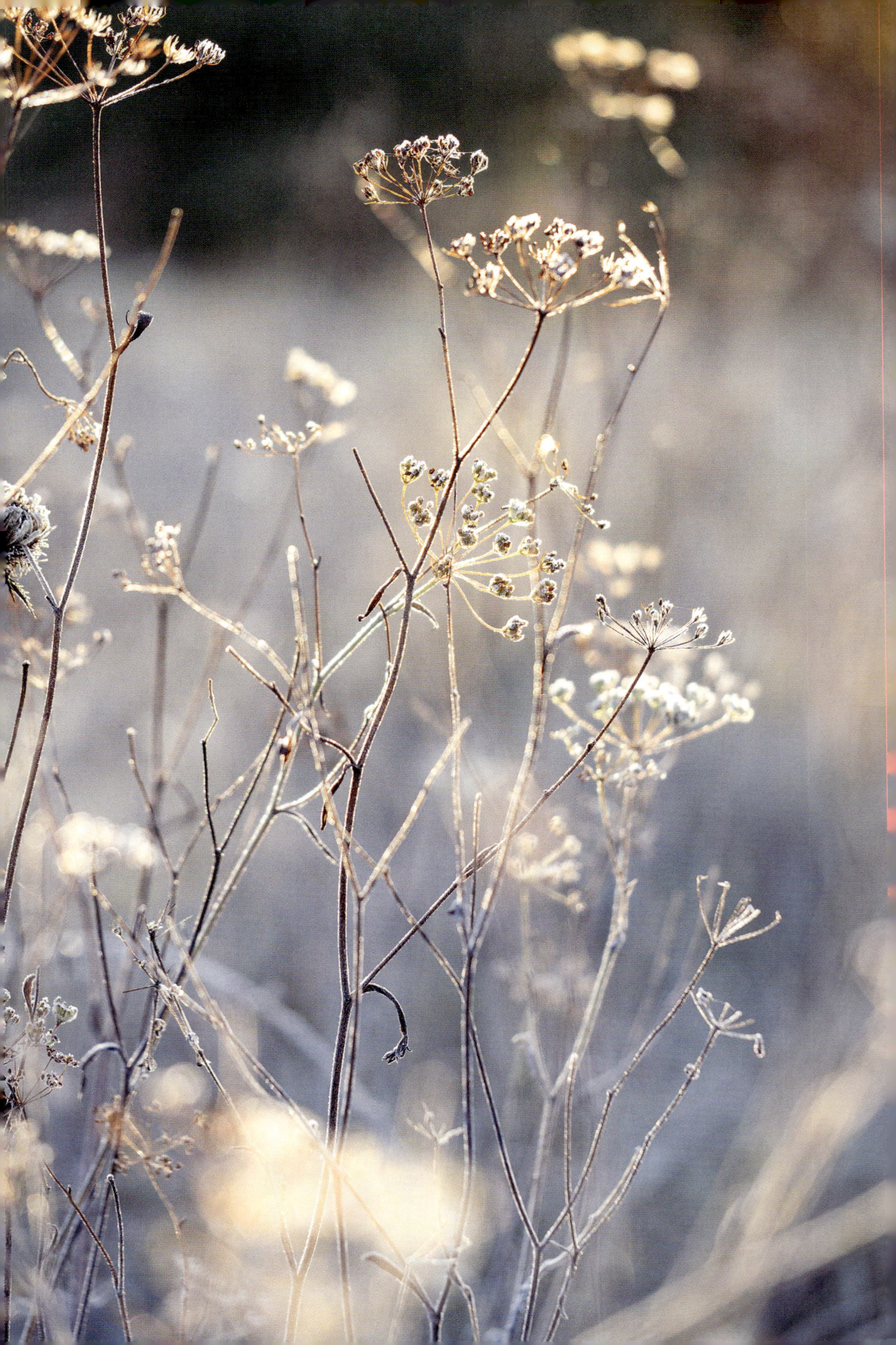

Kapitel 2

# Ursachen und auslösende Bedingungen für Depressionen

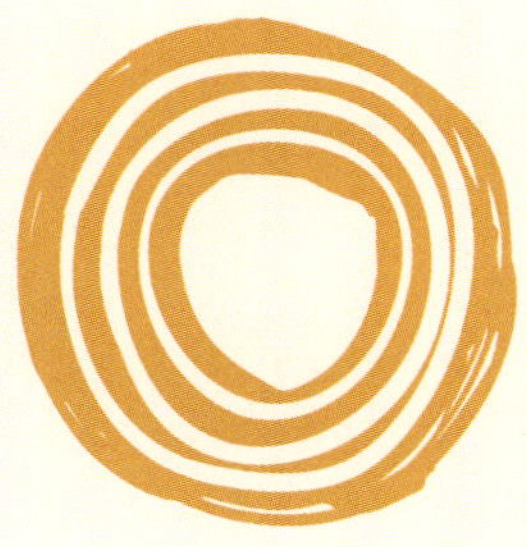

Wenn man die Ursachen nicht kennt, kann man nicht helfen. Dies ist eine weitverbreitete Annahme, auch wenn sie in ihrer Absolutheit nicht stimmt. Die umfangreiche medizinische und psychologische Forschung erklärt sehr viel über verschiedene Ursachen und über Risiken für die Entwicklung von Depressionen. Allerdings ist es mindestens ebenso wichtig, über diejenigen Faktoren Bescheid zu wissen, die eine Depression aufrechterhalten. Dort nämlich setzen die Behandlungen an.

# ALLGEMEINE URSACHENMODELLE FÜR PSYCHISCHE ERKRANKUNGEN

*Heute weiß man dank der psychologischen und medizinischen Forschung, dass Depressionen und weitere psychische Erkrankungen meist nicht auf eine einzige Ursache zurückgeführt werden können. Ein Mensch kann dann eine depressive Episode entwickeln, wenn mehrere Faktoren zusammenwirken. Dazu gehören erbliche Einflüsse, biologische Veränderungen im Gehirn und im Hormonsystem, aber insbesondere auch äußere Einflüsse und persönliche Erlebnisse in der Lebensgeschichte.*

## Das biopsychosoziale Modell

Es war ein großer Fortschritt in den 1970er-Jahren, als neben biologisch-medizinischen Faktoren – vor allem bei psychischen Erkrankungen – der Blick zunehmend auf psychologische und soziale Faktoren als Ursachen für Erkrankungen gerichtet wurde.

Da jeder Mensch einzigartig ist und wir im Verlauf des Lebens von unterschiedlichen Einflüssen geprägt werden, schauen sich Medizin und Psychologie bei der Ursachenforschung drei Bereiche genauer an. Denn bei der Entstehung psychischer Erkrankungen spielen immer unser Körper (Biologie), die Psyche und unser Umfeld (das Soziale) eine wesentliche Rolle.

Das entsprechende sogenannte biopsychosoziale Modell wurde von einem psychodynamisch orientierten Arzt (George L. Engel) als »Biopsychosoziales Modell« erstmals vorgestellt und so benannt.

Engel hat die Sicht betont, dass das damals vorherrschende biomedizinische Modell, das Krankheiten ausschließlich auf biologische Faktoren reduzierte, nicht ausreichend ist, um die Komplexität von Krankheiten und individueller Gesundheit zu erklären. Er argumentierte, dass biologische, psychologische und soziale Faktoren in Wechselwirkung treten und sich gegenseitig beeinflussen, um den Gesundheitszustand einer Person zu bestimmen. Das biopsychosoziale Modell wurde weiterentwickelt und ist heute ein anerkanntes Konzept in der Medizin, der Psychologie und in anderen Gesundheitswissenschaften. Es betont die Bedeutung einer vielschichtigen Betrachtung des Menschen und legt den Fokus auf die Interaktion von biologischen, psychologischen und sozialen Faktoren bei der Entstehung und dem Verlauf von Krankheiten, ist aber auch bei der Gesundheitserhaltung von großer Bedeutung. Damit hat es sich als nützliches Rahmenwerk erwiesen, um die

Komplexität des menschlichen Gesundheitszustands zu verstehen und zu behandeln.

Wir gehen im Folgenden auf diese drei Aspekte genauer ein und werden die einzelnen Faktoren ausführlich erläutern.

## Das Vulnerabilität-Stress-Modell

Wir alle haben Stärken und Schwächen. Manche davon sind uns durch unsere Gene mitgegeben, manche haben wir im Lauf des Lebens entwickelt. Auslöser für psychische Erkrankungen sind meist lebensgeschichtlich bedeutsame und aktuelle Belastungsfaktoren. Stress ist meist ein akuter Auslöser für Depressionen.

Das Vulnerabilität-Stress-Modell hat deutliche Ähnlichkeiten mit dem biopsychosozialen Modell. Es legt die Betonung jedoch eher auf die zeitnahen Auslöser einer psychischen Erkrankung und betont dabei, dass neben eher längerfristigen oder genetischen biologischen, psychologischen oder auch sozialen Faktoren besonders belastende Lebensereignisse oder andauernder Stress auslösende oder aufrechterhaltende Faktoren für die Erkrankung – in unserem Fall für die Depression – sind. Ohne solche Belastungen würde es nicht zum Beginn oder »Ausbruch« einer Depression kommen.

### *Was ist denn eigentlich Vulnerabilität?*

Unter Vulnerabilität (= Verwundbarkeit) wird verstanden, dass unterschiedliche Faktoren das Risiko erhöhen, eine bestimmte Erkrankung zu entwickeln. Dieses Risiko kann erblich bedingt sein (siehe Seite 67) oder im Lauf des Lebens durch ungünstige Lebensbedingungen und schwierige Erlebnisse erhöht sein. Dabei spielen zum Beispiel Verluste, Trennungen, Armut, aber auch das Lebens-, Wohn- und Arbeitsumfeld eine bedeutsame Rolle. Wer unter schwierigen Lebensbedingungen aufgewachsen oder genetisch vorbelastet ist, hat eine geringere Toleranz gegenüber akuten Belastungen und reagiert dann deutlich sensibler als eine Person, die nicht erblich vorbelastet ist und deren Leben bisher mit geringem Stress verlaufen ist. Je mehr diese Verletzlichkeit den erfolgreichen Umgang mit Stress oder anderen belastenden Lebensereignissen beeinträchtigt, desto größer ist das Risiko der Entstehung und anschließenden Aufrechterhaltung einer Depression. Es hat sich weiterhin gezeigt, dass die Art und Weise, wie mit Belastungen umgegangen wird, also die sogenannte Stressreagibilität, sehr viel eher und stärker mit dem Auftreten von Depressionen verbunden ist als z. B. akute körperliche Faktoren wie eine somatische Erkrankung oder das altersbedingte Nachlassen der körperlichen Fitness.

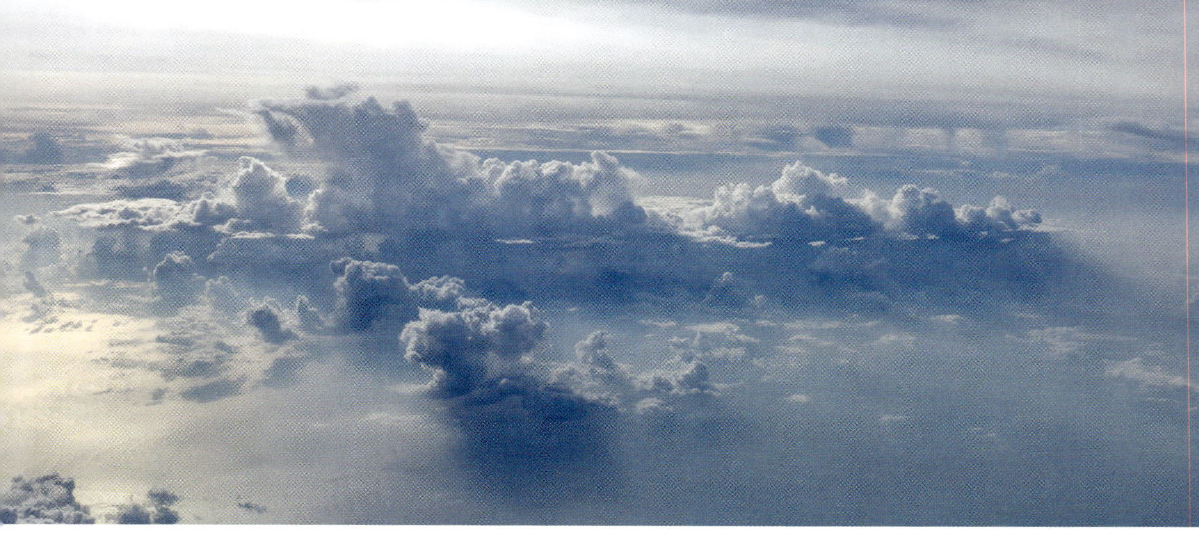

### *Stress als körperliche Reaktion*

Stress ist eine natürliche Reaktion des Körpers, die uns in die Lage versetzt, Belastungssituationen zu bewältigen. Über die sogenannte Stressachse, jene schon erwähnte Aktivierungskette, die vom Hypothalamus über die Hirnanhangdrüse bis zu den Nebennieren reicht, bewirkt er die Freisetzung von Adrenalin, Noradrenalin und Cortisol aus der Nebenniere (siehe auch Seite 53). Diese Hormone helfen dabei, alle Systeme des Körpers auf Höchstleistung zu bringen: Blutzuckerspiegel und Blutdruck steigen an, und alle Sinne sind geschärft. Wird Stress chronisch und kann der Körper nicht mehr ausreichend entspannen, führt das zu einer Überlastung. Der Körper läuft ständig auf Hochtouren, und die dauerhaft erhöhten Stresshormone können auch psychische Erkrankungen verursachen. Inzwischen weiß man auch, dass diese Veränderungen des Stresshormonsystems bei nicht wenigen Menschen durch negative Erfahrungen in ihren ersten Lebensjahren entstehen.

## Stress als auslösender Faktor

Im Leben läuft nicht immer alles glatt. Manchmal ändern sich Pläne, man trifft ungünstige Entscheidungen oder wird von einem Schicksalsschlag ereilt. Das gehört dazu. Manchmal kann es aber sein, dass uns diese Anforderungen, Krisen oder kritischen Lebensereignisse so durcheinanderbringen, dass wir nicht mehr zur gewohnten Stabilität zurückfinden.

### *Kritische Lebensereignisse*

Häufig stehen Krisen, also nicht einfach zu bewältigende Ereignisse, im Zusammenhang mit depressiven Erkrankungen. Diese sind so prägend und einschneidend, dass sie das gesamte Leben verändern. Innerhalb der ersten sechs Monate nach einem solchen Ereignis ist man besonders anfällig dafür, eine depressive Erkrankung zu entwickeln oder dass sich eine bereits bestehende psychische Erkrankung verstärkt.

Dabei spielen jedoch eine Menge Faktoren mit:

- Das Lebensalter und damit Erfahrungen, auf die man in kritischen Situationen zurückgreifen kann.
- Das Geschlecht: Häufig sind Frauen einer Mehrfachbelastung von Familie und Beruf ausgesetzt, werden zudem schlechter entlohnt und unterliegen häufiger hormonellen Schwankungen.
- Die eigene (subjektive) Bewertung des Ereignisses. Sie ist ausschlaggebender als eine objektive. Wenn wir selbst eine Situation als schlimm bewerten, kann unser Nachbar diese als durchaus annehmbar empfinden.
- Eine eventuelle soziale Unterstützung. Steht man allein vor einer Anforderung, ist diese vielleicht schwieriger zu bewältigen, als wenn man sich mit der Bitte um Hilfe oder Unterstützung an Freunde oder die Familie wenden kann.
- Persönliche Ressourcen, auf die man zurückgreifen kann, um Ereignisse bewältigen zu können.

Auch die Merkmale des belastenden Ereignisses an sich sind nicht unerheblich. Ist ein Erlebnis beispielsweise unkontrollierbar und wir haben keinen Einfluss darauf, wiederholt es sich eventuell oder dauert lange an und ist sehr »intensiv«, so führt dies wahrscheinlich eher zu einer Krise als ein kurzes, beeinflussbares, kontrollierbares Ereignis, das »nur« einen Lebensbereich betrifft.

### *Traumata*

Ein sehr schwerwiegendes, besonders einschneidendes Lebensereignis heißt in der Fachsprache »Trauma« (griech. für Wunde, Leck). Der Begriff wird in unserer Gesellschaft leider sehr inflationär gebraucht. Gemeint sind damit aber keineswegs Streitigkeiten oder Situationen, in denen wir einen Schreck bekommen haben, auch einzelne Auseinandersetzungen oder versagte Wünsche sind nicht unbedingt als Traumata zu bezeichnen. Wir beziehen uns in der Psychologie mit dem Begriff auf Ereignisse, die die Unversehrtheit eines Menschen bedrohen und ihn oder sie in extreme Hilflosigkeit sowie Angst versetzen. Dazu gehören beispielsweise eine tatsächliche oder drohende Todeserfahrung oder auch massive oder lang andauernde emotionale und körperliche Verletzungen oder Versagungen. Außerdem ist typisch für traumatische Ereignisse, dass wir hier mit unseren »normalen« Anpassungsleistungen, also unserer Fähigkeit, uns an Gegebenheiten anzupassen, überfordert sind und diese nicht innerhalb von ein paar Tagen bewältigen können.

Die folgende Grafik zeigt, wie Traumata im Sinne von Gewalterfahrungen in vier Dimensionen unterteilt werden:

(a) Es geht um interpersonelle (zwischenmenschliche) oder akzidentielle (z. B. Unfall) Ereignisse und um

(b) die Dauer der Belastung als entweder einmalig oder andauernd bzw. häufig wiederholt.

Die Ursachenforschung hat sehr klar zeigen können, dass die gravierendsten psychischen Folgen im Sinne einer psychischen Erkrankung dann zu erwarten sind, wenn es sich um interpersonelle Gewalterfahrungen handelt und wenn diese chronisch bzw. häufig wiederholt aufgetreten sind.

Nach traumatischen Ereignissen ist es ganz »normal«, zunächst belastet zu sein. Manche Menschen entwickeln in der Folge eine sogenannte posttraumatische Belastungsstörung (PTBS), die – im Unterschied zu Depressionen – unter anderem gekennzeichnet ist durch aufdrängende (oft bildhafte) Erinnerungen an das oder die traumatischen Ereignisse (»Flashbacks«) sowie eine deutliche Vermeidung von

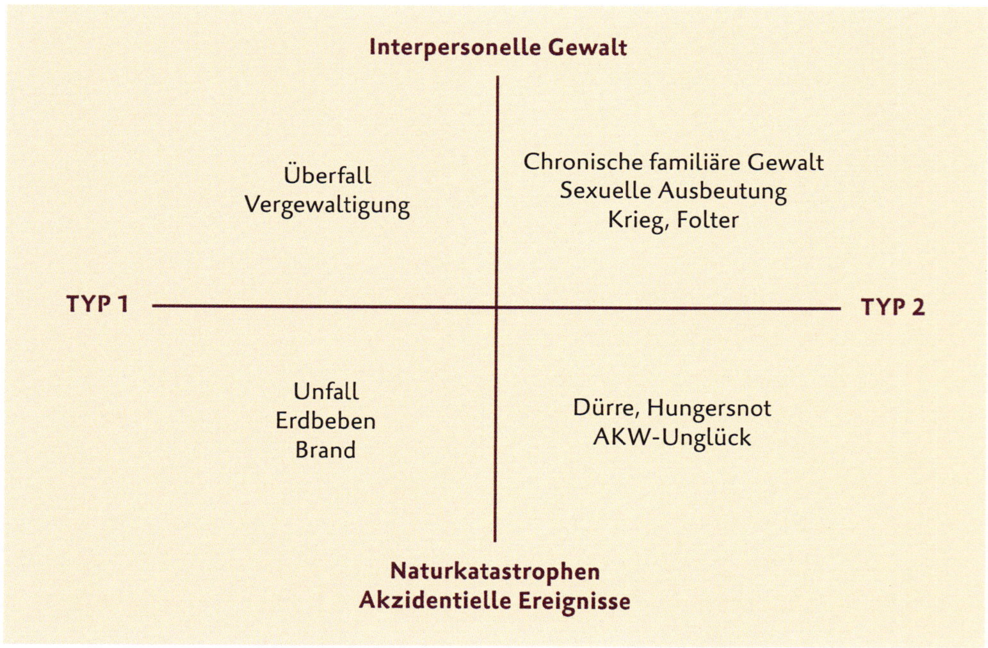


**Die vier Dimensionen von Traumata:** *Typ-I-Trauma: einmalige traumatische Erfahrung von kurzer Dauer, z. B. eine Naturkatastrophe oder ein Unfall Typ-II-Traumata: andauernde oder sich wiederholende Ereignisse, wie sexueller Missbrauch oder Kriegsgefangenschaft*

Situationen, die mit dem Trauma im Zusammenhang stehen. Allgemein gilt – vor allem nach dem Erleben interpersoneller Traumata –, dass die Wahrscheinlichkeit der Entwicklung psychischer Erkrankungen – unter anderem eben auch der Depression – erhöht ist.

### *Andere Stressoren*

Doch nicht nur sehr belastende oder gar traumatische Ereignisse können im Verlauf zu einer depressiven Erkrankung führen. Auch andere, zunächst positiv erscheinende Erlebnisse wie eine berufliche Beförderung, eine Hochzeit, die Geburt eines Kindes oder der Beginn eines neuen Lebensabschnitts stellen Situationen dar, an die sich ein Mensch erst mal gewöhnen, also anpassen muss. Diese »Anpassungsleistung« kann schnell und unbemerkt passieren, manchmal braucht es aber einige Zeit, um mit neuen Gegebenheiten klarzukommen. Entwickelt man innerhalb eines Monats nach einem einschneidenden Erlebnis Symptome, die einer Depression ähnlich, jedoch nicht so anhaltend oder schwer ausgeprägt sind, kann es sich um eine Anpassungsstörung handeln. Diese dauert in der Regel nicht länger als sechs Monate an.

### *Akuter und chronischer Stress*

**Akuter Stress** ist verhältnismäßig kurz. Das kann eine Situation sein, die man an einem Tag oder in mehreren Wochen bewältigen kann. Beispiele: Fertigstellung eines terminierten Projekts, aktueller Beziehungsstreit, vorübergehende »kurze« Erkrankung, Baustellenlärm für einen kurzen Zeitraum.

Chronischer Stress ist über mehrere Monate anhaltend. Die Stressfaktoren müssen dabei nicht immer präsent sein, sondern können auch unbemerkt »nebenher« laufen. Dazu gehören: Finanzielle Knappheit, ständige Belastung mit Haushaltsaufgaben, eine chronische Erkrankung, Auto dauernd kaputt, Pflege eines Familienmitglieds, Belastungen in einer Partnerschaft …

#### Dis- und Eustress

Anhaltender Stress, den wir als unangenehm in Form von Anspannung, Blockierung und Überforderung empfinden, wird als Disstress oder negativer Stress bezeichnet. Auslöser sind (finanzielle) Sorgen, persönliche Umbrüche und Krankheiten.

Positiv erlebter Stress (Eustress) macht uns leistungsfähiger, manche Menschen erleben sogar einen »Flow«, der sich mit Entspannungsmomenten abwechselt. Beispiele hierfür sind die Planung eines Festes, einen Vortrag halten zu müssen oder auch, wenn wir uns verlieben.

### *Individuelle Stressanfälligkeit*

Nun scheint es so, dass manche Menschen anfälliger für die Entwicklung einer psychischen Erkrankung sind als andere (siehe auch Seite 85). Das ist nachvollziehbar, denn neben individuellen körperlichen Einflüssen, die wirksam sind, erlebt jeder von uns verschiedene Ereignisse. Kommen dann noch zu chronischem Stress akute Belastungen hinzu, sind wir möglicherweise nicht mehr in der Lage, diesen Ereignissen genügend Schutzfaktoren gegenüberzustellen. Die Redensart »Das Wasser steht mir bis zum Hals« beschreibt ganz gut, dass ein Mensch ausgepowert ist, nicht mehr weiterkann und droht angesichts der Anforderungen »unterzugehen«. Andere Menschen entwickeln eher körperliche Erkrankungen oder Beschwerden wie einen »nervösen Magen«, Schlaflosigkeit oder ein erhöhtes Schmerzempfinden. Auch das ist individuell verschieden.

### *Resilienz*

Die Fähigkeit, Krisen zu begegnen und sich aus diesen bestmöglich wieder herauszuarbeiten, nennt man Resilienz (lat. *resilire:* zurückspringen, abprallen). Über die gesamte Lebensspanne kann man dieses »psychische Immunsystem« beeinflussen und ausweiten. Dabei hilft es, den eigenen Lebensumständen möglichst aktiv zu begegnen, die eigenen Ressourcen für ihre Veränderung einzusetzen, möglichst optimistisch nach vorne zu blicken und kreative Lösungen zu finden. Auch das Akzeptieren von Dingen und Umständen, die man selbst nicht beeinflussen kann, sowie die Verantwortung für das eigene Leben zu übernehmen und sich mit seinem sozialen Umfeld gut aufzustellen, sind wesentliche Faktoren der Resilienz.

Grundsätzlich würde ich mich als sehr optimistischen Menschen bezeichnen. Ich lebe in einer zufriedenstellenden Beziehung, mein Beruf macht mir Freude, und ich gestalte meine Freizeit aktiv und abwechslungsreich. Manchmal bin ich genervt von meinem langen Arbeitsweg oder dass es am Ende des Monats immer finanziell klemmt. Vor einiger Zeit wurde bei meiner Tochter ein Typ-1-Diabetes festgestellt, und ich muss mich neben der Arbeit viel darum kümmern, dass sie immer richtig eingestellt ist. Da habe ich gemerkt, dass ich ganz schön an meine Grenzen komme. Dann bin ich eines Morgens auch noch mit heftigen Zahnschmerzen aufgewacht. Die Zahnärztin warnte mich vor, dass die Behandlung langwierig und sehr kostenintensiv sein würde, da ein Implantat nötig wäre, was meine Krankenversicherung leider nicht abdeckt. Ich habe mich also entschieden, dass wir auf unseren Urlaub verzichten, weil wir uns beides nicht leisten können. Langsam wächst mir alles über den Kopf. Ich bekomme meinen Alltag nicht mehr in den Griff, raffe mich in meiner Freizeit zu nichts mehr auf und habe auch keine Kraft dazu. Am liebsten sitze ich zu Hause und verkrieche mich aufs Sofa, wenn ich dazu komme. Das Leben macht mir keine Freude mehr.

Jutta, 41

# GENE, GEHIRN UND HORMONE

*Biologische Veränderungen und Genetik als Ursachen der Depression sind kompliziert. Wir verstehen sie, ihre Entstehung und ihre Konsequenzen erst teilweise, und das ist unbefriedigend. Trotzdem wissen wir schon sehr viel; in den folgenden Abschnitten geben wir Ihnen einen Einblick.*

## Werden Depressionen und manisch-depressive Erkrankungen vererbt?

Wenn bei Gesprächen über Krankheiten Vererbung in die Diskussion kommt, entsteht oft ein Gefühl der Hilflosigkeit und Lähmung. Man verbindet damit leicht die Idee: »Da kann man nichts machen.« Dass dem nicht so ist und was Vererbung im Zusammenhang mit Depressionen genauer heißt und bedeutet – darauf gehen wir im Folgenden ein.

Erbfaktoren spielen sowohl für die körperliche als auch für die psychische Gesundheit eine bedeutsame Rolle. Für fast alle psychischen Erkrankungen ist bekannt, dass eine Häufung solcher Erkrankungen in Familien ein Hinweis auf ein erhöhtes Risiko ist, ebenfalls eine entsprechende Krankheit zu entwickeln. Nun gibt es allerdings eine immer wieder kontroverse Diskussion darum, ob diese Häufung nicht auch durch Erziehung oder den innerfamiliären Umgang erklärt werden kann. Schließlich sind beispielsweise Eltern ein Muster dafür, wie man mit den Anforderungen des Lebens umgeht. Um zu diesem Erbe-Umwelt-Thema wissenschaftlich fundierte Aussagen machen zu können, wurden und werden vor allem Zwillingsstudien und Adoptionsstudien durchgeführt. Erbfaktoren sollten bei eineiigen Zwillingen – hier ist das Erbgut nahezu identisch – deutlicher zu einem gemeinsamen Auftreten einer Erkrankung führen als bei zweieiigen Zwillingen. Bei Adoptionsstudien wird noch berücksichtigt, ob die Zwillinge im selben Umfeld oder in verschiedenen Familien aufgewachsen sind. Es gibt zwar ein paar methodische Probleme mit solchen Untersuchungen; allerdings lassen sich die Befunde insgesamt so zusammenfassen, dass auch affektive Störungen (also v. a. Depressionen und bipolare Störungen) zu einem gewissen Anteil erblich sind.

Dieser genetische Anteil ist bei bipolaren Erkrankungen deutlich höher als bei unipolaren Depressionen (also Depressionen, bei denen es im Krankheitsverlauf keine manische Phase gibt). Ein Kind eines an Depression erkrankten Menschen hat ein etwa 1,5-fach erhöhtes Risiko, im Lauf des Lebens ebenfalls an einer Depression zu erkranken. Bei der bipolaren Erkrankung ist das Risiko jedoch 10-fach erhöht (siehe Seite 27 zu bipolaren Erkrankungen).

Also: Einen gewissen Erbanteil gibt es bei allen Formen von Depressionen; bei bipolaren Störungen ist dieser Anteil aber deutlich höher.

Allerdings muss in jedem Fall betont werden, dass ein Vorkommen von psychischen Erkrankungen in Familien keineswegs einem Damoklesschwert gleichkommt. Erbliche Vorbelastungen bedeuten bei Depressionen (und auch bei bipolaren Erkrankungen) immer, dass das Risiko zu erkranken erhöht ist; keinesfalls heißt es, dass die Erkrankung dann auch auftreten muss. Dies ist auch wichtig für die Eltern- oder Großelterngeneration. Depressive Angehörige haben oft große Angst, dass sie die Erkrankung an ihre Kinder weitergeben, und umfassende Schuldgefühle. Dies muss keinesfalls so sein. Es gibt viele Möglichkeiten der Prävention, die mithelfen können, dass es dazu nicht kommt.

### *Welche Bedeutung haben nun die einzelnen Gene?*

Auch wenn die Forschung mittlerweile ganz bestimmte genetische Veränderungen identifiziert hat, z. B. auf dem Gen für den Serotonin-Transporter oder aber das Wachstumshormon BDNF, so ist die Bedeutung dieser einzelnen genetischen Veränderungen eher gering. Man geht davon aus, dass an der Krankheitsentstehung viele verschiedene Gene und damit verbundene Veränderungen beteiligt sind. Dazu gehören auch Kandidatengene, also veränderte Gene für z. B. Nervenüberträgerstoffe, Rezeptoren oder Signalübertragungswege, die aus anderen Untersuchungen mit Depression in Verbindung gebracht wurden.

**Depressionsgene in der Forschung**

Ziel aller Studien, die sich mit der Entstehung von Depressionen befassen, ist auch die Entwicklung von noch besser wirksamen Behandlungen mit idealerweise auch weniger Nebenwirkungen. Um wirklich neue Gene zu entdecken, die mit bisher nicht bekannten Mechanismen der Depression oder der Manie verbunden sind, werden inzwischen Untersuchungen durchgeführt, die alle Gene von Betroffenen mit denen von Gesunden vergleichen. Für aussagekräftige Ergebnisse müssen bei solchen Studien jedoch meist mindestens 20 000 bis 30 000 Personen untersucht werden. Für manche Fragestellungen braucht man sogar 100 000 Probandinnen und Probanden. Über diese sogenannten Einzelnukleotid-Polymorphismen (das sind geerbte und vererbbare genetische Varianten) wird auch versucht, neue Ansatzpunkte für medikamentöse Behandlungen zu finden. Dies ist jedoch ein langer Weg, der noch Jahre dauern kann.

*Was ist eigentlich Epigenetik?*
Neben den Genen im engeren Sinne, also der DNA, können auch sogenannte epigenetische Veränderungen von Eltern auf Kinder übertragen werden. Darunter versteht man Änderungen der Aktivität von Genen durch Umwelteinflüsse wie etwa Stress, Traumata, Krankheiten oder Ernährung. Diese bestimmen zumindest zeitweise mit, ob und wie stark ein Gen wirksam wird.

## Die Botenstoffe im Gehirn: Neurotransmitter

»Das sind die Hormone!« So eine Aussage hören Betroffene bei allen möglichen Stimmungsänderungen oder auch länger anhaltenden Tiefs. Auch muss diese sehr allgemeine Aussage bei Phasen der Gereiztheit, des Aufgedrehtseins oder der totalen Schlappheit als Erklärung herhalten. Falsch ist sie nicht, aber ganz so einfach auch nicht.

Die Erforschung der biologischen Funktionen bei Depressionen hat zu einer Reihe wichtiger Erkenntnisse geführt. Typisch für Depressionen sind demnach bestimmte Veränderungen der Menge von Botenstoffen (Neurotransmitter), deren Rezeptoren und des Zusammenwirkens der unterschiedlichen Botenstoffe im Gehirn.

Neurotransmitter sind chemische Substanzen, die in den Nervenzellen (Neuronen) des Gehirns und des Nervensystems produziert werden. Sie dienen als Überträger oder Botenstoff für die Kommunikation zwischen den Nervenzellen. Wenn ein Nervenimpuls eine Nervenzelle erreicht, löst er die Freisetzung von Neurotransmittern aus den spezialisierten Bereichen der Zelle, den Synapsen, aus. Diese Neurotransmitter diffundieren dann über den interzellulären Raum (den synaptischen Spalt) zu den Rezeptoren auf den benachbarten Nervenzellen. Durch die Bindung an die Rezeptoren lösen die Neurotransmitter elektrische oder chemische Veränderungen in den empfangenden Zellen aus und ermöglichen so die Weiterleitung des Impulses.

Für die Depression und damit zusammenhängende Funktionen im Gehirn und im weiteren Nervensystem sind verschiedene Arten von Neurotransmittern und deren Zusammenspiel von Bedeutung. Wichtige Neurotransmitter sind beispielsweise Serotonin, Dopamin, Noradrenalin, GABA (Gamma-Aminobuttersäure) und Glutamat. Jeder Neurotransmitter hat spezifische Wirkungen auf die neuronale Aktivität und beeinflusst verschiedene Prozesse wie Stimmung, Emotionen, Bewegung, Gedächtnis, Lernen und vieles andere mehr.

Dabei geraten bei Depressionen offenbar bestimmte Neurotransmitter aus dem Gleichgewicht. Von drei biologischen Systemen weiß man heute, dass sie bei der Entstehung und Chronifizierung von Depression eine wichtige Rolle spielen.

Das sind die Neurotransmitter Serotonin, Noradrenalin und Dopamin, das Stresshormonsystem sowie Nervenwachstumsfaktoren wie der Brain-Derived Neurotrophic Factor (BDNF). Diese Befunde werden auch gestützt durch die Wirkmechanismen bestimmter bei Depressionen eingesetzter Medikamente (Antidepressiva).

### *Neurotransmitter im Blick*

Bei depressiven Menschen kann eine – im Vergleich zu nicht depressiven – reduzierte Aktivität der sogenannten Glückshormone Serotonin, Noradrenalin und/oder Dopamin festgestellt werden.

An dieser Stelle setzen im Verlauf der letzten Jahrzehnte entwickelte Medikamente an (siehe ab Seite 122 in Kapitel 3). In den letzten Jahren konnte die Forschung zeigen, dass diese Nervenüberträgerstoffe bzw. deren Rezeptoren in der Depression verändert sind und sich nach Besserung der Erkrankung häufig auch wieder normalisieren. Allerdings weiß man inzwischen ebenfalls sehr gut, dass die aus der Balance geratenen Neurotransmitter allein nicht der Schlüssel zum Verständnis oder zur Behandlung aller Depressionen und Manien sind.

### *Noch ein Mitspieler: BDNF*

Ein weiterer Stoff, der mit Depressionen in Verbindung gebracht wird, ist der Nervenwachstumsfaktor BDNF. Er ist notwendig für die Verknüpfung und Neubildung von Nervenzellen im Gehirn und damit auch wichtig für viele Lernvorgänge. In der Depression ist BDNF herabgesetzt. Antidepressiva, aber auch regelmäßige körperliche Aktivität und Sport kurbeln die Neubildung von Nervenwachstumsfaktoren an.

### *Das Stresshormonsystem*

Es gibt eine große Anzahl von Studien, die Veränderungen des Stresshormonsystems bei Depressionen und bei bipolaren Erkrankungen beschrieben haben. Ganz zentral scheint eine Überaktivität dieses wichtigen Systems zu sein, was sich in einer vermehrten Freisetzung des Stresshormons Cortisol zeigt. In der Abbildung auf der folgenden Seite ist das Stresshormonsystem mit den verschiedenen physiologischen Effekten dargestellt.

Insbesondere nach einer Aktivierung des Stresshormonsystems scheint die Rückkehr zur normalen Aktivität in der Depression gestört zu sein. Diese Bremse des Stresshormonsystems erfolgt im Normalfall über die sogenannten Glukokortikoid-Rezeptoren, welche aber in der Depression vermindert aktiv sind.

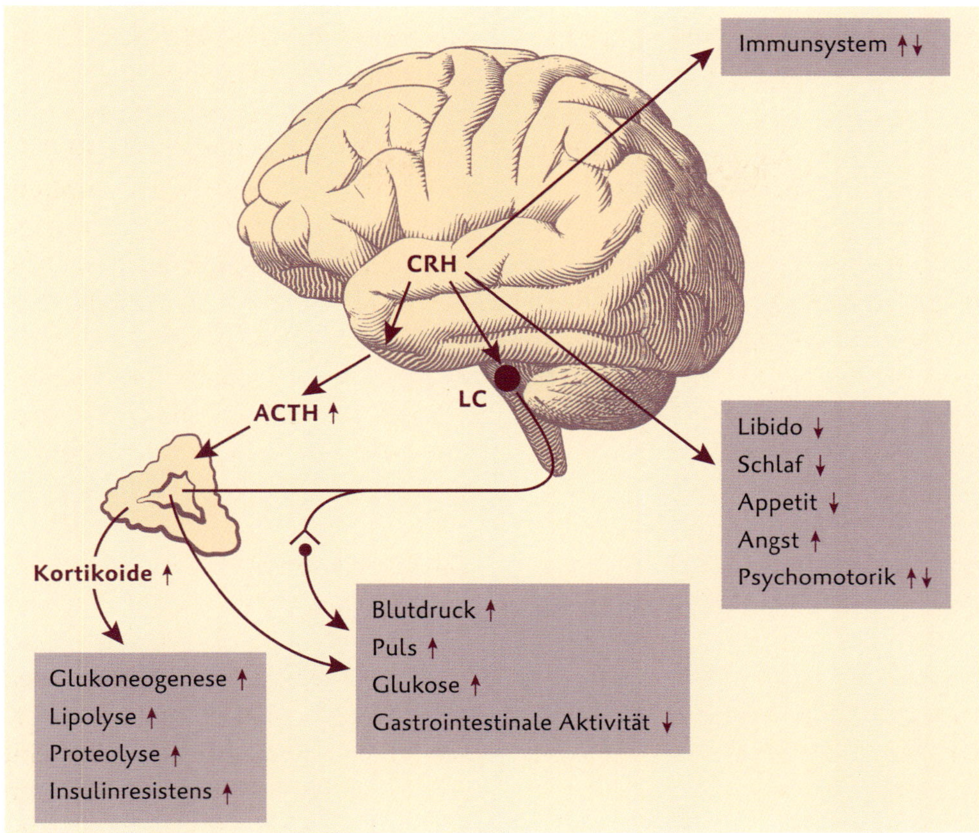


**Das Stresshormonsystem mit den verschiedenen physiologischen Effekten**
*(Quelle: Ströhle, Andreas: Der Nervenarzt, 2003)*

## Weitere biologische Systeme

Neben den bereits genannten Faktoren gibt es noch eine große Anzahl von weiteren biologischen Systemen, die bei Depressionen und bipolaren Erkrankungen eine Rolle spielen können. Dazu gehören beispielsweise das Immunsystem, die Darm-Gehirn-Achse, aber auch innere (endogene), insbesondere zirkadiane Rhythmen, also Rhythmen im Tagesverlauf.

Da eine Beteiligung im Einzelfall zwar sehr wahrscheinlich sein kann, es aber noch unklar ist, wie bedeutsam diese Systeme für die Mehrheit der affektiven Erkrankungen sind, zu denen die Depressionen gehören, stellen wir diese hier nur verkürzt dar. Ausführlicher wird dies beispielsweise bei Burn-out und Chronic Fatigue aufgegriffen, siehe Seiten 38 und 50.

### *Immunsystem*

Eine Depression kann die körpereigene Abwehr schwächen und anfälliger für Infektionen machen. Aber auch

Veränderungen des Immunsystems und Ansteckungen mit Krankheitserregern können bei der Entstehung von Depressionen eine Rolle spielen. Bei manchen Studienergebnissen, wie beispielsweise dem einer leichteren Verformbarkeit von Blutzellen als mögliche Grundlage für anhaltende Immunreaktionen, stellt sich wie bei vielen anderen Ergebnissen auch die Frage nach »Henne und Ei«. Also, sind die Veränderungen Ursache oder Folge der Depression?

Konsequenzen für die Behandlung ergeben sich insbesondere bei akuten und chronischen Infektionen, aber auch bei Autoimmunerkrankungen. Hierbei handelt es sich um eine Fehlsteuerung des Immunsystems, bei der körpereigene Organe und Zellen angegriffen werden, zum Beispiel die Schilddrüse (Hashimoto-Thyreoiditis). Diese sollen und müssen behandelt werden. Und selbst wenn es Hinweise für eine Wirksamkeit von entzündungshemmenden Medikamenten in der Depressionsbehandlung gibt, so hat sich dies bisher nicht in den nationalen oder internationalen Leitlinien zur Behandlung von Depressionen oder bipolaren Erkrankungen niedergeschlagen. Systematisch haben diese die vorhandene Literatur und alle Studienergebnisse zusammengefasst und kommen zu dem Schluss, dass eine generelle Empfehlung nicht ausgesprochen werden kann.

Auch wir raten davon ab, auf eigene Faust Medikamente einzunehmen. Aus unserer Sicht ebenfalls nicht zu empfehlen sind von Ärztinnen und Laboren angebotene Spezialuntersuchungen auf bestimmte Infektionen oder Veränderungen des Immunsystems als Ursache für eine Depression. Von diesen sogenannten IGeL-Leistungen (Individuelle Gesundheitsleistungen), die Ihre Krankenkasse (aus gutem Grund) nicht erstattet, profitieren Sie als Patient am wenigsten.

### *Die Darm-Hirn-Achse*

In unserem Körper ist alles miteinander verbunden, ein Rädchen greift ins andere. Auch Gehirn und Darm haben einen direkten Draht zueinander. Der Verdauungstrakt wird von einem Geflecht aus Millionen von Nervenzellen durchzogen und ist von ähnlicher Struktur und Komplexität wie das Gehirn. In den letzten Jahren widmet sich die Forschung zunehmend diesem »Bauch-Gehirn« und der Frage, wie es beeinflusst wird. Eine ungesunde Ernährung (zu süß, zu fett, zu viel), zu wenig Bewegung, Stress und Übergewicht beispielsweise schädigen den Körper und die Psyche.

Das Gehirn kommuniziert mit dem Darm über verschiedene Wege, beispielsweise über Hormone, Nervenüberträgerstoffe, Nerven (Vagusnerv), aber auch über Mikroorganismen und deren Stoffwechselprodukte. Änderungen dieser Verbindung von Darm und Gehirn bei Menschen mit Depression sind vielfach beschrieben, beispielsweise eine verminderte Aktivität des Vagusnervs, eine veränderte Zusammensetzung der Darmbakterien, aber auch Magen-Darm-Beschwerden wie Durchfall, Verstopfung oder Magenkrämpfe als Symptome.

Am direktesten in der Behandlung nutzbar ist die Korrektur einer Fehl- oder Mangelernährung bzw. eines starken Über- oder Untergewichts. Auch die sogenannte Vagusnervstimulation ist ein in der Depressionsbehandlung genutzter Ansatz. Eine therapeutisch wirksame und Menschen mit einer Depression allgemein zu empfehlende Ernährung oder Diät gibt es dagegen leider nicht. Möchten Sie Ihrem Körper und Ihrer Seele etwas Gutes tun, dann versuchen Sie es im Alltag mit der sogenannten mediterranen Ernährungsform (siehe auch Kapitel 4, Seite 163).

### *Zirkadiane Rhythmen*

Zirkadiane Rhythmen, das heißt Veränderungen körperlicher und psychischer Funktionen mit einer Periodenlänge von 24 Stunden, sind Folge der Umweltbedingungen, die sich auf der Erde innerhalb eines Tages verändern. Licht fungiert dabei in der Regel als Taktgeber. Im menschlichen Körper ist der suprachiasmatische Kern (Nucleus suprachiasmaticus) im Hypothalamus (siehe auch Stresshormonsystem Seite 70) dafür zuständig. Störungen zirkadianer Rhythmen zeigen sich in der Depression beispielsweise als morgendliches Früherwachen, tageszeitabhängige Schwankungen der Befindlichkeit, meist mit einem Morgentief, aber auch Veränderungen der Körpertemperatur, der hormonellen Aktivität und des Stoffwechsels.

Therapeutisch wird das Wissen um diese zirkadianen Veränderungen in der Depression bereits in der Anwendung des therapeutischen Schlafentzugs (siehe Seite 131), aber zum Beispiel auch als ein Mechanismus der Wirkung eines Antidepressivums genutzt. So wirkt Agomelatonin am Melatonin-Rezeptor, wobei Melatonin nicht nur als »Schlafhormon« aktiv ist, sondern auch viele andere direkte und indirekte Effekte im Körper hat.

# PSYCHOLOGISCHE, SOZIALE UND VERHALTENSEINFLÜSSE

*Nun wissen wir einiges über Gene, Hormone und Neurotransmitter. Wir wissen aber auch, dass Depressionen keinesfalls allein das Ergebnis von aus der Balance geratenen biologischen Systemen sind. Psychologische und soziale Faktoren in der Lebensgeschichte haben sowohl protektive (schützende) als auch belastende Einflüsse.*

Neben den genetischen Faktoren und den hormonellen Funktionen im Gehirn und im Stresshormonsystem sind für die Entwicklung von psychischen Erkrankungen auch Faktoren relevant, denen wir vor, während und direkt nach unserer Geburt ausgesetzt waren (pränatale, perinatale und postnatale Entwicklungsbedingungen). Hat beispielsweise die Mutter während der Schwangerschaft regelmäßig Alkohol getrunken oder Drogen genommen? Konnte sie sich regelmäßig entspannen oder war sie selbst besonders gestresst durch ihre Lebensumstände oder Erkrankungen? Hat sie sich ausgewogen ernährt? Auch der Verlauf der Geburt an sich, also die sogenannten perinatalen Bedingungen, oder unmittelbar nach der Geburt stattfindende Komplikationen (beim Kind oder bei der Versorgung des Kindes) können einen Einfluss haben. Jedoch muss immer wieder betont werden: Wir sind mehr als unsere Gene, unsere Biologie und unsere Bedingungen um die Geburt herum.

### *Psychologische Faktoren*

Wichtige frühe Bezugspersonen sind in der Regel die Eltern, Großeltern oder Geschwister; später aber auch die sogenannten Peers, also die Gleichaltrigen. Von ihnen übernehmen wir – zunächst unbewusst – bestimmte Sichtweisen, Anschauungen und Normen. Wird einem beispielsweise als Kind vermittelt, dass man wertvoll ist oder alle Gefühle ihre Berechtigung haben, so entwickeln sich daraus positive Glaubenssätze. Diese setzen sich fest und können uns für das weitere Leben beeinflussen und stark machen. Erfährt man jedoch als Kind, dass z. B. Wut, Weinen oder Traurigkeit nicht erwünscht sind, dass man Fremden mit einem grundsätzlichen Misstrauen begegnen sollte oder dass »Geld stinkt«, dann entwickeln sich daraus ungünstige Glaubenssätze. Auch diese können sich festsetzen und unser Denken, unser emotionales Erleben und somit auch das Verhalten beeinflussen. Ist einem als Kind beispielsweise oft gesagt worden, dass man dies und jenes

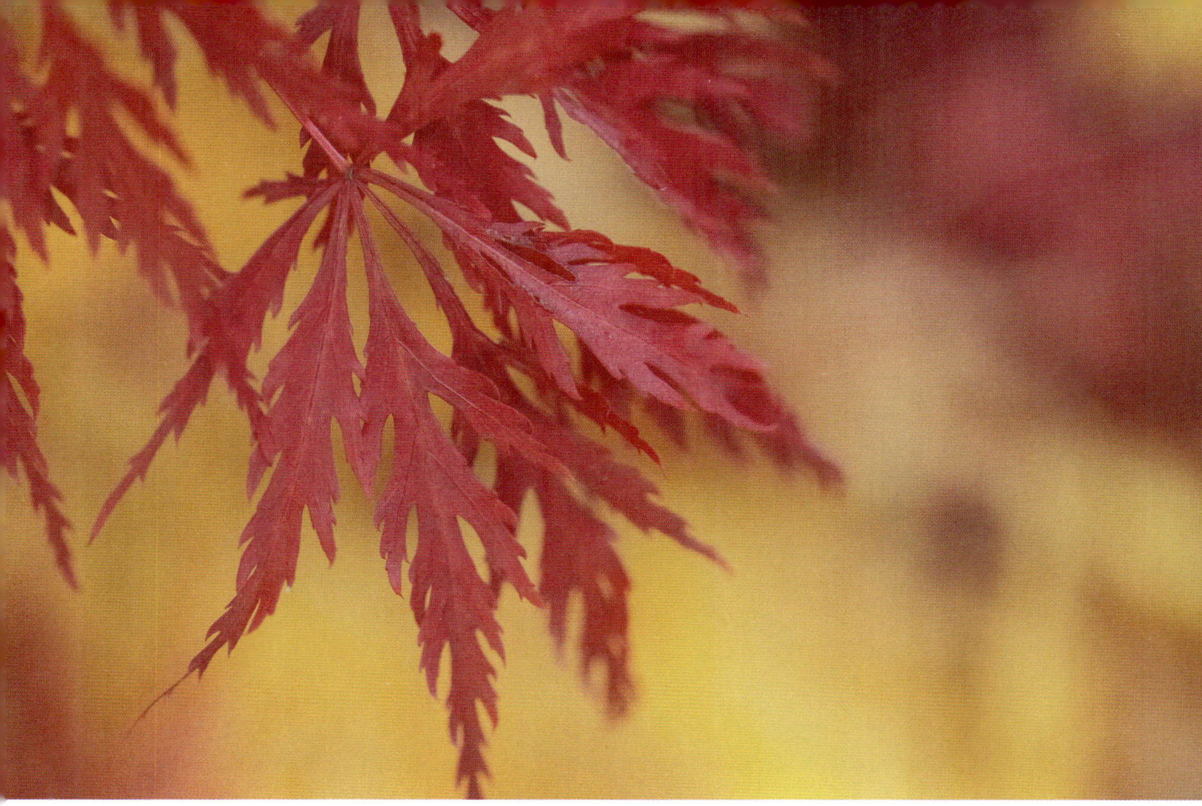

nicht kann, wurde einem nicht zugehört und wenig zugetraut, so wird man dies mit hoher Wahrscheinlichkeit verinnerlichen. Daraus kann im Erwachsenenalter die Überzeugung »Ich bin es nicht wert« entstehen, was sich wiederum auf die Emotionen und den Selbstwert auswirken kann (siehe auch im nächsten Abschnitt zur Psychologie der Depression). Auf der Verhaltensebene traut man sich dann vielleicht weniger zu, nimmt sich gegenüber anderen sehr zurück oder hat Schwierigkeiten, Grenzen zu setzen. Das kann auch zu inneren oder zwischenmenschlichen Konflikten führen. Wenn man etwa gerne eine gleichberechtigte Partnerschaft leben, etwas Neues erlernen oder mehr Gehalt haben möchte und gleichzeitig den Glaubenssatz »Ich bin es nicht wert« oder »Ich kann das sowieso nicht« in sich trägt, so kann das zu inneren Spannungen und umfassenden Gefühlen der Wertlosigkeit führen (siehe den Abschnitt zum kognitiven Modell der Depression).

Aber auch die Art, wie Emotionen in der Familie gelebt werden, beeinflusst uns nachhaltig. Körperlicher oder psychischer Missbrauch, Willkür, Gewalt, Sarkasmus und ständige Streitigkeiten verstärken Unsicherheit und Ängste. Junge Menschen sind in derartigen Situationen deutlich höheren Anforderungen ausgesetzt, weil

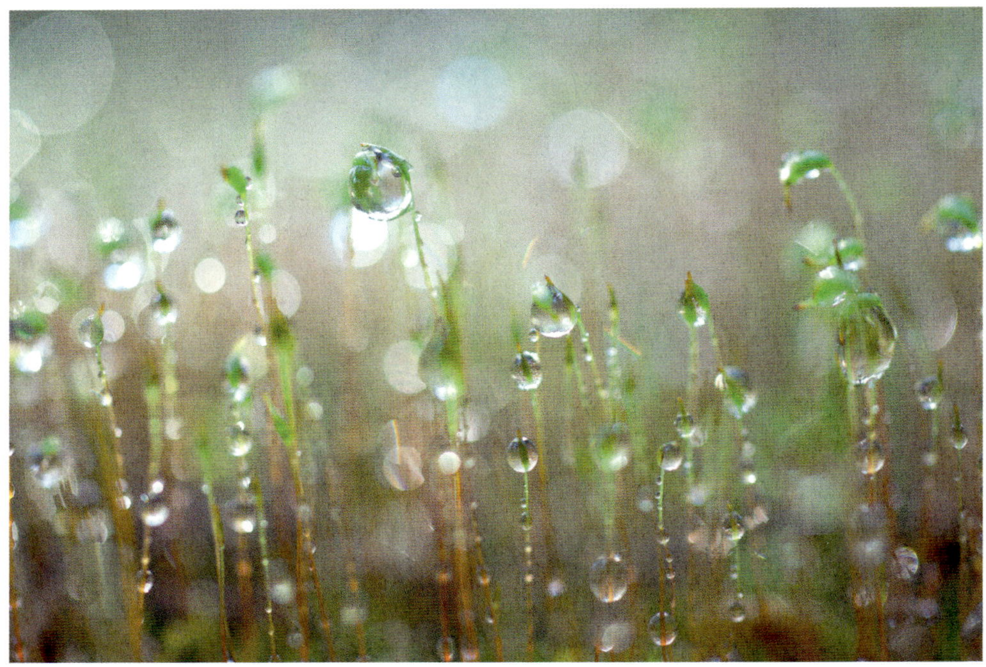

das Aufwachsen in einem solchen Umfeld eine gesunde Entwicklung erschwert.

### *Soziale Faktoren*

Wie sicher unsere Versorgung mit dem Nötigsten war und ist – also vor allem Nahrung, Wohnen, Sicherheit in Familie und Gemeinschaft –, welche kulturellen Normen und Regeln wir mitbekommen haben, all das übt wesentlichen Einfluss auf unsere Gesundheitsentwicklung aus, sowohl auf die körperliche als auch auf die Psyche.

Bei den sozialen Einflüssen geht es vor allem darum, welche Rolle wir in einem sozialen Gefüge spielen. Auch hier hat die Familie eine große Bedeutung, da es darum geht, ob und in welcher Form man als Kind und Heranwachsender Unterstützung erfahren hat oder nicht. Fühlte man sich eher zugehörig oder »irgendwie anders«? Auch das Erleben von freundschaftlichen und partnerschaftlichen Beziehungen zählt dazu. Wie sehr erfuhr man hier Anerkennung und Integration oder aber Ausgrenzung? Wer hat einem was beigebracht (oder auch nicht)? Eine Migration, die Anerkennung und Auslebung eines Glaubens und der sozioökonomische Status zählen ebenso zu den sozialen Einflüssen. Wir wissen heute, dass Armut und Ausgrenzung die Risiken für psychische Erkrankungen erhöhen und zusätzlich die Wahrscheinlichkeit einer angemessenen medizinischen oder psychotherapeutischen Versorgung verringern.

Beispielhaft werden hier biologische, psychische und soziale Faktoren von Herrn Mustermeier dargestellt, die bei seiner Aufnahme in eine ambulante Psychotherapie festgestellt wurden. In der konkreten Analyse der Faktoren, die zu einer Depression beigetragen haben, spielen – neben den hier dargestellten – wie oben beschrieben auch Schutzfaktoren, positive Erfahrungen und Ressourcen eine Rolle. In diesem Beispiel sind jedoch hauptsächlich Einflussfaktoren abgebildet, die zur Entwicklung der psychischen Erkrankung beigetragen haben.

### *Ursachenfaktoren sind kein unausweichliches Schicksal*

All diese geschilderten Faktoren und Einflüsse stellen kein unausweichliches Schicksal dar. Selbst erbliche oder weitere biologische Belastungen oder auch ungünstige, vielleicht sogar traumatische Lebensbedingungen bedeuten keineswegs zwingend, dass daraus eine (schwere) psychische Erkrankung wird. »Nur« weil ein Risiko erhöht ist, muss sich auf diesem Boden keine Krankheit entwickeln. Und falls es doch geschehen sollte, stehen die Chancen gut, dass man diese mit professioneller Hilfe und eigenem Engagement bewältigen und eine gute Lebensqualität entwickeln kann.

**Beispiel: Einflussfaktoren auf die Entstehung der Depression von Herrn Mustermeier**

| Biologische Faktoren | Psychologische Faktoren | Soziale Faktoren |
|---|---|---|
| Auch der Vater hat Depressionen | Familiäre Atmosphäre eher kühl mit wenig wechselseitigem Interesse und Anteilnahme | Mobbingerfahrungen in der Schulzeit |
| Mutter leidet an einer Angsterkrankung | Langer Krankenhausaufenthalt als Kind aufgrund einer körperlichen Erkrankung | Häufige Umzüge und damit einhergehende Kontaktabbrüche |
| Mutter rauchte während der Schwangerschaft | Trennung der Eltern und folgend wechselnde Partnerschaften beider Elternteile | Wiederholung von zwei Klassen aufgrund von Schulwechsel und damit verbundenen Leistungsproblemen |
| Schilddrüsenerkrankungen in der Familie | | Aktuell: Arbeitsplatzverlust wegen Insolvenz der Firma |

# DIE PSYCHOLOGIE DER DEPRESSION

*Den Menschen begreifen, sein Verhalten, sein Erleben und die seelischen Vorgänge dahinter: Damit setzt sich die Psychologie auseinander. Ziel dieser Wissenschaft ist es, geistes-, sozial- und naturwissenschaftliche Modelle zu entwickeln, zu prüfen und zu nutzen, um zu verstehen, wie wir Menschen ticken und warum wir Dinge tun oder nicht tun. Was geht in unserem Innersten vor und wie zeigen wir das nach außen?*

Die Psychologie betrachtet alle Bereiche des Lebens. In einigen Teilgebieten wird die persönliche Entwicklung eines Menschen über seine gesamte Lebensspanne (Entwicklungspsychologie) erforscht. Andere definieren und untersuchen das, was wir unter »Persönlichkeit« verstehen (Persönlichkeitspsychologie), oder erklären zwischenmenschliche Beziehungen im Kleinen (also z. B. in Partnerschaften) und im Großen (Gruppen, Gesellschaften). Letzteres wird als Sozialpsychologie bezeichnet. Die Psychologie sucht dabei nach Regeln, die für möglichst viele Menschen gelten, und sie versucht, daraus Erklärungen für das Denken, Fühlen und Handeln einzelner Personen abzuleiten. Denn auch wenn jeder von uns einzigartig ist, so gibt es doch auch viele Ähnlichkeiten.

Die Psychologie ist eine empirische Wissenschaft. Allen Aussagen über Regeln liegen systematische Beobachtungen zugrunde. Im Lauf der Zeit ist so ein Wissensarchiv entstanden, das psychische Prozesse erklären, beschreiben, vorhersagen und – zum Beispiel in der Therapie oder Beratung – positiv beeinflussen kann.

### Vier Modalitäten des Erlebens und Verhaltens:

Die Psychologie ist, wie schon gesagt, die Wissenschaft vom Erleben und Verhalten des Menschen. Wenn wir aber Verhalten und Erleben systematisch beobachten, beschreiben oder vielleicht sogar erklären wollen – wie können wir dabei vorgehen?

Unser menschliches Verhalten kann sehr gut über vier Modalitäten beschrieben und in großen Teilen erklärt werden. Diese wesentlichen Kernfaktoren sind

- unsere körperlichen Zustände und Reaktionen (Physiologie)
- unser Erleben der Dinge um uns herum, die Interpretation des Erlebten und das gedankliche Vorbereiten und Begleiten unserer Handlungen (Denken). Hierzu gehören auch die persönlichen Motive und Einstellungen

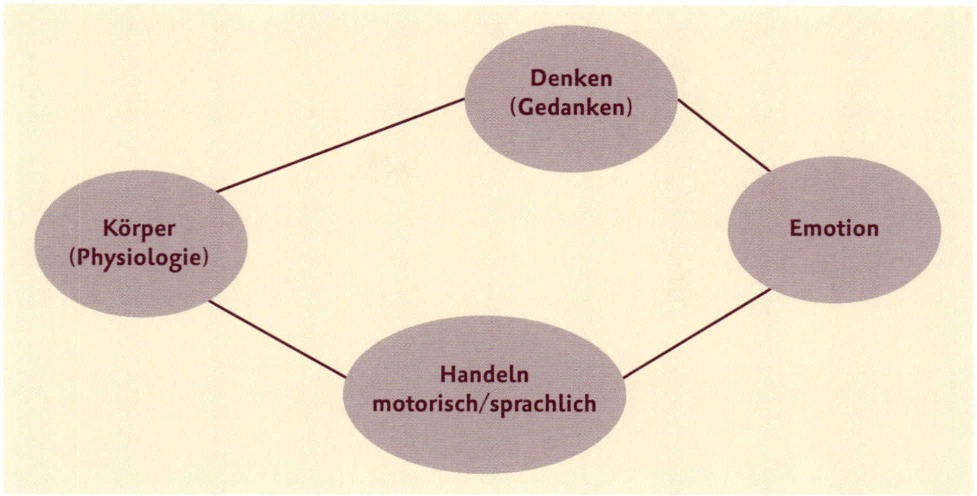


**Die vier Modalitäten des Erlebens und Verhaltens** *beeinflussen sich wechselseitig und sind keine Einbahnstraßen.*

- unsere Gefühle (Emotionen)
- und – ganz wesentlich – unser konkretes Verhalten (was wir sagen, was wir tun, wie wir mit anderen interagieren, aber auch was wir nicht tun).

Wenn Sie mehr dazu wissen möchten, empfehlen wir Ihnen unser erstes Buch (siehe Anhang).

### *Den Menschen verstehen*

Wichtig dabei ist, dass alle Faktoren und Aspekte menschlichen Erlebens und Verhaltens keine »Einbahnstraßen« darstellen. Sie hängen miteinander zusammen und beeinflussen sich wechselseitig. Dabei gelten sie für unser »normales« Verhalten im Alltag, sind aber auch sehr wichtig, wenn wir verstehen wollen, wie Probleme entstehen und wie wir Konflikte mit anderen Menschen beschreiben und erklären können. Auch sind sie hilfreich für die genaue Beschreibung von individuellen Zuständen, wenn wir uns wohlfühlen, und sie helfen bei der Analyse, wenn es uns psychisch nicht gut geht, wir schlechter Stimmung oder körperlich krank sind. Im Zusammenhang mit der Depressionserkrankung sind sie die Grundlage für die möglichst genaue Beschreibung der Empfindungen und Reaktionen in den Phasen der Niedergeschlagenheit.

Nach dem Abitur bin ich mit meinem Freund losgezogen auf eine einjährige Reise, die ganze Welt sollte es sein. Um uns den Trip zu finanzieren, haben wir natürlich gespart, aber wir haben auch vor Ort in verschiedenen Ländern immer wieder Jobs angenommen, zum Beispiel über »Work & Travel«. Das war uns wichtig, wir wollten nicht nur als Touristen unterwegs sein und konsumieren, sondern die Orte, an denen wir blieben, auch besser kennenlernen. Hintergrund des Ganzen war natürlich auch, dass uns so klar werden würde, wie es mit uns nach der Reise weitergehen sollte. Welche Ausbildung, welches Studium wollten wir einschlagen? Wie würden wir leben? Wohin würde uns unser Weg nach dieser fundamentalen Erfahrung führen?

Kurz nach unserer Rückkehr ist mein Freund in eine Stadt in Süddeutschland gezogen, um ein Ingenieurstudium zu beginnen. Ich selbst war mir über meinen Berufswunsch immer noch nicht wirklich klar, habe aber – weil ich während der Schulzeit schon Spaß an der Arbeit mit anderen Jugendlichen hatte – ein Studium der Sozialpädagogik begonnen. Dazu habe ich mich in Bielefeld eingeschrieben und mir dort auch eine WG gesucht. Ich bin jetzt seit vier Monaten hier, habe aber noch nicht richtig Kontakt zu anderen Leuten gewonnen. Mir kommt hier alles so fremd vor, und ich bin so allein. Mit meinen Mitbewohnerinnen und den Mitstudierenden komme ich nicht gut klar. Außerdem vermisse ich sehr meinen Freund, aber auch Freundinnen und Freunde aus der Schulzeit. Alles bricht auseinander, ich weiß gar nicht mehr, wo ich hingehöre. Ich bin nicht gut drauf, fühle mich niedergeschlagen und kann mich nicht gut motivieren. Vielleicht war dieses Studium doch nicht das Richtige für mich.

Rosa, 22

### *Psychologische Analyse*

Jede psychologische Beschreibung und Analyse eines Problems – hier die aktuelle Situation der jungen Studentin aus dem eben beschriebenen Fallbeispiel – setzt im »Hier und Jetzt« an und berücksichtigt die vier oben genannten Modalitäten. Bei Rosa steht die aktuelle, schon seit ein paar Wochen anhaltende negative und gedrückte Stimmung im Vordergrund. Ein Psychotherapeut oder eine psychotherapeutin würde die mit diesem Gefühl eng im Zusammenhang stehenden Gedanken, Rosas vorherrschende körperliche Reaktionen und ihr Verhalten zusammenfassen:

- ***Gefühl (Emotion):*** gedrückt, niedergeschlagen, depressiv, dumpf
- ***Gedanken:*** »ich kann mich nicht entscheiden«, »ich habe schon immer falsche Entscheidungen getroffen«, »die anderen mögen mich nicht«, »ich werde keine neuen Freunde finden«, »ich werde meinen Freund verlieren«, »hoffentlich wird er die Beziehung zu mir aufrechterhalten und keine neue Beziehung anfangen«, »wenn ich so klagsam und depressiv bin, belaste ich andere und ich bin unattraktiv«, »ich finde das Studium uninteressant« …

- ***Körper (Physiologie):*** Kraftlosigkeit, Energielosigkeit, Schlappheit, Müdigkeit
- ***Verhalten:*** zu Hause im Zimmer sitzen und grübeln, Streaming-Serien anschauen, Kontakt mit anderen vermeiden, Hobbys (u. a. Volleyball) nicht wieder aufnehmen, Seminare und Vorlesungen wiederholt nicht besuchen, stundenlang mit dem Freund über ihre Stimmung und ihre Ängste telefonieren, lange schlafen

Diese Beschreibung erläutert die aktuelle Situation von Rosa auf den vier Ebenen. Erklären kann sie das Erleben und Verhalten der jungen Frau jedoch nur teilweise.

Was dabei deutlich wird, ist, wie eng die vier Modalitäten miteinander zusammenhängen und dass alle Bereiche wichtige Teile sind, ohne die Rosas aktuelle Verfassung nicht gut beschrieben wäre.

## Erklärungsmodelle für Depressionen

Im Abschnitt über Vererbung, Gehirn und Hormone haben wir einiges über die biologischen Zusammenhänge bei Depressionen erfahren. Die Psychologie der Depression erläutert uns, wie man auf wissenschaftlicher Grundlage die Entstehung und vor allem das häufige Auftreten von Depressionen erklären kann.

Neben der Analyse von aktuellem Erleben und Verhalten steht für die Psychologie die Frage im Raum: Wie »funktioniert« die Depression eigentlich? Es gibt – zusätzlich zu den biologischen Besonderheiten (siehe oben) – mehrere theoretisch und empirisch entwickelte und erprobte Theorien, um die Krankheit zu erklären und genauer zu beschreiben. Diese psychologischen Erklärungsmodelle für Depressionen haben unterschiedliche Schwerpunkte. Sie schließen sich jedoch gegenseitig nicht aus.

### *Das Verstärker-Verlust-Modell*

Dieses Modell betrachtet depressives Erleben und Verhalten vor allem unter dem Aspekt, dass Menschen mit Depressionen vieles fehlt, was zufrieden machen kann. Dazu gehört alles, was Freude bringt oder was zentrale Bedürfnisse nach zwischenmenschlicher Nähe und Vertrauen, nach erfüllenden Aktivitäten und Kontakten oder nach Erfolg befriedigt. Das Verstärker-Verlust-Modell beleuchtet diese Aspekte, die sowohl die Entstehung als auch das Fortbestehen (Aufrechterhaltung) einer Depression erklären können.

Es ist nachgewiesen und bekannt, dass nach persönlichen Verlusten das Risiko für den Beginn einer depressiven Phase erhöht ist: das Ende einer Partnerschaft, der Verlust eines Arbeitsplatzes, Misserfolge in der Schule, in der Ausbildung oder im

Studium sowie im zwischenmenschlichen Bereich oder das Verlassen einer gewohnten angenehmen und vertrauten Umgebung. Wesentliche Belastungen können auch durch den Verlust finanzieller Sicherheit oder durch den Verlust oder den drohenden Verlust einer bezahlbaren Wohnung oder – wie im Beispiel oben – das Fehlen von Freundinnen und Freunden sein. Zu schwer zu verarbeitenden oder negativen Veränderungen im Leben gehören auch die Berentung oder eine neue Situation in Familie und Partnerschaft. Auch wenn Kinder das Haus verlassen (Empty-Nest-Syndrom), fehlt plötzlich vieles, und eine geringer werdende körperliche Fitness, eine länger andauernde Erkrankung, der Tod eines Angehörigen, einer wichtigen Bezugsperson oder eines Freundes stellen gravierende Verluste dar.

### *Kognitives Modell*

Diese Theorie erklärt, wie Muster im Denken (kognitive Prozesse) dazu beitragen, dass depressive Symptome entstehen und aufrechterhalten werden. Im Zustand der Depression gibt es in diesem Modell sehr viele Formen von negativen Denkmustern. Charakteristisch sind individuelle Veränderungen der Wahrnehmung: Die eigene Person, ihre Fähigkeiten und ihr Verhalten werden anders gesehen als zuvor, ebenso wie zwischenmenschliche Beziehungen im privaten und im beruflichen Zusammenhang oder im Bildungskontext.

Bei Menschen in depressiven Phasen treten häufig folgende Denkmuster – Experten bezeichnen sie auch als kognitive Verzerrungen – auf:

1. **Selektive Aufmerksamkeit:** Menschen mit Depressionen neigen dazu, ihre Aufmerksamkeit auf negative Ereignisse, Gedanken und Erfahrungen zu richten, während sie positive Aspekte übersehen oder abwerten.
2. **Übergeneralisierung:** Einzelne negative Ereignisse oder Erfahrungen werden verallgemeinernd auf alle Lebensbereiche übertragen. Beispielsweise kann eine Person, die bei einer Aufgabe scheitert, überzeugt davon sein, dass sie in allen Bereichen ihres Lebens versagt.
3. **Katastrophisieren:** Damit ist die Tendenz gemeint, negative Ereignisse als unerträglich, katastrophal oder unausweichlich zu interpretieren. Selbst kleine Rückschläge werden als schlimmes persönliches Versagen interpretiert und als überwältigend empfunden.
4. **Dichotomes Denken:** Wer unter einer Depression leidet, neigt dazu, seine Erfahrungen in starre Kategorien einzuteilen wie zum Beispiel »alles oder nichts«, »gut oder schlecht«. Es fällt den Betroffenen schwer, Nuancen und Zwischentöne zu erkennen.

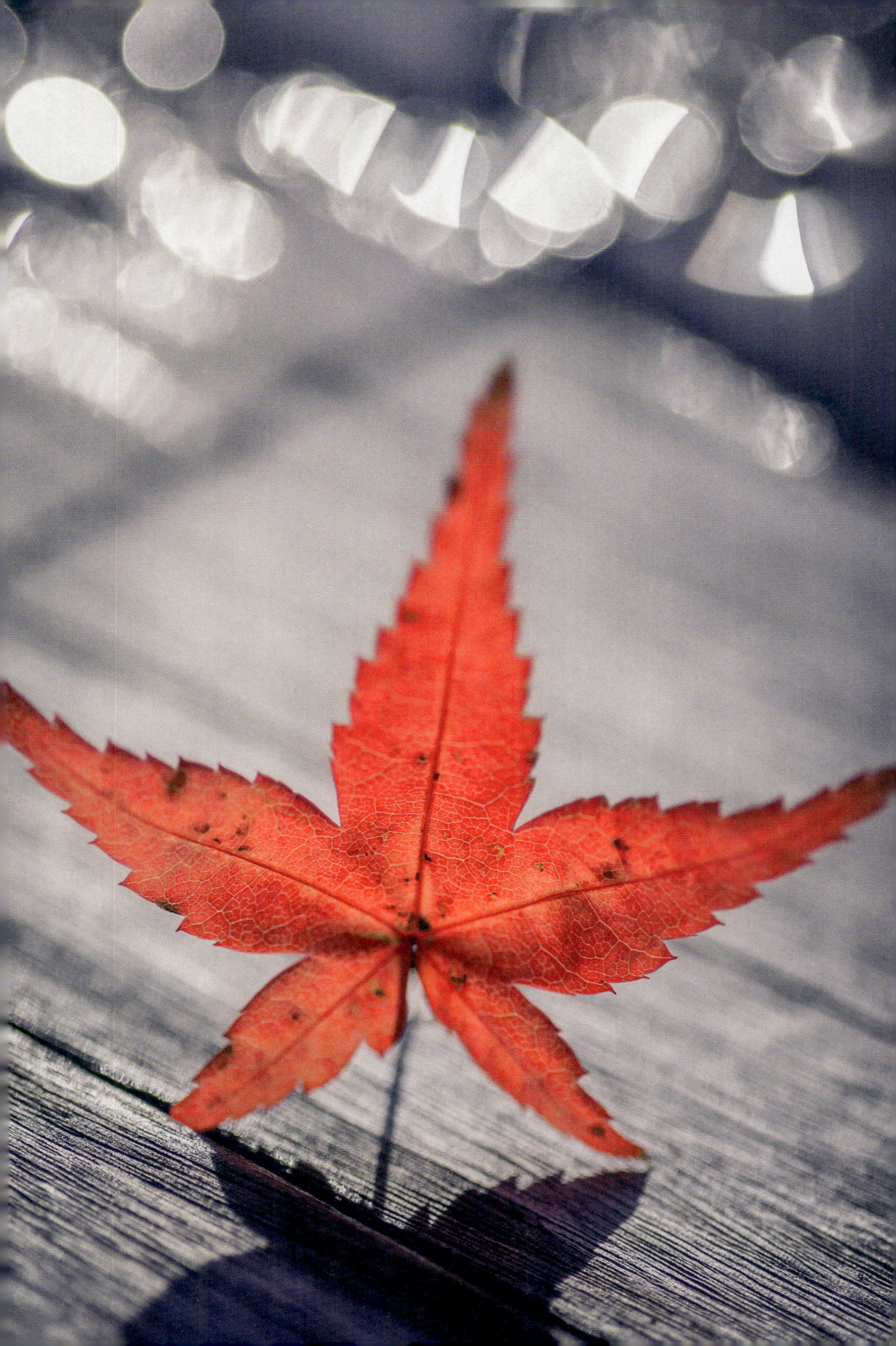

Diese kognitiven Verzerrungen wirken wie eine Art Filter oder eine dunkle Brille, durch die die Welt und die eigene Person und die Zukunft wahrgenommen bzw. interpretiert werden. Dies bezeichnen Psychologen beim kognitiven Modell auch als »kognitive Triade«. Hierzu gehören:

- **Ein negatives Selbstkonzept:** Ein Mensch mit einer Depression hat ein negatives Bild von sich selbst. Er oder sie neigt dazu, sich selbst abzuwerten, sich als unzulänglich oder schuldig zu betrachten. Die Betroffenen können überkritisch mit sich selbst sein und sich als Versager oder wertlos empfinden. Beispiele für solche Gedanken sind: »Ich bin unfähig.« – »Ich habe noch nie etwas zustande gebracht.« – »Das ist alles meine Schuld.« – »Ich bin eine Enttäuschung für alle.« – »Ich bin uninteressant.« – »Ich bin nicht liebenswert.«
- **Negative Sichtweise der Welt:** Menschen, die an einer Depression leiden, haben eine pessimistische Sichtweise ihrer Umwelt und der Personen um sie herum. Sie interpretieren Ereignisse und Situationen als bedrohlich, das Verhalten anderer als abwertend, gleichgültig oder sogar feindselig und ungerecht. Außerdem konzentrieren sie sich auf negative Aspekte und übersehen positive oder neutrale Informationen. Dabei sind Betroffene oft auch davon überzeugt, die (negativen) Motive und Einstellungen anderer Menschen zu kennen (»Gedankenlesen«). Typische Gedanken sind hierbei: »Wer will schon etwas mit mir unternehmen.« – »Die anderen sehen meine Unzulänglichkeiten.« – »Andere sehen mich kritisch und mögen mich nicht.«
- **Negative Zukunftsperspektive:** Eine Person mit einer Depression hat oft eine negative Erwartungshaltung in Bezug auf ihre Zukunft. Sie glaubt nicht daran, dass die Situation wieder besser werden könnte und sie ihr eigenes Schicksal beeinflussen kann. Außerdem können Menschen mit Depression das Gefühl haben, dass nichts, was sie tun, einen Unterschied ausmacht. Sie erwarten, dass sich ihr Leiden fortsetzen wird. Typische Gedanken sind: »Das wird nie mehr etwas.« – »Das schaffe ich nie.« – »Es hat alles keinen Sinn.«

Oft sind solche Denkmuster – Experten nennen sie auch »Schemata« – mit sehr hohen Ansprüchen an sich selbst oder die eigenen Leistungen, starren inneren Haltungen und Festhalten an ungünstigen Gewohnheiten verbunden. Experten gehen davon aus, dass diese Schemata durch wiederholte und ungünstige Lebenserfahrungen entstanden sind und dann wie ein Filter wirken, durch den die Betroffenen sich selbst und die Welt betrachten. In bestimmten Situationen werden diese quasi automatisch aktiviert. Die damit zusammenhängenden Denkmuster und die grundsätzlich negativen Überzeugungen führen zu Hoffnungslosigkeit und Niedergeschlagenheit bis hin zur Verzweiflung und eben einer Depression oder sind typisch für diese. Näheres dazu finden Sie in Kapitel 4.

### *Modell der gelernten Hilflosigkeit*

Dieser Ansatz geht davon aus, dass Menschen besonders anfällig für Depressionen sind, wenn sie sich selbst so einschätzen, dass sie nur wenig oder eine mangelnde Kontrolle über wichtige Bereiche ihrer Lebensbedingungen und Lebensereignisse besitzen. Dabei legt das Modell der gelernten Hilflosigkeit nahe, dass Depressionen gefördert werden durch frühe Erfahrungen von Kontrollverlust und die Überzeugung, dass die eigenen Handlungen keine Veränderungen bewirken können.

In dem Modell der gelernten Hilflosigkeit unterscheiden Psychologen zwischen drei Hauptkomponenten:

1. **Ereignisattribuierung:** Menschen mit gelernter Hilflosigkeit neigen dazu, negative Ereignisse auf interne (sich selbst), stabile (dauerhafte) und globale (allgemeine) Faktoren zurückzuführen. Sie nehmen an, dass solche Ereignisse auf ihre eigene Unzulänglichkeit, mangelnde Fähigkeiten oder persönliche Defizite zurückzuführen sind. Außerdem glauben sie, dass diese negativen Umstände in sehr vielen oder allen Aspekten ihres Lebens bestehen bleiben. Auf der anderen Seite werden schöne Ereignisse oder Erfolgserlebnisse eher als zufällig oder als Folge glücklicher Umstände betrachtet oder den Aktivitäten anderer zugeschrieben.
2. **Internalisierung der Hilflosigkeit:** Betroffene entwickeln eine tiefe Überzeugung, dass sie keinen Einfluss auf ihre Umgebung haben und dass ihre Handlungen keine Veränderungen bewirken können. Sie fühlen sich passiv und ausgeliefert, da sie von der Nutzlosigkeit ihrer Bemühungen und der Unvermeidbarkeit negativer Ereignisse überzeugt sind.
3. **Negative Auswirkungen auf das psychische Wohlbefinden:** Die internalisierte Hilflosigkeit hat negative Auswirkungen auf das psychische Wohlbefinden und kann zu Symptomen der Depression führen bzw. ist sogar ein Symptom bei vielen Personen mit Depressionen. Betroffene fühlen sich mit der umfassenden Hilflosigkeit niedergeschlagen, hoffnungs- und kraftlos und haben große Schwierigkeiten, irgendeine Motivation aufrechtzuerhalten. Daraus folgt, dass sie auch keinen Sinn in Aktivitäten sehen und daher der Antrieb sehr stark gemindert ist.

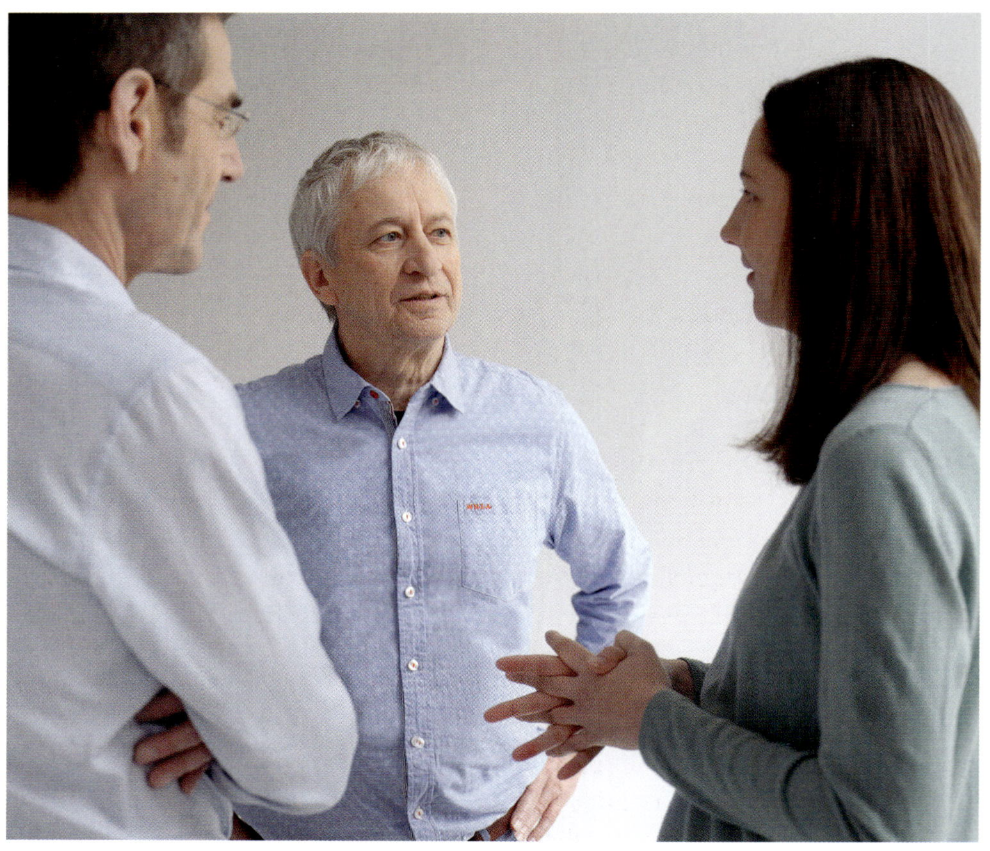

*Psychodynamisches Modell der Depression*

Diese Theorie gründet insbesondere auf den theoretischen Konzepten der auf Sigmund Freud (1856–1939) zurückgehenden Psychoanalyse und der sogenannten Neurosenlehre. Im Rahmen des psychodynamischen Modells der Depression wird angenommen, dass depressive Symptome auf unbewusste Konflikte, innerpsychische Prozesse und frühe Kindheitserfahrungen zurückzuführen sind. Zentrale Aspekte sind hier:

1. **Verlust und Trauer:** Depressionen können als Reaktion auf einen echten oder symbolischen Verlust auftreten. Ein realer Verlust wäre beispielsweise die Trennung von oder der Tod einer geliebten Person. Ein symbolischer Verlust liegt beispielsweise dann vor, wenn man sich von einer idealisierten Vorstellung von sich selbst oder einer wichtigen Identifikationsfigur verabschieden muss bzw. diese als nicht real erkennt. Ein Beispiel dafür wäre eine Idealvorstellung

von »Ehe«. Wenn es dann zu einer Scheidung kommt, muss man sich von der eigenen Idealvorstellung verabschieden. Dieser Prozess kann zu starken inneren Konflikten führen.

2. **Objektbeziehungen:** Das psychodynamische Modell betont die Bedeutung von frühen Beziehungserfahrungen und der Qualität der Beziehungen zu anderen Menschen (diese werden als Objektbeziehungen bezeichnet). Hierbei spielen insbesondere Eltern und weitere enge Bezugspersonen, vor allem im frühkindlichen, aber auch in kindlichen und adoleszenten Lebensphasen, eine sehr wichtige Rolle. Besonders belastende Faktoren der frühkindlichen Bindung sind zum Beispiel unzureichende Fürsorge, offene oder erlebte Ablehnung, die Abwesenheit von wichtigen Bezugspersonen oder physische und psychische Vernachlässigung. Solche Lebensereignisse führen nach diesem Ansatz zu Schwierigkeiten bei der Regulation von Gefühlen und Problemen mit der Bildung gesunder Beziehungen.
3. **Innere Konflikte und unbewusste Prozesse:** Die psychodynamische Theorie betont die Rolle innerer Konflikte und unbewusster Prozesse bei der Entstehung von Depressionen. Es wird angenommen, dass depressive Symptome das Ergebnis unbewusster Konflikte sein können. Ein Konflikt wäre z. B. die Diskrepanz zwischen dem Wunsch nach Eigenständigkeit (Autonomie) und dem Bedürfnis nach Nähe, Anlehnung, Schutz und Bindung. Wird ein Konflikt nicht in der entsprechenden Entwicklungsphase gelöst, führt dies unter Umständen zu einem Mangel an Energie, an Motivation und an der Fähigkeit, Freude zu erleben.
4. **Abwehrmechanismen:** Das psychodynamische Modell geht weiterhin von der Existenz psychologischer Mechanismen aus, damit stark negative oder unerträgliche Gefühle oder Konflikte abgewehrt werden. Bei Depressionen können Abwehrmechanismen wie Verleugnung (Tatsachen werden als nicht existent oder nicht wichtig erachtet, z. B. die Symptome einer körperlichen Krankheit), Verdrängung (traumatische oder unangenehme Ereignisse werden aus dem Bewusstsein ferngehalten) oder Projektion (unerwünschte oder negative Gedanken, Gefühle, Motive oder Eigenschaften werden einer anderen Person zugeschrieben) dazu dienen, die Auseinandersetzung mit negativen Emotionen oder unangenehmen Aspekten der eigenen Persönlichkeit zu vermeiden.

In der psychodynamischen Sichtweise werden zwei Arten von Depressionen unterschieden. Die Unterteilung bezieht sich auf die Symptomatik, es sind jedoch auch gemischte Formen möglich:

- Bei einer Gruppe stehen eher Gefühle der Einsamkeit, Hilflosigkeit und Schwäche im Vordergrund. Hier ist ein starkes Verlangen nach Liebe, Zuneigung, Versorgung und Schutz erkennbar (»abhängig« Depressive).
- Bei der anderen Gruppe steht ein starkes und ständiges Streben nach Perfektion und Leistung im Vordergrund. Erfolge werden dabei jedoch nicht als befriedigend erlebt, und es bleibt bei Gefühlen der Wertlosigkeit, Unterlegenheit, Schuld und Unzulänglichkeit (»selbstkritisch« Depressive).

### *Weitere psychologische Modelle der Depression*

Aus der sogenannten *humanistischen Perspektive* – die wichtigste Theorie ist hier die Gesprächspsychotherapie nach Carl Ransom Rogers (1902–1987) – ist vor allem ein deutliches Missverhältnis zwischen (hohem) Selbstideal und negativem Selbstbild typisch für eine Depression. Damit geht ein Verhalten einher, das von einem starken Verlangen nach Zuneigung von anderen geprägt ist. Dieses wird aber – aus Sicht der Betroffenen – nicht befriedigt und kann infolgedessen zu Aggressionen oder Depressionen führen.

Die *interpersonelle Depressionstheorie* ist ein Modell, das die Entstehung und Aufrechterhaltung von Depressionen im Zusammenhang mit zwischenmenschlichen Beziehungen und Interaktionen betrachtet. Ihr zufolge können schwierige und belastende zwischenmenschliche Erfahrungen und Probleme zu depressiven Symptomen führen. Wie bei anderen Modellen auch kann hier das Erleben eines erheblichen Verlustes zu intensiver Trauer und depressiven Symptomen führen. Weiterhin wird Rollenkonflikten (Konflikte oder Schwierigkeiten bei der Erfüllung gesellschaftlicher Rollen) und interpersonellen Problemen eine große Bedeutung beigemessen. Dazu gehören Schwierigkeiten in der Gesprächsführung und Auseinandersetzung (Kommunikation), Streitigkeiten (Konflikte), Einsamkeit (soziale Isolation) oder ein Mangel an unterstützenden Beziehungen, belastende zwischenmenschliche Ereignisse, Konflikte, Missverständnisse und erlebte Ablehnung – also insgesamt das Fehlen befriedigender zwischenmenschlicher Beziehungen.

Die *systemische Theorie der Depression* ist ein Ansatz, der hinsichtlich der Entstehung und Aufrechterhaltung von Depressionen insbesondere den Zusammenhang innerhalb familiärer, gesellschaftlicher und kultureller Systeme betrachtet. Dieses Modell basiert auf den Grundlagen der sogenannten

Systemtheorie und der Kommunikationstheorie und geht davon aus, dass Depressionen als Ergebnis von Störungen in den Dynamiken (wechselseitige Wirkungen) innerhalb sozialer Systeme zu betrachten sind. Demnach tragen vor allem Prozesse in der Familie und anderer zwischenmenschlicher Systeme zur Entwicklung und Aufrechterhaltung von Depressionen bei.

Die Qualität der familiären Beziehungen sowie Kommunikationsmuster, Muster der unterschiedlichen Erwartungen und Motive der beteiligten Personen können konflikthaft und dysfunktional sein. Insbesondere ein Mangel an emotionaler Unterstützung in der Familie erhöht das Risiko für die Entwicklung einer Depression. Darüber hinaus spielen kulturelle und gesellschaftliche Einflüsse, Normen, Werte und gesellschaftliche Erwartungen eine bedeutsame Rolle. Beispielsweise erhöhen auch hoher Leistungsdruck, soziale Stigmatisierung und Ausgrenzung das Risiko für Depressionen.

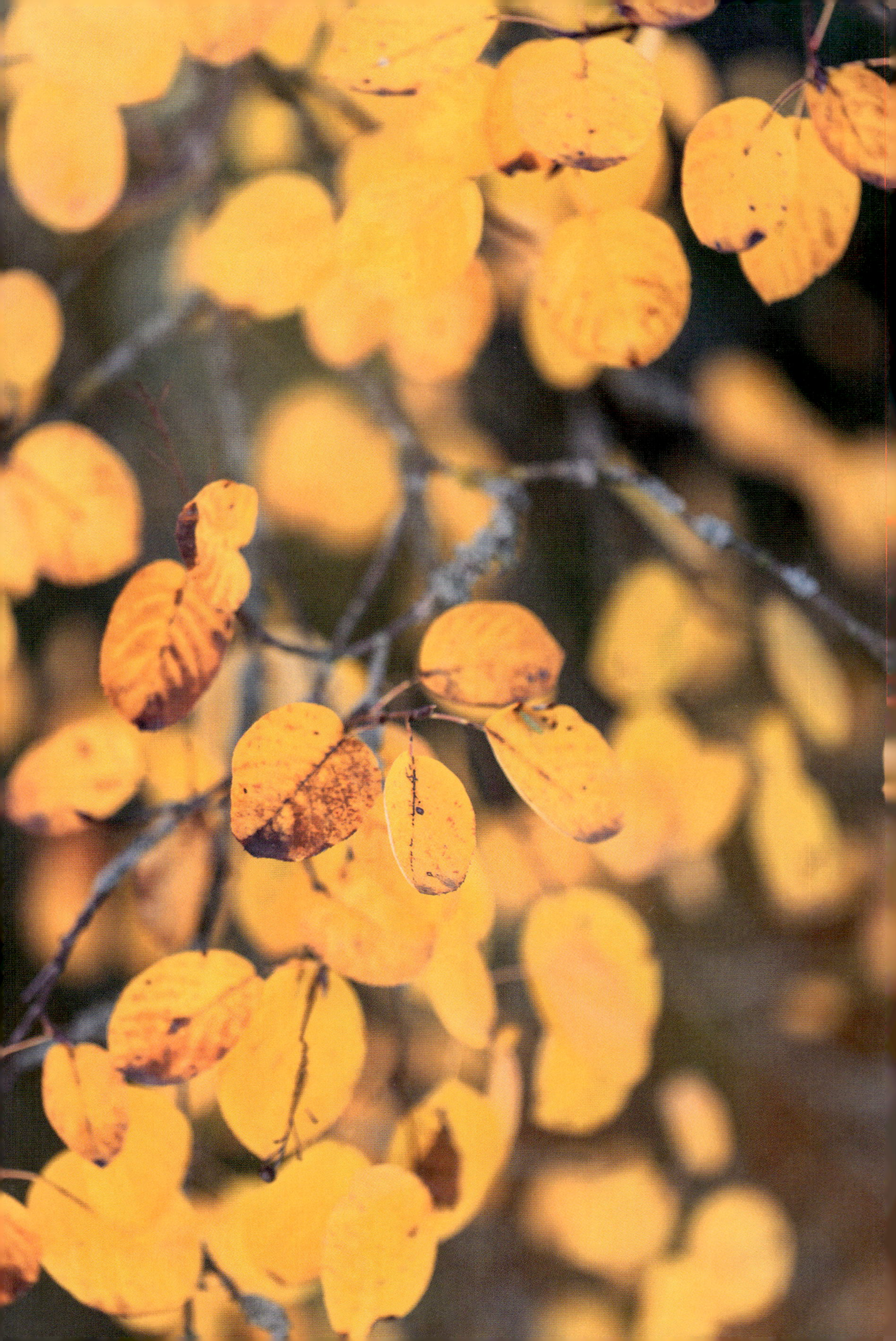

Kapitel 3

# Depressionen behandeln und vorbeugen

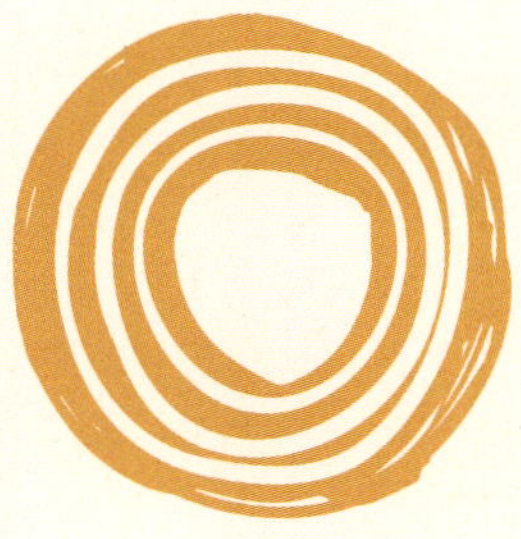

In den allermeisten Fällen lässt sich eine Depression gut behandeln. Da keine Depression der anderen gleicht, ist aber der Genesungsprozess bei jedem Menschen anders. Ziel jeder Therapie ist es, dass die Betroffenen ihren Alltag in den Griff bekommen und wieder am sozialen Leben teilhaben können. Außerdem soll die Wahrscheinlichkeit für einen Rückfall verringert werden. Betroffene können lernen, neue Wege zu finden, wie sie mit den Herausforderungen einer Depression umgehen, wie sie diese überwinden und was sie tun können, damit depressive Phasen nicht mehr vorkommen, seltener werden oder nicht so beeinträchtigend verlaufen.

# WAS TUN, WENN EINEN EINE DEPRESSION PACKT?

*Wer in einer Erkrankungsphase steckt, hat in der Regel kaum Kraft dafür, sich gründlich über Anlaufstellen für Hilfe und das Versorgungssystem zu informieren. Dabei raten Experten Menschen mit einer Depression dringend, sich professionelle Hilfe zu suchen, denn die Betroffenen können sich kaum selbst von ihrer Antriebslosigkeit, der gedrückten Stimmung und ihren negativen Gedanken befreien. Auf den nächsten Seiten finden Sie die wichtigsten Infos, wie Sie oder Zugehörige zügig professionelle Hilfe erhalten.*

Das Wichtigste gleich zu Beginn: Die Aussichten für eine Besserung der Beschwerden und Symptome mithilfe von Psychotherapie und/oder Medikamenten sind gut. Freunde und Familienangehörige von Menschen mit einer Depression sollten sich möglichst ebenfalls über die Krankheit informieren und lernen, die Symptome zu verstehen. Die Beschwerden von Erkrankten haben nichts mit fehlender Selbstdisziplin, einer Überreaktion oder gar Charakterschwäche zu tun. Hilfreich ist es, wenn die Menschen im direkten Umfeld empathisch reagieren und versuchen, die Situation zu entlasten. Weil diese Aufgabe mitunter fordernd sein kann, gibt es auch für Zugehörige Unterstützungsangebote (siehe auch Seiten 97, 182).

## Die ersten Schritte

Sollten Sie selbst, ein Freund oder eine Angehörige sich über (mindestens zwei) Wochen niedergeschlagen, freudlos und antriebslos fühlen und/oder andere für Depression typische Veränderungen und Symptome bei sich feststellen, dann kann es an der Zeit sein, sich Hilfe zu suchen.

**Zum Hausarzt oder zur Hausärztin:** Die erste Adresse, wenn man unsicher ist, was eigentlich mit einem los ist, speziell dann, wenn man zum ersten Mal in einen Erschöpfungszustand oder eine depressive Phase rutscht, ist die Hausärztin. Für viele Menschen ist sie eine Vertrauensperson, die die Krankengeschichte kennt. Der Hausarzt kann seinen Patienten dann im Rahmen einer so bezeichneten psychosomatischen Grundversorgung selbst behandeln oder an eine Expertin überweisen: einen Psychiater, eine Fachärztin für psychosomatische Medizin oder einen Psychotherapeuten. Diese entscheiden dann über weiter notwendige Untersuchungen und schlagen Behandlungsmöglichkeiten bzw. -formen vor.

### Spezialisten für psychische Erkrankungen

Wenn Sie auf der Suche nach einer professionellen Behandlung wegen einer Depression sind, kann es passieren, dass Sie auf Praxisbezeichnungen und Internetergebnisse stoßen, die sehr verwirrend sind. Nur die folgenden sind die Experten und Expertinnen für psychische Erkrankungen:

**Nervenarzt:** Facharzt für Psychiatrie und Neurologie

**Psychiaterin:** Fachärztin für Psychiatrie und Psychotherapie

**Ärztlicher Psychotherapeut:** approbierter Mediziner (mit staatlicher Behandlungserlaubnis) mit einer abgeschlossenen Weiterbildung für Psychiatrie und Psychotherapie oder Psychosomatische Medizin

**Psychologin:** abgeschlossenes Studium der Psychologie. Ohne Weiterbildung jedoch nicht für Psychotherapie qualifiziert

**Psychologischer Psychotherapeut:** nach abgeschlossenem Psychologiestudium mehrjährige Zusatzausbildung zum Psychotherapeuten mit Behandlungserlaubnis (Approbation)

**Psychotherapeut:** Seit 2020 ist das Studium der Psychologie so aufgebaut, dass mit den erreichten Bachelor- und den Masterabschlüssen, die den Schwerpunkt Psychotherapie haben, dann ein Staatsexamen absolviert werden kann, wonach die Approbation als Psychotherapeut bzw. Psychotherapeutin erteilt wird. Danach folgt – wie in der Medizin – eine fünfjährige Weiterbildung zur Psychotherapie bei Erwachsenen oder bei Kindern und Jugendlichen oder zur neuropsychologischen Psychotherapie.

**Heilpraktiker für Psychotherapie:** Diese haben keine geregelte Aus- oder Weiterbildung, meist kein Studium und sind nicht an eine Berufsordnung gebunden. Sie bieten oft keine wissenschaftlich anerkannten Behandlungen an, und die Kosten werden nicht von den gesetzlichen Krankenkassen übernommen.

Grundsätzlich: Während Psychotherapeutinnen meist wöchentliche, länger andauernde Gespräche anbieten, behandeln viele Psychiater in der Regel im Rahmen kürzerer Gespräche und verordnen Medikamente. Es gibt aber auch Psychiater, die regelmäßige psychotherapeutische Gespräche anbieten.

Psychotherapeutinnen und Psychotherapeuten ohne Kassenzulassung gibt es auch. Möglicherweise bekommt man hier schneller einen Termin. Wichtig: Vor der Behandlung sollten Patienten klären, ob die Kasse die Genehmigung für eine Therapie erteilt bzw. die Kosten übernimmt.

**Direkt zum Psychiater oder zur Psychotherapeutin:** Immer mehr Menschen, gerade in Großstädten, haben keinen Hausarzt und können im Akutfall auch nicht so leicht einen finden, weil es in vielen Praxen Aufnahmestopps gibt. In jedem Fall können Betroffene aber auch direkt bei einer Psychotherapeutin oder einem Psychiater einen Termin für ein Erstgespräch vereinbaren. Hier findet dann meistens eine erste Diagnostik statt. Für einen solchen Termin benötigt man keine Überweisung durch die Hausärztin. Offiziell gibt es in Deutschland zwar genügend Therapieplätze, eine Studie der Bundestherapeutenkammer hat jedoch gezeigt, dass sich Betroffene im Schnitt mindestens drei Monate bis zu einem ersten Termin gedulden müssen. Auf dem Land kann die Wartezeit noch länger sein.

Falls Sie unsicher sind, welche Anlaufstelle für Sie geeignet ist, melden Sie sich am besten telefonisch bei der entsprechenden Praxis. Auch wenn der Anruf eine große Hürde sein mag, ist es ratsam, selbst anzurufen und nicht den Partner oder eine Freundin vorzuschicken. So haben Sie die Möglichkeit, Ihre Therapiemotivation selbst zu schildern. Und: Bleiben Sie dran! Viele Telefone in psychotherapeutischen Praxen sind nicht durchgängig besetzt. Sprechen Sie ruhig auf den Anrufbeantworter oder schreiben Sie eine E-Mail mit der Bitte um Rückmeldung. Lassen Sie sich bitte durch ausbleibende Rückmeldungen nicht zu sehr frustrieren.

**Anrufen bei der Terminservicestelle der Kassenärztlichen Vereinigung:** Hier bekommen Sie Unterstützung, denn freie Termine für Sprechstunden werden dort zentral vergeben.

Beim ersten Treffen geht es in erster Linie darum, einen Eindruck von den individuellen Beschwerden zu bekommen. Beim nachfolgenden ersten diagnostischen Gespräch geht es um eine Klärung Ihrer Beschwerden sowie um die Krankheitsgeschichte. Eventuell erhebt die Therapeutin Informationen über Fragebogen, die Sie zu Hause ausfüllen. Bei medizinischen Therapeuten wird gegebenenfalls auch eine Blutabnahme vorgenommen. Der Therapeut wird dann eine Empfehlung für eine geeignete Weiterbehandlung geben; nicht immer ist diese bei demselben Therapeuten möglich. Möglicherweise ist auch eine stationäre Behandlung in einer Klinik notwendig.

**Hilfe zur Selbsthilfe**

Bei leichten Depressionen oder depressiven Verstimmungen können Sie sich auch selbst helfen, um die Beschwerden abzumildern oder in den Griff zu bekommen. Es gibt gute Fachbücher von Experten im Handel; Krankenkassen bieten individuell zugeschnittene Online-Programme an (siehe Seite 98), auch der Besuch einer Selbsthilfegruppe und Sportangebote können helfen.
Klingen die Beschwerden jedoch nach zwei bis vier Wochen nicht ab, sollten Betroffene aber professionelle Hilfe in Anspruch nehmen.

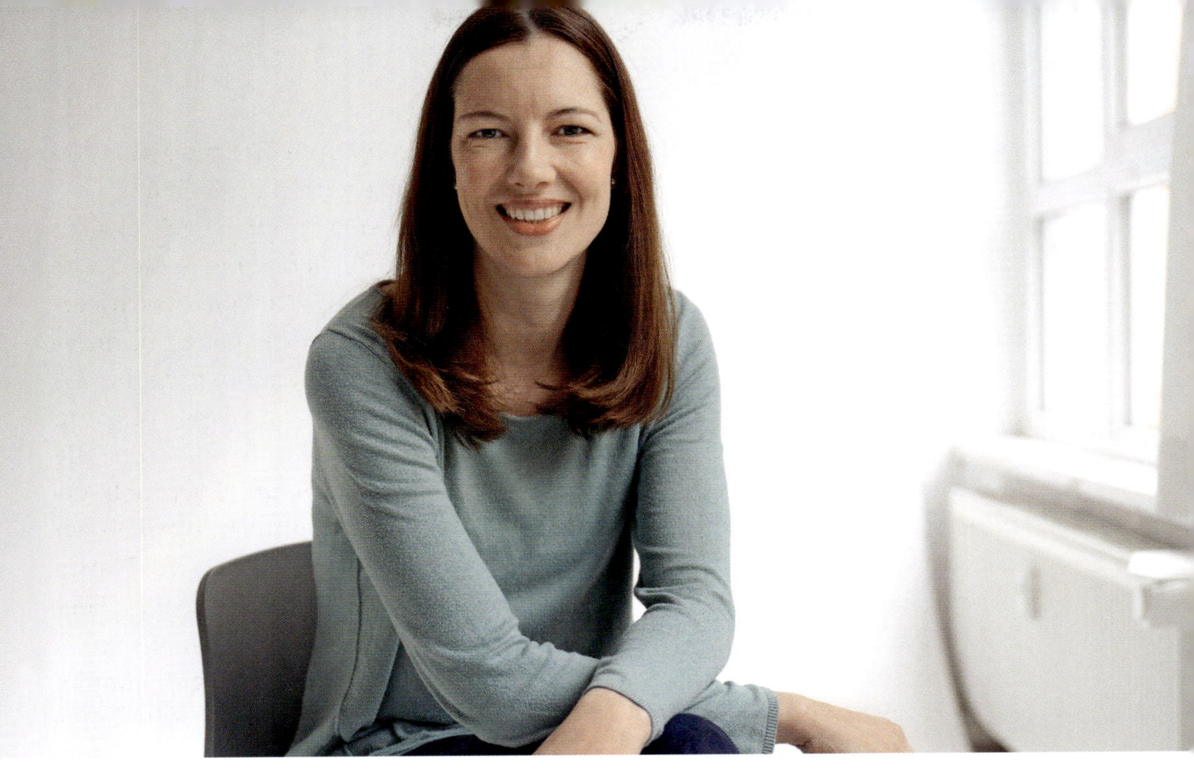

### Wie eine Psychotherapie abläuft

**Probatorische Sitzungen:** Nach den oben geschilderten »Sprechstunden« (im Umfang von bis zu zwei Sitzungen zu je 50 Minuten oder vier Sitzungen zu je 25 Minuten) wird die Therapeutin mit Ihnen mindestens zwei, jedoch maximal vier (bei Kindern und Jugendlichen bis zu sechs) sogenannte probatorische Sitzungen durchführen. In diesen Sitzungen schildert der Patient seine aktuellen Beschwerden sowie den bisherigen Verlauf. Wichtig sind auch die aktuellen Lebensumstände und Belastungen. Während der probatorischen Sitzungen wird auch eine weitere, gründliche Diagnostik durchgeführt. Der Therapeut wird Ihnen die Diagnose mitteilen und Ihnen gegebenenfalls ein Therapieangebot machen oder Ihnen eine andere Behandlung empfehlen.

Diese Sitzungen sind sehr wichtig für den Patienten. So kann er oder sie entscheiden, ob »die Chemie stimmt« und sich das Gefühl einstellt, dass man gut zusammenarbeiten kann. Es ist wichtig, dass Sie prüfen, ob Sie zu einer Psychotherapeutin Vertrauen entwickeln können, denn eine Therapie kann anstrengend und gelegentlich auch belastend sein. Wer sich seinem Behandler gegenüber nicht öffnen kann, mindert die Erfolgschancen. Bei den ersten Sitzungen wird auch in der Regel besprochen, welche Ziele der Betroffene für sich erreichen möchte und was realistisch ist.

**Regelmäßige Termine:** Wer sich für eine Psychotherapie entscheidet, sollte sich darüber klar sein, dass die regelmäßigen Termine mit dem Therapeuten unter Umständen über mehrere Wochen oder Monate hinweg einen festen Platz im Kalender haben. Darauf muss man sich mit seiner Alltagsplanung gegebenenfalls einstellen. Das Einhalten der Termine und der mit dem Therapeuten eventuell vereinbarten therapeutischen Aufgaben ist notwendig, um die Erfolgschancen einer Therapie zu gewährleisten.

**Antrag bei der Krankenkasse:** Entscheidet sich eine Patientin nach den ersten probatorischen Sitzungen für die Therapie, muss für eine längere Therapie (ab 25 Stunden) ein Antrag auf Übernahme der Kosten an die Krankenkasse gestellt werden. Kosten für kürzere Therapien (bis 24 Stunden) werden nach Mitteilung des Therapeuten an die Kasse unproblematisch übernommen. Anträge auf Langzeittherapien enthalten eine Einschätzung des Therapeuten inklusive der geplanten Therapie und einen sogenannten Konsiliarbericht. Dieser wird meist vom behandelnden Hausarzt oder Psychiater erstellt und soll sicherstellen, dass andere Erkrankungen einer Psychotherapie nicht im Wege stehen. Die Kasse gibt den Antrag in ein Gutachterverfahren. Nach positiver Entscheidung geht eine Information an den Versicherten und den Therapeuten. Die gesetzlichen Krankenkassen übernehmen die Kosten für Verhaltenstherapie, systemische Therapie, tiefenpsychologisch fundierte Psychotherapie und analytische Psychotherapie (mehr dazu erfahren Sie ab Seite 113).

## Wohin, wenn es brennt?

Im akuten Notfall, in Krisensituationen und insbesondere bei konkreten Suizidgedanken gibt es auch schnelle Hilfe. Rufen Sie bitte die 112 an für den ärztlichen Notdienst oder begeben Sie sich in die nächste psychiatrische Klinik. Telefonseelsorge, Krisentelefone und einen sozialpsychiatrischen Dienst gibt es in jedem Landkreis und jeder kreisfreien Stadt. Hier werden Betroffene beraten und bekommen weitere Hilfe vermittelt. Auch die Wohlfahrtsverbände der Kirchen wie Caritas und Diakonie bieten psychosoziale Beratung an, ebenso Studierendenwerke.

**Notaufnahme:** Sie ist Teil eines jeden Krankenhauses, außer von Privatkliniken oder Rehabilitationseinrichtungen, und eine Rettungsstelle, an die man sich im akuten Notfall wenden kann. Hier werden Tag und Nacht Notfälle – auch psychiatrische – versorgt. In vielen Städten gibt es auch Krankenhäuser mit Krisen- oder speziellen Depressionsstationen. Die ambulante Nachbetreuung kann der Hausarzt übernehmen.

**Krisendienst:** Wer in einer akuten Krise steckt, weil er einen schweren Verlust zu verkraften hat oder Selbstmordgedanken hegt, und nicht weiß, wohin mit sich, kann sich an den zuständigen regionalen Krisendienst wenden. Das geht auch anonym, per Telefon, Chat oder auf anderen Kommunikationswegen. In dringenden Fällen kann man sich auch bei der Telefonseelsorge Deutschland rund um die Uhr per Telefon, Chat oder per E-Mail melden: 0800 / 111 0 111 oder 0800 / 111 0 222.

**Sozialpsychiatrischer Dienst (SPD):** Hier finden Menschen mit psychischen Erkrankungen Unterstützung in Krisenzeiten oder nach einem Klinikaufenthalt. Auch An- und Zugehörige können sich an den SPD wenden, wenn sie überfordert sind, Aufklärungsbedarf haben oder sich um jemanden sorgen. Sozialpsychiatrische Dienste sind in allen Bundesländern vorhanden, wobei hier unter dem Begriff jedoch unterschiedliche Angebote verstanden werden. In Bayern und Baden-Württemberg arbeiten sie in Trägerschaft der freien Wohlfahrtspflege. Die Betreuung ist nach definierten Einzugsgebieten zugeordnet, und man kann sich somit nicht aussuchen, von welchem SPD man betreut werden möchte. In den anderen Bundesländern ist der SPD überwiegend dem Gesundheitsamt angegliedert und mit Ärztinnen, Sozialarbeitern, ferner mit Psychologen und Pflegerinnen besetzt.

**Psychiatrische Institutsambulanzen (PIA):** Dieses ambulante Angebot ist angegliedert an psychiatrische Abteilungen von Krankenhäusern, Fachkrankenhäusern oder Universitätskliniken. Menschen mit einer schweren oder chronischen psychischen Erkrankung können sich im Rahmen der Nachsorge eines stationären Aufenthalts an eine PIA wenden, insbesondere wenn sie »mehr« benötigen als nur Medikamente oder Psychotherapie.

**Ambulanzen an Psychologischen Instituten der Universitäten:** Diese Einrichtungen sind im Rahmen von Forschung und Lehre tätig und bieten für Menschen mit psychischen Erkrankungen professionelle Hilfe auf dem neuesten Stand der Forschung an.

**Ambulanzen an Aus- und Weiterbildungsinstituten für Psychotherapie:** Auch in diesen Ambulanzen kann man Psychotherapie erhalten. Menschen mit psychischen Erkrankungen werden dort von psychologischen Psychotherapeuten oder ärztlichen Psychotherapeutinnen im fortgeschrittenen Stadium der Aus- oder Weiterbildung behandelt. Dieses Angebot stellt eine hilfreiche Alternative zu einer Psychotherapie bei einem niedergelassenen Psychotherapeuten (siehe Seite 93 ff.) dar, weil die Wartezeiten dort meist kürzer sind.

**Stationäre und teilstationäre Behandlung:** Wenn mehr als eine ambulante Behandlung notwendig ist, beispielsweise wegen akuter Suizidalität oder fehlender Besserung der Symptomatik, gibt es die Möglichkeit der stationären Behandlung in einer Klinik für Psychiatrie und Psychotherapie. Bei einer teilstationären Behandlung bekommen die Betroffenen ein vergleichbares Therapieangebot wie auf Station mit dem Unterschied, dass die Abende und Nächte sowie die Wochenenden zu Hause verbracht werden. Darüber hinaus bieten viele Kliniken inzwischen eine sogenannte stationsäquivalente Behandlung (StäB) an, die das Ziel hat, eine stationäre Behandlung zu verhindern oder zu verkürzen. Hier kommen u. a. Behandler zu Ihnen nach Hause.

## Digitale Gesundheitsanwendungen

Vielleicht haben Sie schon von der Möglichkeit der »Digitalen Gesundheitsanwendungen« (DiGa) gehört. Sie sind eine Option, wenn beispielsweise die Wartezeit auf einen Therapieplatz sehr lange dauert, Sie sich aber baldige Unterstützung wünschen. An Depression Erkrankte können sich diese digitalen Anwendungen von ihrer Ärztin verschreiben lassen, dann übernimmt die Kasse die Kosten. Die angebotenen Apps, Online-Kurse und Plattformen sind inhaltlich geprüft und zertifiziert und können bei der Bewältigung einer depressiven Episode unterstützen. Ideal sind sie zur Überbrückung von Wartezeiten bis zum Beginn einer Psychotherapie, sie können aber auch begleitend zum Therapieplan eingesetzt werden. In den meist mehrwöchigen Programmen erhält man viele gesicherte Informationen über die Erkrankung und wird in kleinen Schritten zu verschiedenen hilfreichen Veränderungen motiviert und angeleitet. Oftmals können DiGas Auswege aus einer Abwärtsspirale sein.

### *Kurse, Apps und Coachings*

Online-Kurse, Apps und Digital-Coachings, die auch zur Selbstbehandlung von Depressionen beworben und verkauft werden, üben zweifelsohne einen gewissen Reiz aus, auch wenn Sie die Kosten dafür selbst übernehmen müssen. Und im besten Fall kann durch ihre Anwendung die versprochene Entspannung eintreten, der Umgang mit Stress wird verbessert, oder Sie kommen damit leichter in einen aktiven Umgang mit der Depression. Sollten Sie jedoch an einer durch einen Arzt diagnostizierten depressiven Erkrankung leiden, können diese Angebote eine Psychotherapie und/oder eine medikamentöse Behandlung in der Regel nicht ersetzen. Viele der frei verfügbaren Kurse, Apps oder Coachings unterliegen keinen wissenschaftlich geprüften Qualitätskriterien. Bei Interesse oder Unsicherheit bezüglich der Nutzung eines Kurses oder Coachings bietet das »Aktionsbündnis Patientensicherheit« (www.aps-ev.de) eine gute Orientierung.

### *Präventionskurse*

Um einer depressiven Erkrankung vorzubeugen, übernehmen viele Krankenkassen die Kosten von sogenannten Präventionskursen unter Anleitung von Experten. Dazu gehören Gesprächsgruppen, Ernährungs- und Stressbewältigungskurse und vieles mehr. Natürlich sind auch einige Online-Kurse dabei, der überwiegende Teil findet jedoch »live« statt. Erkundigen Sie sich gerne bei Ihrer Krankenkasse. Auf den jeweiligen Internetseiten können Sie sich meistens auch hilfreiche Angebote in Ihrer Nähe anzeigen lassen.

### Schnelle Hilfe bei Depression

**Zur Ärztin oder zum Psychotherapeuten:** Eine Depression ist eine ganz »normale« Erkrankung wie viele andere auch. Auch wenn Sie sich dafür schämen sollten – was vollkommen unnötig ist, aber leider häufig vorkommt: Es gibt Hilfe! Seien Sie am Telefon und bei Terminen offen und ehrlich, so kann Ihnen am besten geholfen werden.

**Seien Sie offen für Unterstützung:** Es ist wichtig, dass Sie selbst Ihre Termine vereinbaren. Aber vielleicht kann ein Freund oder Ihre Partnerin danebensitzen, wenn Sie telefonieren, oder Sie zu Ihren ersten Therapieterminen begleiten. Besprechen Sie mit Ihrer Familie und Freunden auch, was Sie am meisten belastet, was Ihnen hilft und was nicht.

**Haben Sie Geduld mit sich und dem Versorgungssystem:** Jede Behandlung braucht ihre Zeit, beim einen mehr, beim anderen weniger. Bis sich zum Beispiel bei einer medikamentösen Behandlung eine erste Besserung einstellt, kann es mehrere Wochen dauern. Bleiben Sie auch »dran«, wenn Sie nicht schnell einen Beratungstermin oder einen Therapieplatz bekommen.

**Tun Sie sich etwas Gutes**: Setzen Sie sich aufs Fahrrad, machen Sie einen Spaziergang um den Block, kochen Sie sich etwas Leckeres. All diese Kleinigkeiten tragen zu Ihrem Wohlbefinden bei. Noch mehr Tipps finden Sie ab Seite 148.

# DEPRESSIONEN PSYCHOTHERAPEUTISCH BEHANDELN

*Eine sehr wichtige Frage bei der Einordnung einer Depression ist die danach, was die Krankheit »füttert« und aufrechterhält. Dabei sind vor allem die aktuellen Lebensbedingungen, die berufliche Situation, die Beziehungen zu anderen sowie das Verhalten eines Menschen, seine Gedanken, körperlichen Reaktionen und Gefühle von großer Bedeutung. Bei der Behandlung steht die vertrauensvolle Arbeitsbeziehung zwischen Patient und Therapeutin im Mittelpunkt.*

Entsprechend der unterschiedlichen Schwerpunkte und Theorien entstanden im Lauf der letzten rund hundert Jahre verschiedene Ansätze der Psychotherapie. Besonders aktiv auf dem Gebiet der Entwicklung psychotherapeutischer Behandlungen waren Forschungsteams in den vergangenen dreißig bis vierzig Jahren. Viele neuere Therapieansätze sind meist mit älteren Konzepten »verwandt«, jedoch wurden dabei besondere Aspekte und damit auch die Behandlungstheorie sowie die genaueren therapeutischen Vorgehensweisen fortlaufend weiterentwickelt.

## Gar nicht so einfach: der Beginn einer Psychotherapie

Bei allen Formen der Psychotherapie ist es für eine gute Prognose der Behandlungserfolge überaus wichtig, dass von Anfang an eine annehmbare Beziehung zwischen Patient und Therapeutin besteht. Kurz gesagt: Die Chemie sollte stimmen. Als Patientin merken Sie das daran, dass Sie sich verstanden und gut aufgehoben fühlen und dass Ihre Therapeutin ihr Vorgehen transparent macht und immer gut erklärt.

### *Eine besondere Situation*

Der Beginn einer Psychotherapie stellt in der Regel für jeden Menschen, der psychotherapeutische Hilfe sucht, eine besondere Herausforderung dar. Zusätzlich zum eigentlichen Problem ihrer Erkrankung sind die Betroffenen – natürlicherweise – oft sehr verunsichert und besorgt:

- »Ich muss ja schon wirklich ziemlich daneben oder psychisch krank sein, wenn ich es alleine nicht schaffe und einen Therapeuten brauche.«
- »Ich schäme mich so für das alles.«
- »Ich habe große Angst davor, dass ich die Therapie nicht schaffe.«
- »Hoffentlich versteht mich die Therapeutin gut, und wir kommen gut miteinander klar; hoffentlich ist sie mir nicht unsympathisch.«
- »Was ist, wenn ich den Therapeu-

ten irgendwie nicht mag und ich das Gefühl habe, dass wir nicht miteinander arbeiten können?«

- »Jetzt habe ich so lange gebraucht, um einen Therapieplatz zu bekommen; hoffentlich nimmt die Therapeutin mich wirklich auf und schickt mich nicht weiter! Ich muss mich anstrengen und klarmachen, dass ich eine Therapie brauche.«
- »Anderen geht es bestimmt noch viel schlechter, und mir steht möglicherweise gar kein Therapieplatz zu.«

Eine gute Therapeutin weiß um solche verständlichen Unsicherheiten und Ängste und wird die Atmosphäre von Anfang an so gestalten, dass Sie sich aufgehoben und verstanden fühlen. Durch einfühlsames Zuhören und fachlich begründetes Nachfragen soll im besten Fall schon in der ersten Sitzung die Basis für eine gute therapeutische Arbeitsbeziehung geschaffen werden. Ein Grundsatz ist dabei: Sie selbst können nichts falsch machen! Es ist ganz klar die Aufgabe des Therapeuten, für eine positive Atmosphäre des Verstehens zu sorgen. Im Gespräch sollte vor allem das »mitgebrachte« Problem in allen Facetten zur Sprache kommen. Schon am Ende der ersten Sitzung sollte beim Patienten – zumindest ganz »leise« – der Eindruck oder das Gefühl und damit die Hoffnung vorhanden sein, »das könnte etwas werden«.

### *Eine besondere Beziehung*

Bei allen Psychotherapieformen achtet der Therapeut darauf, dass er zunächst den Anlass der Behandlung gut kennenlernt und versteht, also die Beschwerden sowie die Wünsche und Ziele seines Patienten sowie seine aktuelle Lage. Psychotherapeutinnen haben in ihrer Ausbildung ein umfangreiches Wissen über psychologische und medizinische Grundlagen aller psychischen Erkrankungen erworben. In der beruflichen Ausbildung schulen sie intensiv auch die Fähigkeiten zum empathischen, also mitfühlenden Verstehen der Patientinnen und ihrer Lebenssituation.

## Die kognitive Verhaltenstherapie (KVT)

Diese Therapieform setzt bei der Depression vor allem beim Verhalten und den ungünstigen negativen Gedanken der Betroffenen an. Gemeinsam versuchen Therapeutin und Patientin, hier einzugreifen, um die Niedergeschlagenheit und Antriebslosigkeit zu überwinden. Die kognitive Verhaltenstherapie ist sehr gut wissenschaftlich untersucht und bei allen Schweregraden von Depressionen wie auch bei bipolaren Störungen einsetzbar. KVT wird von den Krankenkassen im Umfang bis 80 Stunden bezahlt.

### *Die diagnostische Phase*

Zu Beginn der Behandlung stehen die genauen Umstände, die Dauer der Erkrankung, die individuellen Symptome, der Schweregrad der Depression sowie der Grad der Einschränkungen im Alltag im Mittelpunkt der sogenannten Exploration (= systematisches Erfragen). Dabei erfragt der Psychotherapeut also ganz viel und greift häufig auch zu standardisierten Tests und Fragebogen (siehe auch Seite 24). Dies ist hilfreich und notwendig, um auch eventuelle zusätzliche Problembereiche, z. B. weitere Diagnosen, nicht zu übersehen.

### *Psychoedukation*

Schwieriges Wort, oder? Die Psychoedukation macht einen wesentlichen Teil der kognitiven Verhaltenstherapie aus: Der Therapeut erklärt dem Patienten die psychologischen Grundlagen der Erkrankung und wie dies genau auf den Patienten passt. Außerdem erläutert er – konkret anhand der berichteten Beschwerden –, wie die negativen Gedanken, Gefühle und das aktuelle Verhalten in der depressiven Phase zusammenhängen. Dabei ist ganz wichtig, dass die Patientin in diesen Erklärungen möglichst genau sich, also ihr eigenes Erleben und Verhalten, wiederfindet. Je »passender« sich das erklärte »Modell« anfühlt, desto besser wird sie die darauf aufbauenden therapeutischen Schritte verstehen und ihnen folgen können. Transparenz vonseiten des Therapeuten – das heißt, er erklärt sein Vorgehen immer gut verständlich und macht nichts hinter Ihrem Rücken – fördert die Zusammenarbeit und die Motivation, in der Therapie mitzuarbeiten.

### *Aufbau von Aktivitäten*

Typisch für eine Depression sind ein verringerter Lebensmut und das Gefühl der Lähmung bzw. Leere. Mit der auch vorkommenden Antriebslosigkeit geht aber praktisch immer die Vermeidung von (positiven) Aktivitäten, also Unternehmungen, einher. Lähmung bedeutet Inaktivität. Viele Menschen berichten beispielsweise, dass sie »im Gegensatz zu früher nichts mehr machen«. Das führt dann oftmals zu weniger positiven Erlebnissen und Verhalten (siehe Verstärker-Verlust-Modell Seite 81). Daher gehört der Aufbau eines aktiven Verhaltens zu den wesentlichen Teilen jeder kognitiven Verhaltenstherapie. Schrittweise werden wieder neutrale bis positive und erfüllende Aktivitäten in das Leben des Patienten eingebaut, um seinen Antrieb und das Wohlbefinden zu steigern. Üblich sind dabei folgende Schritte und Strategien:

**Aktivitätsprotokoll:** Der Therapeut bittet die Patientin, eine Liste ihrer Alltagsaktivitäten zu erstellen. Zunächst betrifft dies alles, was sie in der Depression als belastend und

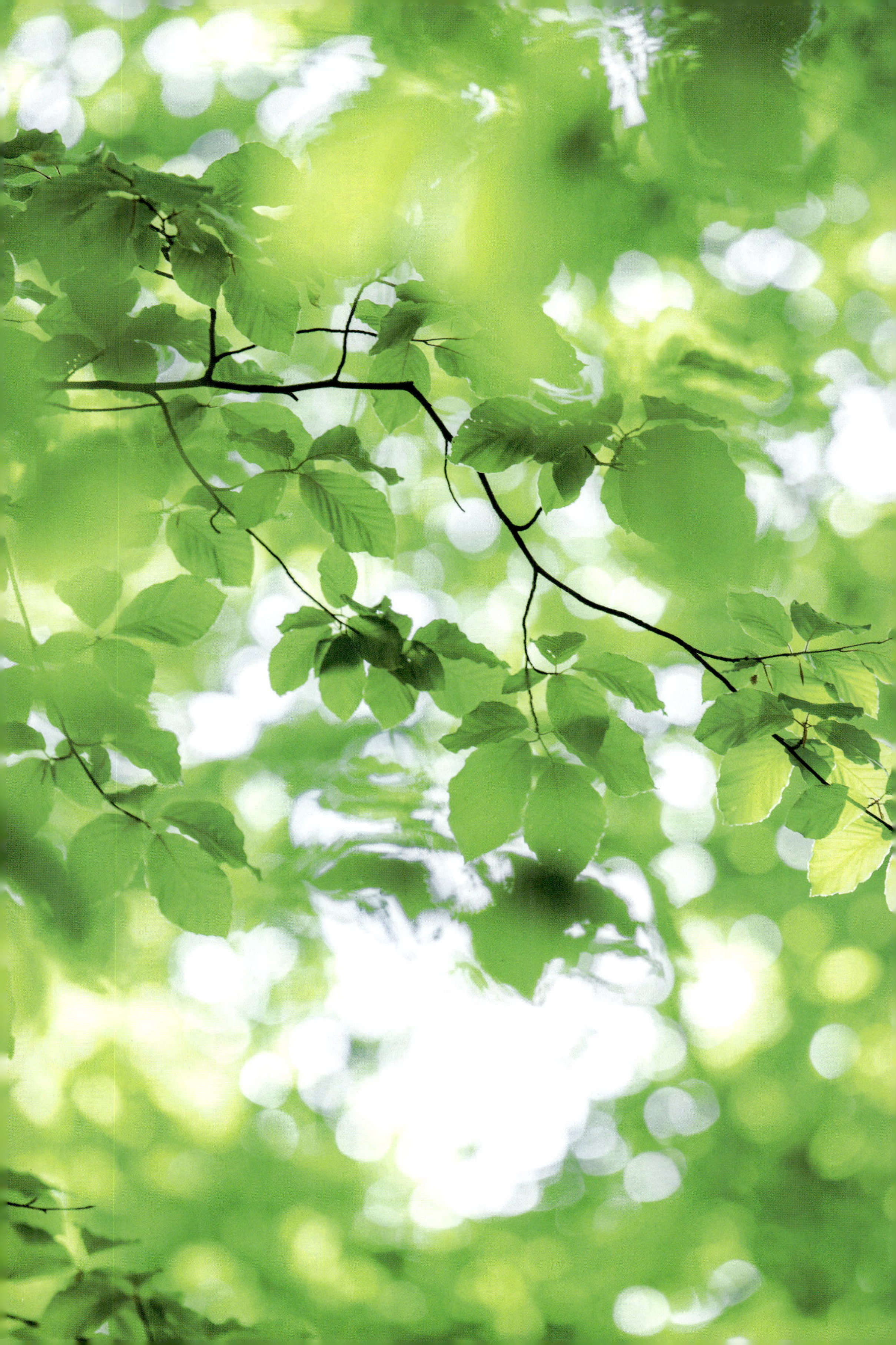

wenig befriedigend erlebt, aber auch solche Aktivitäten, die sie – wenigstens ein bisschen – positiv oder zumindest neutral findet. Durch dieses sogenannte Aktivitätsmonitoring kann eine Therapeutin Muster und Zusammenhänge zwischen Handlungen und dem emotionalen Wohlbefinden ihres Patienten erkennen. Alternativ können Sie auch gebeten werden, ein Wochenprotokoll zu erstellen und aufzuschreiben, was Sie tagsüber und gegebenenfalls auch nachts machen und wie Ihre Stimmung dabei ist. Klingt anstrengend – ist es auch. Aber es lohnt sich!

**Ziele setzen:** Die Patientin setzt sich dann mit ihrer Therapeutin Ziele für den Aufbau von neuen Aktivitäten. Diese sollten zunächst nur kleine Schritte umfassen, zum Beispiel täglich einen Spaziergang unternehmen, Musik hören oder sich gezielt einen Film oder eine Dokumentation aussuchen und ansehen. Die Ziele sollten an persönlichen Ressourcen ansetzen, das heißt, es sollten Tätigkeiten geplant und schrittweise »wiederbelebt« werden, die die Patientin schon kennt und die sie zufriedener gemacht haben.

Natürlicherweise fällt dieser Aufbau von Aktivitäten Patienten mit einer Depression oft sehr schwer. Wir hören oft den Einwand: »Das habe ich doch schon alles probiert … es bringt nichts.« Vertrauen Sie Ihrer Expertin und geben Sie sich eine Chance. Bis neues und aktives Verhalten im Gefühlsbereich des Gehirns »ankommt«, braucht es Zeit.

**Wochenplan:** Zum Aufbau neuer (oder alter, nicht mehr ausgeübter) Aktivitäten unterstützt der Therapeut seine Patientin dabei, einen (Wochen-) Plan zu erstellen. Dieser beinhaltet eine ausgewogene Mischung aus verschiedenen Aktivitäten, z. B. Sport und Bewegung, Treffen mit anderen Menschen, Hobbys oder Pflegemaßnahmen für sich selbst, die regelmäßig ausgeübt werden. Auch wenn Sie motiviert sind: Um eine Überforderung zu vermeiden, ist es wichtig, nicht zu schnell vorzugehen und die Tätigkeiten an die individuellen Fähigkeiten und Bedürfnisse anzupassen.

**Ausbildung und Beruf (neu) planen:** Depressionen sind häufig so schwer, dass die Betroffenen schon lange Zeit krankgeschrieben sind, bevor sie in eine Behandlung kommen. Nach einiger Zeit in Therapie wird es notwendig sein, sich mit dem ausgeübten Beruf, dem Studium oder der Ausbildung auseinanderzusetzen. Oft jedoch ist das für die Betroffenen sehr belastend und wurde daher – möglicherweise über sehr lange Zeit – vermieden. Für einen Menschen ohne Arbeit kann daher ein erster Schritt der Annäherung an dieses Thema darin bestehen, sich in Zeitungen oder im Internet erst einmal Stellenausschreibungen anzusehen. In weiteren Phasen der Therapie

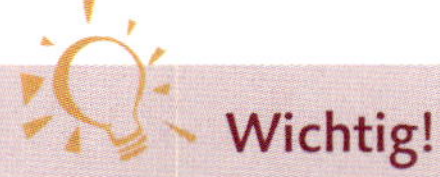

**Wichtig!**

Beim Aufbau von Aktivitäten sollten Therapeut und Patientin in kleinen Schritten vorgehen. Wichtig ist, die zu erwartenden Hürden und Hindernisse vorausschauend zu besprechen und »Gegenmaßnahmen« zu ihrer Überwindung einzuplanen. Dabei kann die folgende Frage hilfreich sein: »Was müsste passieren, damit Sie die geplante Tätigkeit (z.B. Spazierengehen) NICHT ausführen, oder was müssten Sie tun, damit diese therapeutische Aufgabe NICHT erfüllt wird?« Dies hilft dabei, Hindernisse zu erkennen. Schon allein das Wissen um die Hürden ist hilfreich, um diese zu umgehen und geplante Tätigkeiten nicht zu »boykottieren«.

kann es dann günstig sein, Bewerbungsschreiben zu verfassen oder in Absprache mit dem Therapeuten eine schrittweise Wiederaufnahme der (bisherigen) beruflichen Tätigkeit (stufenweise Wiedereingliederung) anzustreben.

### *Verbesserung der sozialen Kompetenz*

Da soziale Beziehungen von Menschen mit Depressionen häufig beeinträchtigt sind und sie sich auch in konkreten Situationen des Zusammenseins schwertun (z. B. kein Blickkontakt, Rückzug, Wortkargheit in Gesprächen), wird eine Therapeutin im Rahmen kognitiver Verhaltenstherapien Hilfestellungen zur Verbesserung des sozialen Miteinanders anbieten. Depressive sind oft so sehr mit sich selbst beschäftigt, dass sie nur wenig auf das Verhalten anderer achten (können) und daher in depressiven Phasen nur eine geringe Empathie aufbringen. Übungen und Trainings helfen dabei, den Blick und das Interesse für andere wieder zu fördern sowie hinderliche Verhaltensweisen im Zusammenhang mit anderen Menschen zu erkennen und günstigere Kommunikationsfähigkeiten zu entwickeln. Weitere Themen sind der gesunde Umgang mit Konflikten, der Aufbau oder die Fortführung von Beziehungen und die Verbesserung von mitfühlendem Verstehen und Verhalten.

### *Der kognitive Teil der KVT*

Inaktivität, Antriebsarmut und Gefühle des Gelähmtseins usw. gehen mit negativen Denkmustern Hand in Hand. Oft haben Patienten leider eine extrem negative Haltung und Einstellung sich selbst gegenüber. Psychologen bezeichnen diese Denkmuster als »negative automatische Gedanken« oder auch als negative Schemata. Um diese Denkmuster genauer herauszuarbeiten, werden Sie in der Psychotherapie darüber sprechen, wie diese Gedanken und Überzeugungen genau aussehen.

Beispiele für negative Denkmuster sind: »Ich habe noch nie etwas zustande gebracht.« – »Ich bin ein absoluter Versager.« – »Ich enttäusche alle.« – »Das wird nie wieder etwas werden mit mir.« Solche Gedanken laufen bei einem Menschen mit einer Depression oft unbewusst und ganz automatisch ab und scheinen nicht beeinflussbar zu sein. In der kognitiven Verhaltenstherapie wird ein Therapeut solche Denkmuster genau erfragen und analysieren. Dabei wird er sie niemals als »falsch« oder »fehlerhaft« betrachten, sondern als psychologischen Ausdruck der vorherrschenden negativen und depressiven Emotion. Im Zuge dessen wird er seinem Patienten auch erklären, dass solche Gedanken das depressive Gefühl fortwährend »füttern« und Teil der Erkrankung sind. Gerade deshalb ist es wichtig, dass ein an Depression erkrankter Mensch lernt, diese negativen Gedanken von ihrem Inhalt und ihrer Form her zu hinterfragen, um andere Sichtweisen entwickeln zu können. Die Therapeutin kann dabei behilflich sein, scheinbare Beweise für die negativen Gedanken zu prüfen, Denk»fehler« zu entlarven und die Sichtweise und mögliche Denkweise von anderen Menschen (z. B. einer Freundin oder einer Vertrauensperson) zu betrachten.

So lernt der Patient, seine ungünstigen (dysfunktionalen) Denkmuster zu erkennen, Abstand von ihnen zu gewinnen und sie durch weniger negative, neutrale oder gar positive Gedanken zu ersetzen.

### *Ressourcenorientierter Ansatz*

Im ressourcenorientierten Ansatz wird weniger problem- als lösungsorientiert gearbeitet. Hier werden im therapeutischen Gespräch Stärken, positive Eigenschaften, Fähigkeiten, Erfolge, das soziale Umfeld als Unterstützungssystem, Hobbys und Interessen der Patienten herausgearbeitet, um diese zu nutzen und zu fördern. Dabei unterstützt die Therapeutin ihre Patientin dabei, diese Kraftquellen (Ressourcen) (wieder) zu aktivieren und in den Alltag zu integrieren. Die Patientin kann beispielsweise Hobbys wieder aufnehmen, soziale Unterstützung in Anspruch nehmen, positive Beziehungen pflegen oder Selbstfürsorge-Praktiken entwickeln.

Immer wieder wird im Lauf des therapeutischen Gesprächs der Fokus auf positive Erfahrungen und Fähigkeiten gelenkt. Der Therapeut ermutigt den Patienten, sich auf positive Ereignisse, Erfolge und Momente der Freude zu konzentrieren, sich daran zu erinnern und diese als Fähigkeiten zu sehen, die jederzeit geweckt oder erneut genutzt werden können.

Dabei wird auch die Technik des positiven Imaginierens eingesetzt. Im Gespräch hilft die Therapeutin dabei, dass sich der Patient positive Zukunftsbilder und Erfahrungen vorstellen kann. Für das ressourcenorientierte Vorgehen ist weiterhin charakteristisch, dass die Selbstwirksamkeit des Patienten gestärkt wird. Dies gelingt dadurch, dass die Therapeutin immer wieder dabei unterstützt, ihrer Patientin bewusst zu machen, dass jedes (auch das kleinste) Ziel nur durch ihre Aktivität, Kontrolle, Motivation und Stärken erreicht wurde.

### *Genuss und Genießen*

Auch das Wiederentdecken oder Erlernen von Genuss kann als Teil der Therapie betont und gefördert werden. Hierdurch wird oft das emotionale Wohlbefinden verbessert und das Leben wieder mit mehr Freude und Sinnhaftigkeit gefüllt. Das Erlernen oder Zulassen von Genusserlebnissen kann als besonderer Teil der Aktivitätenplanung betrachtet werden. Dazu gehören potenziell genussvolle Tätigkeiten, die den Patienten Freude bereiten oder die sie gerne ausprobieren möchten: ein entspannendes Bad, ein gutes Buch, ein köstliches Essen, Lieblingsmusik, der Besuch von Kino, Theater oder Ausstellungen oder das Treffen mit Freunden.

Psychologische Grundlagen für den Nutzen von Genuss und Genießen sind, den Moment achtsam und bewusst wahrzunehmen und sich auf die Sinneserfahrungen zu konzentrieren, sei es beim Essen, beim Spazierengehen in der Natur, beim Lesen oder beim Hören von Musik. Durch die bewusste Lenkung der Aufmerksamkeit auf das Hier und Jetzt werden positive Gefühle verstärkt, und genussvolles Erleben wird gefördert.

Zum »Genusstraining« gehört beispielsweise, jeden unserer Sinne bewusst und mit einem hohen Grad an Aufmerksamkeit zu nutzen. Das kann das bewusste Schmecken und Genießen einer Mahlzeit sein, das Spüren angenehmer Oberflächen von Gegenständen oder auch des Fells von Tieren, das Hören von Blätterrauschen oder dem Vogelgesang in der Natur. Auch das Betrachten von Kunstwerken oder das Schnuppern von angenehmen Düften gehört dazu. Hilfreich für den Genesungsprozess ist auch die Erweiterung des Genussrepertoires: Der Therapeut kann die Patientin dazu ermutigen, neue Aktivitäten und Erfahrungen auszuprobieren. Hierzu kann die Entdeckung neuer Hobbys gehören (Aquarellieren, Töpfern, Bogenschießen und vieles mehr), das Teilnehmen an Kulturveranstaltungen oder Bildungsangeboten (z. B. Sprach- oder Instrumentalkurse an Volkshochschulen) oder – wenn es der Patientin wieder besser geht – beim Reisen neue Orte zu erkunden. Vor allem kreative Tätigkeiten wie Malen, Schreiben, Musizieren oder Tanzen können den Genuss und damit den als angenehm erfahrenen Lebensraum erweitern (siehe auch Kapitel 4, ab Seite 141). Nicht zuletzt ergeben sich durch Museumsbesuche oder Abonnements für Theater, Lesungen oder Musikveranstaltungen zahlreiche Möglichkeiten des Genießens.

## Cognitive Behavioral Analysis System of Psychotherapy (CBASP)

Dieser spezifische Therapieansatz wurde speziell für Menschen mit chronischen Depressionen entwickelt, bei denen andere Behandlungsansätze möglicherweise nicht ausreichend wirksam waren. Bei CBASP steht im Mittelpunkt, dass chronische Depressionen oft mit zwischenmenschlichen Problemen und Schwierigkeiten in der Beziehungsgestaltung zusammenhängen. Die Betroffenen bleiben aufgrund von frühen negativen Erfahrungen im kognitiv-affektiven Bereich in einem früheren Entwicklungsstadium stecken. Entwicklungsaufgaben und Herausforderungen können so nicht angemessen gemeistert werden. Das führt zu Depressionssymptomen.

Zunächst erfolgt eine ausführliche Analyse der zwischenmenschlichen Probleme des Patienten. Der Therapeut hilft dem Patienten, seine sozialen Interaktionen und Beziehungen anhand von genauen Analysen des eigenen Verhaltens zu erkennen und verstehen und mögliche Muster von Ablehnung, Missverständnissen oder Konflikten herauszuarbeiten. Dieser Schritt zielt darauf ab, die Zusammenhänge zwischen den Beziehungsproblemen und der Erkrankung zu sehen. Dabei kann es auch vorkommen, dass die Therapeutin ihre persönlichen emotionalen Reaktionen auf das Verhalten des Patienten mitteilt.

**Situationsanalyse:** In einem Rollenspiel beobachtet und analysiert der Therapeut die Reaktionen des Patienten auf bestimmte (gespielte) soziale Situationen. Der Therapeut hilft dann dabei, dass die Patientin andere Denk- und Verhaltensweisen entwickeln kann, um in ähnlichen Situationen besser zu reagieren. Es wird großer Wert auf die Deutung des Verhaltens anderer Menschen gelegt. Auch hierbei hilft die Therapeutin, das Verhalten anderer anders zu deuten, um häufig negative Annahmen zu überwinden.

**Verhaltensexperimente:** Viele Patienten mit chronischer Depression zeigen ein Rückzugsverhalten, indem sie soziale Aktivitäten vermeiden. Bei CBASP wird darauf abgezielt, dieses Rückzugsverhalten zu erkennen und zu durchbrechen, indem der Patient schrittweise dazu ermutigt wird, sich sozialen Aktivitäten auszusetzen und positive Erfahrungen zu sammeln. Im Rahmen der Therapie werden deshalb auch Verhaltensexperimente und Übungen zur Verbesserung oder Veränderung vom Verhalten im zwischenmenschlichen Interaktionen. Hierbei spielen Therapeut und Patient echte oder ausgedachte soziale Situationen in Form von Rollenspielen nach und wiederholen oder verändern diese, um alternative Verhaltensweisen zu erproben und neue Fertigkeiten im Umgang mit anderen Menschen zu erlernen.

### Achtsamkeitsbasierte therapeutische Ansätze

Hierbei wird die bewusste Wahrnehmung des gegenwärtigen Moments geübt. Patienten lernen, ihre Gedanken, Gefühle und körperlichen Empfindungen möglichst ohne Werturteil zu beobachten. Durch eine achtsame Wahrnehmung können sie eine größere Klarheit über eigene Erfahrungen gewinnen, ohne von negativen Gedanken oder Gefühlen überwältigt zu werden. Ein wichtiger Teil der achtsamkeitsbasierten therapeutischen Ansätze ist die Unterstützung dabei, schwierige Gedanken, Gefühle und Situationen zu akzeptieren, ohne gegen sie anzukämpfen oder sie verändern zu wollen. Statt sich von negativen Gedanken und Emotionen überwältigen zu lassen, lernen Patienten, sie als vorübergehende Erfahrungen anzunehmen und mit ihnen (und sich selbst) mitfühlend umzugehen.

Achtsamkeit ermöglicht es, negative Gedankenmuster und automatisch ablaufende typische Reaktionen bewusster wahrzunehmen. Durch das Erkennen und Abstandnehmen können Patienten sich mit der Zeit abgewöhnen, automatisch an sie zu glauben oder sich von ihnen steuern zu lassen. Außerdem lernen sie, ihre Emotionen nicht zu unterdrücken oder zu vermeiden, sondern ihnen mit Mitgefühl und Verständnis zu begegnen. Durch diese bewusste Regulierung von Emotionen können Patienten einen gesünderen Umgang mit ihren Gefühlen entwickeln.

Besonderer Wert wird bei den achtsamkeitsbasierten Ansätzen auf die Selbstfürsorge gelegt. Das bedeutet, sich selbst liebevoll und fürsorglich zu behandeln und wohlwollend auf die eigenen körperlichen, emotionalen und geistigen Bedürfnisse zu achten. Die Therapeutin fördert das Erkennen von Bedürfnissen der Patientin und gibt Hilfestellungen, um diese – sofern sie realistisch sind – zu erfüllen. Zusätzlich zur therapeutischen Begleitung wird den Patienten häufig empfohlen, Achtsamkeitspraktiken wie Meditation, Atemübungen oder Körperwahrnehmung in ihren Alltag zu integrieren.

### Acceptance and Commitment Therapy (ACT)

Diesem Therapieansatz liegt die Idee zugrunde, dass der Versuch, unangenehme Gedanken und Gefühle zu vermeiden oder zu kontrollieren, oft zu weiterem Leiden führt. ACT entspricht am ehesten einer inneren Haltung, die sechs Prozesse beinhaltet, welche zu einer erweiterten psychischen Flexibilität führen können:

**Akzeptanz:** Anstelle des Kampfes gegen unangenehme Erfahrungen zielt ACT darauf ab, Akzeptanz (engl. *acceptance* = Annehmen) zu fördern und einen verbindlichen (engl. *commitment* = Verpflichtung) Fokus auf ein Leben nach persönlichen Werten und Zielen zu lenken.

Der Patient wird dazu ermutigt, seine negativen Gedanken und Gefühle zu akzeptieren, Erfahrungen als vorübergehende geistig erlebte Ereignisse zu betrachten und ihnen nicht mehr Bedeutung beizumessen als nötig.

**Achtsamkeit / Hier und Jetzt:** Weil diese ein zentraler Bestandteil von ACT ist, leitet der Therapeut die Patientin auch dazu an, aufmerksam und bewusst im gegenwärtigen Moment zu sein, ohne diesen zu bewerten oder zu beurteilen. Durch Achtsamkeitsübungen kann der Patient lernen, Abstand von negativen Gedanken zu gewinnen (ohne sie »wegzumachen«) und eine gewisse Gelassenheit zu entwickeln.

**Selbst als Kontext:** ACT betont die Idee, dass Gedanken und Gefühle im Zusammenhang mit aktuellen Ereignissen betrachtet werden sollten. Der Therapeut unterstützt den Patienten dabei, andere Blickwinkel einzunehmen und sich so über den eigenen Denkprozess und das eigene Erleben bewusst zu werden. Ziel ist, sich als Selbst in einem Zusammenhang (kontextuelles Selbst) zu betrachten, das über die unmittelbaren Gedanken und Gefühle hinausgeht.

**Defusion:** Diese Gedankentechnik besteht darin, sich von Gedanken zu lösen und sie nicht als absolute Wahrheiten oder unveränderliche Realitäten anzusehen. Der Patient wird dazu ermutigt, sich und sein Denken und Handeln aus einer Beobachterposition zu betrachten und zu erkennen. So kann er begreifen, dass Gedanken nur mentale Ereignisse sind, die nicht zwangsläufig die eigene Identität genau abbilden oder das eigene Verhalten bestimmen müssen. Die Gedanken werden nicht mehr so ernst oder wörtlich genommen.

**Werte:** Ein wichtiger Teil der ACT-Therapie besteht darin, persönliche Werte und Ziele herauszuarbeiten. Hierbei wird der Patient dazu ermutigt, eigene Werte (zum Beispiel Ehrlichkeit, Tapferkeit, Freundlichkeit) klar zu benennen und seine persönlichen Handlungen an diese anzupassen, selbst wenn unangenehme Gedanken oder Gefühle vorhanden sein sollten. Indem er sein Verhalten an seinen Werten ausrichtet, kann er ein sinnvolles und erfülltes Leben – auch trotz Depressionen – erreichen.

**Handeln:** ACT betont zudem die Bedeutung der Veränderungsbereitschaft. Der Patient wird ermutigt, sich aktiv auf Veränderungen einzulassen und neue Wege auszuprobieren, um mit schwierigen Gedanken und Gefühlen umzugehen. Dies kann bedeuten, neue Verhaltensweisen auszuprobieren oder sich auch auf unangenehme Erfahrungen einzulassen, um langfristige Veränderungen zu ermöglichen. Beispiel: Stina hat es noch nie gewagt, ihren Freund dazu zu animieren, mit ihr eher einen Aktivurlaub zu planen und zu machen, statt am Strand zu liegen und zu »faulenzen«. Sie befürchtet, dass Sascha dann nicht mehr mit ihr zusammen sein will. In der Therapie spricht sie dieses Problem an – trotz der negativen Befürchtungen – und geht das Risiko eines Konflikts ein.

### Compassion Focused Psychotherapy (CFP)

Auch diese Elemente können sehr gut in eine KVT integriert werden. Die Kernidee der CFP (engl. *compassion* = Mitgefühl) besteht hier darin, dass die meist sehr starke negative Grundhaltung sich selbst gegenüber verändert werden soll, um einen wohlwollenden Umgang mit sich selbst zu ermöglichen. Zwei Aspekte sind dabei besonders wichtig:

**Selbstmitgefühl:** Die Patienten werden in der Therapie gezielt dabei unterstützt, sich selbst gegenüber freundlich, verständnisvoll und liebevoll zu sein. Dazu gehört auch, mögliche eigene Fehler und Unvollkommenheiten anzunehmen und mehr Energie auf Selbstfürsorge und das eigene Wohlbefinden zu verwenden. Hierbei spielt auch der Aktivitätsaufbau in Richtung genussvolles Erleben und Verhalten (siehe Seite 107) eine wichtige Rolle. Je besser es gelingt, das sogenannte Selbstmitgefühl (siehe nächster Kasten) zu kultivieren, desto weniger häufig haben selbstkritische Gedanken eine Chance.

Ein häufiges Problem für Menschen mit einer Depression ist die Einstellung, dass sie dies – also positive Aktivitäten und Interaktionen oder wohltuende Tätigkeiten – nicht verdient hätten. Genau hier setzt dieser Ansatz an. Hilfreich kann auch das biblische Gebot sein: »Liebe deinen Nächsten wie dich selbst.« Dies bedeutet ja nichts anderes, als dass man eine gute, wohlwollende Beziehung zu anderen Menschen nur dann haben kann, wenn man sich auch sich selbst gegenüber fürsorglich und wohlwollend verhält.

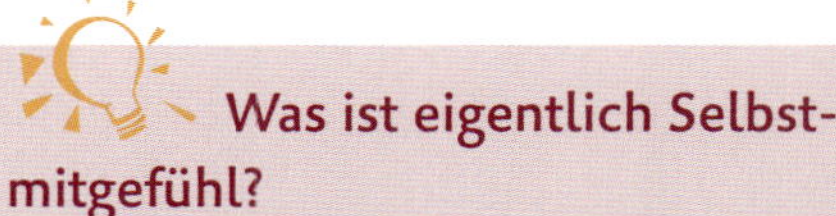

#### Was ist eigentlich Selbstmitgefühl?

Der deutsche Begriff klingt sperrig und ganz ähnlich wie »Selbstmitleid«, hat aber eine ganz andere Bedeutung. Mitgefühl hat auch nichts mit Empathie zu tun, sondern immer einen aktiven Handlungsteil. Zum Selbstmitgefühl gehört unter anderem: in den Phasen, in denen es uns schlecht geht und wir leiden, für uns so zu sorgen, wie wir es für einen Menschen tun würden, den wir sehr lieben. Es schließt den liebevollen, akzeptierenden, wohlwollenden, verständnisvollen und selbst stärkenden und unterstützenden Umgang mit sich selbst ein. Hierzu gehört auch eine großzügige und wertschätzende Grundeinstellung uns selbst gegebüber. Sie haben es verdient!

**Den »inneren Kritiker« entmachten:** Ein Mensch mit einer Depression trägt fast immer die destruktive Stimme eines »inneren Kritikers« mit sich herum. Diese ist Teil der negativen Gedanken, die ein positives oder neutrales Selbstbild zerstören und zu einer ständigen Selbstabwertung führen. »Ich bin zu doof dazu« oder »Die anderen denken jetzt bestimmt, dass ich mein Leben nicht unter Kontrolle habe« sind Beispiele für den destruktiven inneren Kritiker. In der Therapie werden diese inneren kritischen Stimmen herausgearbeitet. Gemeinsam suchen Therapeutin und Patient passende Möglichkeiten, um diesen entgegenzutreten, sie in Schach zu halten und im Gegenzug mitfühlende innere Stimmen zu entwickeln. Auf diese Weise kann es gelingen, dass Selbstmitgefühl immer besser in den Alltag integriert wird. Vor allem wird auch die Sensibilität für solche Situationen gefördert, in denen selbstkritische Gedanken besonders gehäuft auftreten, und das bewusste Anwenden von freundlichen Gedanken und Verhalten wird vorbereitet und erprobt.

### Schematherapie

Dieses Modell beruht auf der Annahme, dass bestimmte dysfunktionale Muster von Gedanken, Gefühlen und Verhaltensweisen zur Entwicklung und Aufrechterhaltung von Depressionen beitragen. Gemäß der Schematherapie haben sich hier von Kindheit an ungünstige Wahrnehmungs- oder Denkfilter oder -muster (Schemata) entwickelt, die wesentliche Bereiche des Lebens beeinflussen. Diese haben mit unserem Elternhaus, unserer Sozialisierung und vielen anderen Aspekten zu tun. Wir können uns diese Schemata als tiefe und festgefahrene Überzeugungen über uns selbst vorstellen, aber auch über andere und über die Welt. Ein Mensch ist beispielsweise von der eigenen Wertlosigkeit, ständiger Verlassenheit oder Überforderung überzeugt.

Die Schematherapie wurde aus den Kernideen der kognitiven Therapie weiterentwickelt und erweitert diese. Ziel ist es, bei einem Menschen mit Depression entsprechende Schemata zu verstehen und zu verändern, um die Erkrankungssymptome zu lindern.

**Identifikation der negativen Schemata:** Im Vordergrund der therapeutischen Arbeit steht zunächst das Herausarbeiten der gedanklichen Muster. Dadurch kann der Patient ein Verständnis für die seiner Erkrankung zugrunde liegenden persönlichen Denk- und Einstellungsmuster entwickeln. Darauf aufbauend werden die Schemata hinterfragt und im besten Fall verändert. Dies kann durch verschiedene Techniken erfolgen wie beispielsweise eine gedankliche Umstrukturierung, das Entdecken von Widersprüchen oder das Sammeln von Gegenbeweisen.

**Emotionale Regulation:** Außerdem wird großer Wert darauf gelegt, Sie dabei zu unterstützen, Ihre persönlichen emotionalen Bedürfnisse zu erkennen, mit Gefühlen konstruktiv umzugehen und die Beziehung zu ihnen zu verbessern.

**Verhaltensänderungen:** Darüber hinaus werden bestimmte Verhaltensänderungen angestrebt, um schädliche Muster zu überprüfen und zu durchbrechen. So unterstützt die Therapeutin ihren Patienten dabei, neue Verhaltensweisen zu entwickeln, die seinen Bedürfnissen und eigenen Zielen besser entsprechen. Der Patient lernt dann beispielsweise, selbstfürsorglicher zu sein, seine Beziehungen mit anderen zu verbessern oder in Krisen gesündere Bewältigungsstrategien einzusetzen.

Auch hier werden imaginative Techniken eingesetzt, um die gedanklichen Muster besser zu erkennen, sie zu verstehen und zu ändern. Imaginativ meint hier »in der Vorstellung«. Hierzu gehört beispielsweise, dass die Patientin ein Gespräch mit verschiedenen sogenannten inneren Anteilen führt oder sich neue positive Erfahrungen oder Zustände vorstellt.

**Betrachtung des inneren Kindes:** Da in der Schematherapie die lebensgeschichtliche Entwicklung der ungünstigen Gedankenmuster bedeutsam ist, werden von Therapeutinnen auch Dialoge mit dem sogenannten inneren Kind angeregt. Der Patient wird dabei unterstützt, seine gedanklich verankerten kindlichen Bedürfnisse und Erfahrungen kennenzulernen, sich mit Verlusten oder Erfahrungen von Mangel in seiner Kindheit auseinanderzusetzen und auf dem Hintergrund dieser Analysen die Entwicklung seiner negativen Schemata besser zu verstehen und zu bearbeiten. Dies kann helfen, Selbstmitgefühl und Selbstakzeptanz zu entwickeln.

## Psychodynamische Psychotherapie

Unbewusste Konflikte, Emotionen und Beziehungen, die nach diesem Modell zur Entstehung und Aufrechterhaltung der Depression beitragen, werden im Lauf der Therapie erkundet.

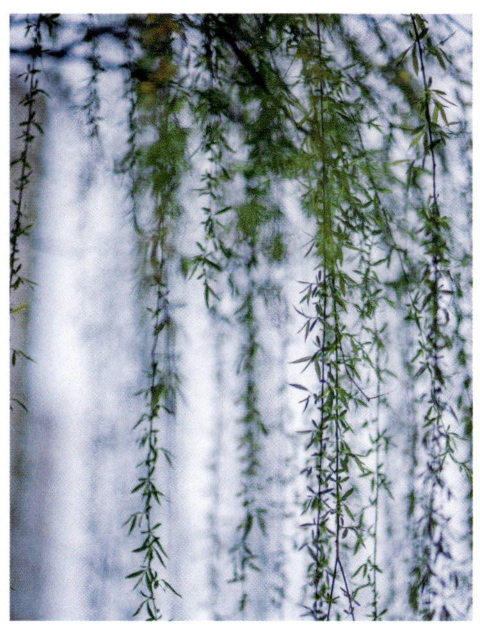

**Fokus auf der Lebensgeschichte:** Konflikte, die vor allem in früheren Lebensjahren aufgetreten sind und nicht bewältigt wurden – also die Lebensgeschichte eines Menschen –, stehen in den psychodynamischen Psychotherapien im Fokus. Der Therapeut ermutigt die Patientin hier, neben den aktuellen Problemen über ihre Lebensgeschichte und frühe Beziehungserfahrungen zu berichten. Dies kann dabei helfen, Muster und Zusammenhänge zwischen persönlichen Erfahrungen und der gegenwärtigen Depression zu erkennen.

Das Identifizieren früher Konflikte und Emotionen, die beispielsweise im Zusammenhang mit den Beziehungen zu Eltern, Geschwistern und anderen wichtigen Personen stehen, kann bedeuten, dass der Patient Verluste oder Versagungen erleben musste oder auch traumatische Erfahrungen gemacht hat. Im Bewusstmachen dieser Themen besteht der zentrale Prozess der therapeutischen Veränderung. Auf dieser Basis ist die Lösung aktueller Probleme und eine Linderung von Depressionssymptomen möglich.

**Abwehrmechanismen verstehen:** In der psychodynamischen Psychotherapie geht es auch um das Bewusstmachen von sogenannten Abwehrmechanismen. Dabei handelt es sich um psychische Vorgänge, die unangenehme Gefühle – vor allem Ängste und andere Formen von Anspannung – vermeiden oder reduzieren helfen sollen. Psychologen unterscheiden hier unter anderem

- *Verleugnung:* Die Existenz oder Nicht-Existenz bestimmter Dinge oder die Bedeutung von traumatischer Angst und Konflikt erzeugenden Ereignissen wird geleugnet. Beispiel: Der frühe Tod des eigenen Bruders wird geleugnet.
- *Projektion:* Hier projiziert eine Person das, was sie an sich selbst ablehnt, auf andere Personen. Unliebsame Eigenschaften an einem selbst werden in anderen Menschen erkannt statt in einem selbst. Beispiel: »Du bist doch nur neidisch auf meinen beruflichen Erfolg.«
- *Regression:* Der Mensch fällt in frühere, eigentlich abgeschlossene Entwicklungsphasen zurück.
- *Rationalisierung:* Das (Fehl-)Verhalten wird mit vermeintlich rationalen Gründen begründet oder entschuldigt. Beispiel: »Sich an umweltsensiblen Aktivitäten beteiligen bringt nichts; die anderen machen es ja auch nicht.«

Es gibt noch viele andere Abwehrmechanismen. Wird in der Therapie deutlich, welcher Mechanismus in der Vergangenheit zur Entwicklung der Depression beigetragen hat, so können gesündere Strategien erarbeitet und dadurch aktuelle Probleme gelöst werden. Auf diese Weise kann die Krankheit gelindert oder geheilt werden.

### Was heißt eigentlich Übertragung und Gegenübertragung?

Die Übertragung beeinflusst normale zwischenmenschliche Beziehungen. Früh erworbene gefühlsmäßige Einstellungen zu Personen werden bei anderen Personen erlebt. Beispiel: Die Therapeutin kommt etwas zu spät zur Therapie. Der Patient grummelt: »Sie halten mich auf Sparflamme.« Obwohl das Zuspätkommen nichts mit dem Patienten zu tun hatte, sondern mit dem Stau auf dem Weg zur Praxis, nimmt der Patient es persönlich und überträgt seine (früheren) Erfahrungen und Emotionen auf die Therapeutin. Gegenübertragung bezieht sich auf emotionale Reaktionen des Therapeuten. Wenn dieser zum Beispiel richtig sauer wird, weil der Patient Inhalte der letzten Sitzung nicht mehr erinnert, kann dies daher rühren, dass er das Vergessen als Missachtung seiner Expertise interpretiert. Dies wird im Rahmen der psychodynamischen Therapie als Gegenübertragung bezeichnet.

**Beziehung zwischen Therapeutin und Patient:** Sie spielt hier eine sehr zentrale Rolle. Die Therapeutin ist nicht nur Expertin, sondern insbesondere auch »Gegenüber«. Der Patient kann seine Gefühle, Erwartungen und auch die Muster aus früheren Beziehungen und Interaktionen (Dynamiken) wieder aktivieren, sie auf die Therapeutin übertragen. Diese Übertragungsdynamik betrachtet die Therapeutin, um die Konflikte und Muster, die der Erkrankung zugrunde liegen, zu bearbeiten. Experten nennen die emotionalen Reaktionen des Patienten »Übertragung« und die des Therapeuten »Gegenübertragung«. Die Analyse dieser – mehr oder weniger bewussten – Prozesse stellt einen wichtigen Teil der psychodynamischen Therapie dar, und die so gewonnenen neuen Einsichten sowie das Verständnis für frühe Konflikte und Verdrängungsmechanismen helfen dabei, alte Denk- und Verhaltensmuster zu überdenken und neue Wege zu finden.

### Systemische Therapie

Hier liegt der Fokus auf den aktuellen Beziehungen vor allem innerhalb der Familie und im weiteren sozialen Umfeld des Patienten. Depression ist innerhalb dieses Modells – wie auch andere psychische Erkrankungen – das Ergebnis von Wechselwirkungen im gesellschaftlichen System. Der von der Krankheit Betroffene ist zwar »Symptomträger«, hat aber zusammen mit seinen Problemen auch eine bestimmte Funktion innerhalb der Familie. Das bedeutet, dass in dieser Therapieform die Symptome als Lösungsversuch für schwierige Situationen betrachtet und in ihrer Funktionalität gesehen werden. Auch die Kosten für systemische Therapie werden – bis zu einem Umfang von achtundvierzig Sitzungen – von den Krankenkassen übernommen.

Der Therapeut betrachtet hier zwar auch die individuellen Symptome und Erfahrungen des Patienten, untersucht aber insbesondere die Interaktionen und Beziehungen im familiären und sonstigen sozialen Umfeld. Dabei werden Verhaltensmuster einzelner Personen, Kommunikationsschwierigkeiten und sich im Kreis drehende Einschätzungen, Interpretationen und Verhaltensweisen (= nicht weiterführende Dynamiken) herausgearbeitet. In der Regel versuchen systemische Therapeutinnen zu erreichen, dass alle für das Beziehungssystem wichtigen Personen bei den Sitzungen anwesend sind. Eine besondere Gesprächstechnik in der systemischen Therapie ist das zirkuläre Fragen.

**Zirkuläres Fragen:** Bei dieser Gesprächstechnik stellt die Therapeutin bestimmte Fragen an die Beteiligten über die anderen, um Antworten aus verschiedenen Perspektiven für ein bestimmtes Problem zu erhalten. Die Familie, also die Systemmitglieder, lernen so gegenseitig ihre Perspektiven kennen.

***Gesprächsfolge bei dem siebzehnjährigen Janis mit Depression in einer Familiensitzung***

*Therapeut zum Vater:* Wie reagiert Ihre Frau auf die Zurückgezogenheit Ihres Sohnes und wie beeinflussen die Reaktionen Ihrer Frau Ihr Verhalten?

*Therapeut zu Janis:* Was glaubst du, wie wirkt sich das Verhalten deiner Mutter auf deinen Vater aus?

*Zu den Eltern:* Was macht es mit der Beziehung zwischen Ihnen, wenn Janis so depressiv und zurückgezogen ist?

*Zum älteren Bruder:* Was passiert, wenn der jüngere, sehr aktive Bruder Bert in das Wohnzimmer kommt, in dem Janis auf dem Sofa liegt?

*Zu dem jüngeren Bruder Bert:* Was denkst du über das Verhalten deiner Eltern in Bezug auf die Inaktivität von Janis?

*Zu dem Vater:* Was glauben Sie, was wünscht sich Janis von seinen Eltern?

Durch derartige Fragen werden die verschiedenen Sichtweisen und Erwartungen der Personen deutlich. Statt sich ausschließlich auf die Probleme des »Symptomträgers« Janis zu konzentrieren, stellt die systemische Therapie auch die vorhandenen Ressourcen und Stärken des betroffenen Familienmitglieds und seines sozialen Netzwerks heraus. Mit allen Beteiligten wird daran gearbeitet, realistische Ziele zu formulieren und Lösungsansätze zu entwickeln. Dabei konzentriert man sich auf Veränderungen im Verhalten, in der Kommunikation und in den Beziehungen und sucht nach neuen Handlungsmöglichkeiten, um die Depression zu überwinden. Der Therapeut ist nicht der »Wissende«, sondern regt die Beteiligten dazu an, Neues auszuprobieren und Erfahrungen zu sammeln. Allerdings eben nicht mit der Haltung, dass dies eine Lösung des Problems bringen würde.

### Interpersonelle Psychotherapie (IPT)

Hier steht die Sichtweise im Mittelpunkt, dass depressive Symptome in engem Zusammenhang mit Problemen in zwischenmenschlichen Beziehungen stehen. IPT konzentriert sich darauf, diese zu erkennen und zu bearbeiten, um die Depression zu lindern.

In der IPT werden vier Hauptbereiche zwischenmenschlicher Probleme betrachtet:

- *Ungelöste Trauer* – Beispiel: Nach der Trennung von der Mutter ist der Vater einfach »verschwunden« – warum und wohin?
- *Rollenkonflikte:* Rollen in Familie, Arbeit, Freunde, Freizeit können sich je nach persönlichen Beziehungen und verschiedenen Umständen sehr unterscheiden. Beispiel: Der eher unterwürfige Ben ist sehr kleinlaut in seiner Firma, zu Hause jedoch besteht er kompromisslos darauf, dass seine Regeln eingehalten werden.
- *Rollenübergänge* – Beispiel: Nach längerem Studium mit großen Freiheiten muss Friedrich jetzt in seinem neuen Fulltime-Job viel Verantwortung übernehmen.
- *Soziale Isolation* – Beispiel: Nach einem Umzug in eine neue Stadt hat Isabell ihren gesamten Freundeskreis nicht mehr »greifbar«. Ihr fehlt der Mut, neue Kontakte zu knüpfen, da ihr alle Personen in der näheren Umgebung so fremd sind.

Basierend auf der Analyse der Probleme in Beziehungen wird ein Fallkonzept erstellt, das als Leitfaden für die Therapie dient. Hier unterstützt die Therapeutin den Patienten darin, die zwischenmenschlichen Probleme zu erkennen und zu verstehen. Gemeinsam werden zugrunde liegende Emotionen, Bedürfnisse und Erwartungen analysiert und auf der Grundlage der gewonnenen Erkenntnisse Anleitungen gegeben, um die Kommunikation zu verbessern, Konflikte zu lösen und Beziehungen anders zu führen oder aufzubauen.

Der Therapeut kann die Patientin dabei unterstützen, ihre Bedürfnisse und Gefühle klarer auszudrücken, um Missverständnisse zu vermeiden und besser mit sich und ihrem sozialen Umfeld zurechtzukommen.

Ein wichtiger Schwerpunkt der IPT liegt auch auf dem Aufbau und der Stärkung eines unterstützenden sozialen Netzwerks. Der Therapeut arbeitet mit dem Patienten daran, bestehende hilfreiche Beziehungen zu erkennen und zu stabilisieren. Falls erforderlich, können auch neue soziale Kontakte oder Unterstützungssysteme aufgebaut werden.

Auch die Rollenklärung und Rollenanpassung in schwierigen Lebensbereichen hat eine wichtige Bedeutung. Konflikte mit anderen oder Unklarheiten im Umgang miteinander werden in der Therapie verdeutlicht. Die Therapeutin regt möglicherweise auch dazu an, neue Rollen einzunehmen oder bestehende Rollen anzupassen, um Beziehungen zu verbessern.

### Humanistische Psychotherapie

Humanistische Psychotherapien betonen die Sichtweise, dass jeder Mensch ein einzigartiges individuelles Wesen ist. Der Schwerpunkt des Menschenbilds liegt in der Bedeutung des persönlichen Wachstums, der Selbstverwirklichung und dem Streben nach einem erfüllten Leben. Jeder Mensch hat demnach das Potenzial, sich selbst zu verstehen, seine eigenen Bedürfnisse zu erkennen und positive Veränderungen selbst herbeizuführen.

In der **personzentrierten Gesprächspsychotherapie (GT)** werden die positive Wertschätzung (Akzeptanz), Empathie (nicht wertendes, einfühlendes Verstehen) und Echtheit (Kongruenz) des Therapeuten als notwendige und für die Behandlung ausreichende Wirkfaktoren gesehen. Die Beziehung von Patient und Therapeutin steht hier im Mittelpunkt, nicht bestimmte Techniken und Methoden. Der Therapeut schafft einen unterstützenden und wertschätzenden Raum, in dem die Patienten ihr Innerstes erkunden und sich entfalten können. Auf dieser Grundlage kann Selbstverwirklichung und persönliches Wachstum stattfinden.

Ziel der GT ist, dem Patienten dabei zu helfen, ein klareres und einheitlicheres (kohärenteres) Selbstkonzept zu entwickeln, das besser mit seinen individuellen Bedürfnissen und Werten übereinstimmt. In der GT gibt es praktisch keine störungsspezifischen Behandlungskonzepte. Theoretisches Ziel der GT und anderer humanistischer Therapieansätze ist, dass sich die Personen mit ihrem Selbstverständnis (Selbstkonzept) in der Realität wieder besser zurechtfinden und sich damit im Einklang fühlen.

### Was passt für wen?

Die Vielfalt an Informationen macht die Orientierung schwer und eine Entscheidung für Patientinnen und Patienten noch schwerer. Zusammengefasst gilt:

1. **Sich an Experten wenden:** Auf jeden Fall darauf achten, dass man bei einem Arzt oder einer Psychotherapeutin ankommt, der oder die fachlich für den Bereich Psychiatrie, Psychosomatik oder Psychotherapie qualifiziert ist. Dies erkennt man bei Ärztinnen an der Bezeichnung »Fachärztin für Psychiatrie und Psychotherapie« oder »Fachärztin für Psychosomatische Medizin«. Psychotherapeut bzw. Psychotherapeutin ist eine gesetzlich geschützte Berufsbezeichnung.

Aber Achtung: Ein Heilpraktiker für Psychotherapie hat kein Studium, keine geregelte Ausbildung, ist nicht approbiert, und seine Leistungen werden nicht von gesetzlichen Krankenkassen bezahlt (siehe auch Seite 93).

1. **Die passende Therapieform aussuchen:** Bei der Entscheidung, welche der wissenschaftlich anerkannten Therapieverfahren besser passen, kann man sich von eigenen Grundeinstellungen leiten lassen. Psychodynamische Psychotherapien (tiefenpsychologische fundierte Psychotherapie und analytische Psychotherapie) sind eher lebensgeschichtlich orientiert und dauern länger; eine analytische Psychotherapie (eher die klassische Psychoanalyse) findet mehrmals pro Woche statt und dauert meist einige Jahre.

   Kognitive Verhaltenstherapie hat die beste wissenschaftliche Befundlage, und die Therapie ist eher auf die Bewältigung der Depression im Hier und Jetzt und in Zukunft orientiert. Bei der systemischen Therapie (hier gibt es bisher nur sehr wenige ambulante Angebote) stehen familiäre Zusammenhänge und die Interaktion zwischen wichtigen Bezugspersonen bei der Therapie im Vordergrund. Oft werden diese Bezugspersonen auch explizit für die Therapie mit eingeladen.
2. **Schwerpunkte erfragen:** Die vielfältigen anderen oben dargestellten Therapieansätze sind Schwerpunkte, die von Therapeutinnen und Therapeuten angeboten werden können. Eine Abrechnung mit den Krankenkassen kann nur erfolgen, wenn solche Schwerpunkte von Personen mit der Fachkunde für kognitive Verhaltenstherapie oder psychodynamische Psychotherapie angeboten werden. Systemische Therapeuten haben in der Regel keine Zusatzausbildung für die verschiedenen Schwerpunkte. Wenn Ihnen ein Ansatz für Sie passend erscheint, fragen Sie die Therapeutin, ob sie die jeweiligen Schwerpunkte anbieten kann.
3. **Den passenden Therapeuten finden:** Sowohl die sogenannten Sprechstunden als auch die probatorischen Sitzungen zu Beginn einer ambulanten Behandlung sind »Probesitzungen«, die einerseits dazu dienen, die Problemlage gut zu verstehen. Sie sind aber auch »Probesitzungen« in dem Sinne, dass Sie als betroffene Person prüfen können, ob »die Chemie stimmt«. Zwar ist es lästig und schwierig, bei mehreren Therapeutinnen Sprechstundentermine zu vereinbaren. Trauen Sie sich jedoch weiterzusuchen, wenn Sie den Eindruck haben: »Mit diesem Therapeuten wird das nichts; der versteht mich nicht.«

### Psychotherapeutische Ansätze zur Behandlung bei Depressionen – der Überblick

| **Bezeichnung** | **Ursprung / Theorie / Zugehörigkeit** |
|---|---|
| Kognitive Verhaltenstherapie (KVT) | Lernpsychologie, kognitive Psychologie |
| Ressourcenorientierung | Weiterentwicklung der KVT |
| Acceptance and Commitment Therapy (ACT) | Entwicklung aus der KVT (sogenannte »dritte Welle« der KVT) |
| Schematherapie | Entwicklung aus der Kognitiven Therapie (Ansatz der so genannten dritten Welle der KVT) |
| Compassion Focused Therapy | Entwicklung aus der KVT und der humanistischen Therapie |
| Tiefenpsycholgisch fundierte Psychotherapie (TP) | Basiert auf den theoretischen Modellen der Psychoanalyse |
| Analytische Psychotherapie (AP) | Basiert auf den theoretischen Modellen der Psychoanalyse |
| Cognitive Behavioral Analysis System of Psychotherapy (CBSAP) | Entwicklung aus der KVT und der psychodynamischen Therapie heraus; insbesondere für die Behandlung chronischer Depressionen |
| Interpersonelle Psychotherapie (IPT) | Entwicklung auf der Basis psychodynamischer Theorien |
| Systemische Therapie | Entwicklung aus der Systemtheorie und der Kommunikationstheorie |
| Personzentrierte Gesprächspsychotherapie (GT) | Wichtigste Form der Humanistischen Psychotherapien |

| Ansatz / Schwerpunkt | Wissenschaftliche Befundlage / Kostenübernahme durch Krankenkassen |
|---|---|
| Änderung von aktuellem Denken und Verhalten, Aktivitätsaufbau, Training sozialer Kompetenzen | Sehr gute wissenschaftliche Fundierung. Wird von Krankenkassen bis zu 80 Stunden ambulant bezahlt |
| Besondere Beachtung vorhandener Stärken | Gute Studienlage. Kann im Rahmen der KVT eingesetzt werden, Kosten werden dann übernommen |
| Betonung der Akzeptanz von Gefühlen und Zuständen sowie persönlicher Werte | Gute wissenschaftliche Studien. Wird von den Kassen finanziert, wenn im Rahmen von KVT eingesetzt |
| Besondere Betonung dysfunktionaler Schemata, die lebensgeschichtlich erklärt werden | Einige wissenschaftliche Studien. Wird von den Kassen finanziert, wenn im Rahmen von KVT eingesetzt |
| Besondere Betonung der Selbstfürsorge und der Selbstakzeptanz | Einige wissenschaftliche Befunde. Kosten werden übernommen, wenn im Rahmen einer KVT oder psychodynamischen Therapie eingesetzt |
| Betonung bedeutsamer Konflikte in der Lebensgeschichte | Wissenschaftlich anerkannt. Kosten werden von den Krankenkassen für bis zu 100 Stunden übernommen |
| Betonung bedeutsamer Konflikte in der Lebensgeschichte; Bearbeitung mit Schwerpunkt der Analyse von Übertragung und Gegenübertragung | Wissenschaftlich anerkannt. Kosten werden von den Krankenkassen für bis zu 300 Stunden übernommen |
| Kombination von KVT , interpersonellen und psychodynamischen Konzepten | Gute Befundlage für chronische Depressionen. Wird von den Kassen finanziert, wenn im Rahmen von KVT eingesetzt |
| Betonung interpersoneller Probleme und deren Bearbeitung | Als Methode wissenschaftlich anerkannt; Kosten werden übernommen, wenn von einem KVT-oder TP- bzw. AP-Therapeuten durchgeführt |
| Betonung der Bedeutung des sozialen Systems, in dem die Patientin und ihr Symptom eine bestimmte Funktion für das System hat | Wissenschaftlich anerkannt. Wird von den Krankenkassen im Umfang bis zu 48 Stunden bezahlt |
| Betonung der Selbstheilungskräfte, die durch Gespräch mit Therapeutin gefördert werden | Wissenschaftlich für die Behandlung von Depressionen anerkannt; Kosten werden jedoch von den Krankenkassen nicht übernommen |

# HILFREICHE MEDIKAMENTE

*Psychopharmaka sind häufig Bestandteil einer Therapie bei schweren psychischen Erkrankungen. Antidepressiva können helfen, die Stimmung, den Antrieb, aber auch den Schlaf und andere Symptome einer Depression zu verbessern. Trotzdem kursieren viele Ängste und Vorurteile, für die es aus medizinischer Sicht aber nur wenig Anlass gibt.*

Antidepressiva beseitigen nicht die Auslöser einer Depression wie etwa schwierige Lebenssituationen, Beziehungsprobleme oder andere Lebenskrisen. Sie können aber dabei helfen, die depressiven Symptome und damit das Leid der Betroffenen zu mindern, sodass diese sich wieder aktiv um Lösungen für Probleme kümmern können. Je schneller mit einer Behandlung begonnen wird, desto höher ist die Wahrscheinlichkeit einer langfristigen Genesung.

Allerdings existieren verschiedene Vorurteile zu dieser Art von Psychopharmaka.

***Vorurteil:*** *»Antidepressiva verändern meine Persönlichkeit.«*

**Richtig ist:** Die Einnahme von Antidepressiva führt dazu, dass sich die Persönlichkeit eines Menschen wieder ohne Depression zeigen kann.

***Vorurteil:*** *»Antidepressiva helfen nicht. Psychotherapie ist das Einzige, was helfen kann.«*

**Richtig ist:** Je nach Schwere der Depression kann die Kombination von Medikamenten und Therapie wirkungsvoll zur Depressionsbewältigung sein. Antidepressiva wirken jedoch nicht sofort, und wie bei allen Medikamenten, die wirken, können auch Nebenwirkungen auftreten, die Sie mit Arzt oder Ärztin besprechen sollten (siehe unten).

***Vorurteil:*** *»Antidepressiva machen high und süchtig.«*

**Richtig ist:** Antidepressiva machen weder süchtig, noch versetzen sie in einen Rausch wie etwa Alkohol, Opiate oder Nikotin. Dennoch kann es bei einem zu schnellen Absetzen des Medikaments zu Absetzsymptomen wie Schlafproblemen, Schwindel oder grippeähnlichen Symptomen kommen. Der Arzt oder die Ärztin sollten deshalb immer das »Ausschleichen« begleiten.

## Verschiedene Formen von Antidepressiva

Psychopharmaka zur Behandlung von Depressionen stehen erst seit Mitte der 1950er-Jahre zur Verfügung. Ihre Wirkweise ist seither kaum verändert. Heute werden sie milliardenfach verschrieben, und die Tendenz steigt. Über die Wirkweise von Antidepressiva kursieren viele Mythen. Mittlerweile gibt es in der pharmakologischen Forschung zahlreiche Modelle zur Erklärung der Wirkmechanismen. Fast alle Antidepressiva sorgen dafür, dass die Konzentration der Nervenbotenstoffe Serotonin und/oder Noradrenalin bzw. Dopamin im synaptischen Spalt zwischen den Nervenzellen (siehe Grafik Seite 71) erhöht wird. Dazu gibt es über dreißig unterschiedliche Wirkstoffe, die in Gruppen unterteilt werden:

- trizyklische Antidepressiva (TZA)
- selektive Serotonin- bzw. Serotonin- und Noradrenalin-Rückaufnahme-Inhibitoren (SSRI bzw. SSNRI)
- MAO-Hemmer und anders wirkende Antidepressiva

### *Trizyklische Antidepressiva*

Die Entdeckung des »klassischen« Medikaments gegen Depression fand eher zufällig statt. Bei der klinischen Erprobung des Arzneistoffs Imipramin in der Behandlung von Psychosen fiel dem Schweizer Psychiater Roland Kuhn auf, dass sich die Schizophrenie der damit behandelten Patienten nicht besserte. Dafür linderte er ihre depressiven Symptome erstaunlich gut, wirkte stimmungsaufhellend und angstlösend. Imipramin gehört zur Gruppe der trizyklischen Antidepressiva und wurde so zum Prototyp einer eigenen Klasse von Psychopharmaka. Zu diesen Trizyklika gehören:

- Amitriptylin (heutzutage vor allem in der Schmerzbehandlung verwendet)
- Clomipramin
- Imipramin oder auch Trimipramin (Letztgenanntes wird heute vor allem noch in der Behandlung von Schlafstörungen eingesetzt)

Ihren Namen verdanken die trizyklischen Antidepressiva ihrem chemischen Aufbau. Diese »alten« Antidepressiva der ersten Generation wirken auf eine große Zahl von Nervenüberträgerstoffen und haben daher neben den antidepressiven Effekten auch viele Nebenwirkungen, die für die Patienten unangenehm, im Einzelfall sogar gefährlich sein können. In der Therapie von chronischen Schmerzen oder Schlafstörungen werden meist sehr viel geringere und damit in der Regel auch meist sehr gut verträgliche Dosierungen eingesetzt.

### *Antidepressiva der zweiten Generation: SSRI und SSNRI*

Seit den 1990er-Jahren wurden selektiver wirksame Antidepressiva, die sogenannten selektiven Serotonin- bzw. Serotonin- und Noradrenalin-Rückaufnahme-Inhibitoren (SSRI bzw. SSNRI) verfügbar. Sie erhöhen die Konzentration der Botenstoffe Serotonin bzw. Noradrenalin zwischen den Nervenzellen, indem sie die Rückaufnahme, also das Recyceln der Botenstoffe, blockieren bzw. verlangsamen. Diese Antidepressiva sind zwar nicht besser wirksam als die Trizyklika, haben aber deutlich weniger Nebenwirkungen, da sie nicht auch noch auf andere Nervenüberträgerstoffe wie z. B. Acetylcholin wirken. Deshalb werden sie inzwischen auch sehr viel häufiger angewendet.

SSRI/SSNRI kommen bei schweren depressiven Verstimmungen zum Einsatz, aber auch bei Angst- und Zwangserkrankungen. Zu den wichtigsten Wirkstoffen zählen:

- Citalopram bzw. Escitalopram
- Duloxetin
- Fluoxetin
- Sertralin
- Venlafaxin bzw. Desvenlafaxin

### *MAO-Hemmer und anders wirkende Antidepressiva*

Ein Antidepressivum blockiert die Rückaufnahme von Dopamin und Noradrenalin (Bupropion), eines wirkt auch über den Melatonin-Rezeptor (Agomelatin), ein weiteres, ebenfalls schlafförderndes Antidepressivum wirkt auch über eine Blockade des alpha2-Rezeptors (Mirtazapin). Weiterhin gibt es Antidepressiva, die den Abbau der Nervenüberträgerstoffe Serotonin, Dopamin und Noradrenalin blockieren, die sogenannten Monoaminooxidase-Inhibitoren, auch MAO-Hemmer genannt (Moclobemid, Tranylcypromin).

## Was tun bei Nebenwirkungen?

Wie andere Medikamente auch können Antidepressiva Nebenwirkungen haben, diese sind aber nicht so schwerwiegend, wie mitunter behauptet wird. Es kann – je nachdem, welches Antidepressivum verordnet wurde – anfangs zu Übelkeit, Durchfall, Verstopfung, Unruhe oder Kopfschmerzen kommen. Diese gehen meist im Lauf der weiteren Behandlung zurück. Relativ häufig sind sexuelle Funktionsstörungen wie eine verringerte sexuelle Erregbarkeit, Erektions- oder auch Ejakulationsprobleme. Aber auch ein vermehrtes Schwitzen kann auftreten. In diesen Fällen sollten Patienten und der behandelnde Arzt über eine Dosisreduktion oder einen Wechsel des Antidepressivums nachdenken, es sei denn, die Nebenwirkung wird von dem Betroffenen nicht als beeinträchtigend erlebt. Bei der Verschreibung dieser Medikamente wird die behandelnde Ärztin immer versuchen, solche negativen Effekte zu vermeiden. Es gilt abzuwägen: Was beeinträchtigt mitunter mehr? Ist es die Depression oder sind es die Nebenwirkungen?

Ganz wichtig bei der Frage nach eventuellen Nebenwirkungen ist auch

### Alternativen zu Antidepressiva bei leichten Depressionen

- Tageslichttherapielampe
- Johanniskraut
- Psychotherapie
- Bewegung und Sport (mehr dazu auf Seite 133)

die Abgrenzung von Symptomen der Depression. So kann ein Libidoverlust auch ein typisches Krankheitssymptom sein und mit Besserung der Depression verschwinden, auch wenn das Antidepressivum dies möglicherweise als Nebenwirkung haben kann.

## Wann wird welches Antidepressivum eingesetzt?

Jedes Antidepressivum wirkt anders im Gehirn: So blockiert eines die Rückaufnahme der Botenstoffe Dopamin und Noradrenalin, ein anderes wirkt über den Melatonin-Rezeptor und fördert so den Schlaf, wieder andere verhindern den Abbau der Nervenüberträgerstoffe Serotonin, Dopamin und Noradrenalin (MAO-Hemmer), sodass diese in höheren Konzentrationen vorliegen, was die Stimmung und den Antrieb bessert. Grundsätzlich werden Medikamente oder Medikamentengruppen je nach Art oder Typ der Depression verwendet:

- bei leichten bis mittelschwer ausgeprägten depressiven Episoden hoch dosiertes Johanniskraut
- bei mittelschwer bis schwer ausgeprägten depressiven Episoden Antidepressiva gegebenenfalls in Kombination mit einer Psychotherapie (S3-Leitlinie)
- bei wahnhafter Depression in den allermeisten Fällen eine Kombination aus Antidepressivum und Antipsychotikum
- bei manisch-depressiver (bipolarer) Erkrankung ist man mit der Anwendung von Antidepressiva zurückhaltender und versucht es zunächst mit stimmungsstabilisierenden Medikamenten.

Bei der Auswahl der Antidepressiva berücksichtigt der Psychiater oder die Ärztin mögliche Nebenwirkungen genauso wie die primäre Wirkung. Ebenfalls entscheidend für die Auswahl sind mögliche Wechselwirkungen mit anderen Medikamenten, die die Betroffenen auch benötigen, oder körperliche Begleiterkrankungen. Die Sicherheit medikamentöser Behandlungen wird unter anderem durch regelmäßige Blutuntersuchungen und gegebenenfalls weitere Kontrolluntersuchungen wie z. B. EKG- oder EEG-Kontrollen sichergestellt. So kann eine Patientin sicher sein, dass ihr Körper durch eine teilweise längerfristig notwendige medikamentöse Behandlung keinen Schaden nimmt.

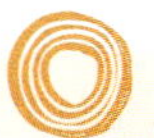

## Auf einen Blick

- Eine medikamentöse Depressionsbehandlung kann der Allgemein- oder Hausarzt übernehmen. Spricht ein Patient aber nicht auf ein Medikament an oder zeigt Nebenwirkungen, gehört die Weiterbehandlung in die Hände eines erfahrenen psychiatrischen Facharztes.
- Mindestens zwei, meist aber drei bis vier Wochen benötigen Antidepressiva, um zu wirken. Positive Effekte in den ersten Behandlungstagen sind zwar möglich, leider aber nicht die Regel.
- Die Behandlung mit Antidepressiva beginnt mit einer niedrigen Dosis, die langsam gesteigert wird. So kann sich der Körper an das Medikament gewöhnen, und die anfangs oft störenden Nebenwirkungen belasten nicht so stark. Die Bestimmung der im Blut vorhandenen Menge des Medikaments kann dabei helfen zu entscheiden, ob eine Dosiserhöhung sinnvoll und aussichtsreich ist.
- Nach vier bis sechs Wochen sollten die depressiven Symptome deutlich abgemildert sein. Die Behandlung dauert normalerweise sechs bis zwölf Monate. Um sie zu beenden, wird die Medikamentendosis langsam reduziert (ausgeschlichen). Um wie viel und über welchen Zeitraum hinweg, richtet sich danach, ob der depressionsfreie Zustand stabil bleibt, wie lange die Depression bestand und wie häufig es bereits Depressionen gab. Möchte man auch das Auftreten neuer Depressionen verhindern, ist häufig eine deutlich längere Einnahme der Medikamente notwendig.
- Anders als viele Beruhigungs- und Schlafmittel, vor allem aus der Gruppe der Benzodiazepine, machen Antidepressiva nicht süchtig oder abhängig.
- Vorsicht: Manche Erkrankte setzen die verordneten Antidepressiva ab, ohne die behandelnden Ärzte zu informieren. Dies ist riskant, denn hierbei kann es zu typischen Absetzsymptomen kommen: Übelkeit, Erbrechen, Schmerzen, Schlaflosigkeit, Nervosität, Kopfschmerzen, Erregtheit, Angst. Empfohlen wird ein Ausschleichen der Medikamente unter ärztlicher Betreuung über einige Wochen hinweg, insbesondere wenn sie wirksam waren.

## Medikamente für die manisch-depressive Erkrankung

Bei einer manisch-depressiven Erkrankung ist man mit der Anwendung von Antidepressiva sehr viel zurückhaltender. Das vorrangige Ziel ist hier eine Stabilisierung der Stimmung. So soll verhindert werden, dass es weder zu depressiven noch zu manischen Episoden kommt. Obwohl ein Teil der angewandten Medikamente aus der Gruppe der Antiepileptika stammt (z. B. Lamotrigin, Carbamazepin oder Valproinsäure), werden sie als »Stimmungsstabilisierer« bezeichnet. Sie dienen zur »Basisbehandlung« bei einer akuten Krankheitsepisode wie auch zur Vorbeugung. Erst wenn diese auch durch eine Dosisanpassung nicht erfolgreich sind, greift man beispielsweise auf Antidepressiva oder Benzodiazepine (siehe Seite 128) zurück.

Neben den genannten Antiepileptika kommen auch Neuroleptika zur Anwendung. Während die alten, sogenannten typischen Neuroleptika fast nur zur Behandlung von Psychosen verwendet wurden, setzen Psychiater die neuen, sogenannten atypischen Neuroleptika inzwischen teilweise auch zur Therapie oder Vorbeugung von Depression und Manie ein. Allen gemeinsam ist, dass sie die Wirkung des Botenstoffs Dopamin in bestimmten Regionen des Gehirns blockieren und bei Erregungszuständen dämpfen. Häufige Nebenwirkungen sind Appetitsteigerung und Gewichtszunahme sowie Veränderungen der Blutfettwerte und Hormonspiegel. Am stärksten sind diese Nebenwirkungen bei Olanzapin, gefolgt von Quetiapin. Aripiprazol hat hier eine gewisse Sonderstellung und wird häufig besser vertragen, wirkt unter Umständen aber nicht so schnell.

Wichtig zu wissen ist: Antidepressiva können Manien auslösen, genauso wie Neuroleptika zu Depressionen führen können.

### *Lithium*

»Goldstandard« in der medikamentösen Behandlung der manisch-depressiven Erkrankung ist nach wie vor Lithium. Schon die alten Römer haben anscheinend Lithium-haltiges Quellwasser in der Behandlung der »Melancholie« genutzt. Doch auch wenn Lithiumsalze neben Clozapin die einzigen Medikamente sind, für die eine den Selbstmord verhindernde Wirkung wissenschaftlich erwiesen ist, sind sie kein so einfach handhabbares Medikament. Das liegt insbesondere daran, dass die wirksame Dosis (0.6–0.8 bzw. in der Maniebehandlung bis 1.2 mmol/l) nicht weit von dem bereits giftigen Bereich (1.5 bzw. 2.0 mmol/l) entfernt ist.

Die Behandlung mit Lithium hat ihre Grenzen. Je häufiger Depressionen oder Manien auftreten, desto schwieriger sind sie zu behandeln oder zu verhindern. Kommt es inner-

**Wichtige Hinweise zur Einnahme von Lithium**

- Regelmäßige Kontrollen der Lithium-Konzentrationen im Blut sind unerlässlich.
- Bei Flüssigkeits- oder Kochsalzverlusten, zum Beispiel bei hohem Fieber, starkem Schwitzen oder Durchfällen, kann eine Anpassung der Dosis nötig werden.
- Nebenwirkungen: Zittern der Hände (Tremor) und Schilddrüsenunterfunktion (Ersatz von Schilddrüsenhormon – Thyroxin – ist möglich)
- Auch Stimmungsstabilisierer oder Neuroleptika können Nebenwirkungen haben. Um die Wirksamkeit zu verstärken, werden manchmal Medikamente kombiniert.

halb eines Jahres zu mehr als vier Episoden, spricht man von Rapid Cycling (siehe auch Seite 27). Diese Verlaufsform manisch-depressiver Erkrankungen spricht auf Lithium weniger gut an.

### *Beruhigungs- und Schlafmittel (Benzodiazepine)*

Benzodiazepine (z.B. Valium) können in Ausnahmesituationen wie etwa akuter Selbstmordgefahr (Suizidalität) oder schwerer psychotischer Angst für die Betroffenen extrem hilfreich und unter Umständen sogar lebensrettend sein. Da es jedoch hierbei eine recht hohe Suchtgefahr gibt, müssen Ärztinnen und Ärzte diese Medikamente sehr umsichtig, gezielt und nur zeitlich begrenzt verordnen.

## Therapiekonzept und Behandlungsphasen

Mit den heute zur Verfügung stehenden Therapieoptionen ist es meist möglich, depressive Episoden relativ zügig zum Abklingen zu bringen und die Lebensqualität der Betroffenen zu bessern. Wird die Behandlung jedoch zu früh beendet, erhöht sich die Wahrscheinlichkeit für einen Rückfall. Die Therapie der Depression unterliegt je nachdem, in welcher Phase der Erkrankung der Betroffene sich befindet, verschiedenen Zielsetzungen:

### *Erster Schritt: Akuttherapie*

Das vorrangige Ziel jeder Depressionsbehandlung besteht darin, eine komplette Rückbildung der Symptomatik zu erreichen. Manchmal sind gerade die letzten 10 bis 20 Prozent der Symptomatik schwieriger zu behandeln als die ersten 50 bis 80 Prozent. Und manchmal sind einzelne Symptome besonders hartnäckig. So kann es zum Beispiel vorkommen, dass es länger dauert, bis sich die kognitive Leistungsfähigkeit komplett wieder einstellt.

Diese erste Phase der Akuttherapie dauert bis zur (idealerweise) kompletten Rückbildung der Symptomatik an, in der Regel vier bis acht Wochen nach Beginn der akuten Krankheitsphase. Der vertrauensvolle Kontakt zur Ärztin oder dem Therapeuten ist (nicht nur) in dieser Phase sehr wichtig. Jetzt können auch begleitende Therapien eingeleitet werden (siehe Seite 137).

### *Zweiter Schritt: Erhaltungstherapie*

Im zweiten Schritt soll erreicht werden, dass die erfolgreich behandelte Depression nicht wieder auftritt. Für diese Phase werden sechs bis zwölf Monate veranschlagt. Auch hier ist eine vertrauensvolle Beziehung zwischen Patient und Arzt zentral. Wichtig ist in vielen Fällen eine Fortführung der Medikamente, meist in derselben Dosierung, die notwendig war, um aus der Depression herauszukommen.

### *Dritter Schritt: Wiedererkrankungs-Vorsorge (Rezidiv-Prophylaxe)*

Kam es in der Vergangenheit immer wieder zu depressiven Episoden, so ist es ein weiteres Behandlungsziel, das Auftreten neuer Phasen zu verhindern. Diese Vorsorge soll langfristig verhindern, dass es wieder zu Krankheitsepisoden kommt, und wird meist über einen Zeitraum von mehreren Jahren durchgeführt.

## Antidepressiva bei Kinderwunsch

Doppelt so viele Frauen wie Männer erkranken an einer Depression, die manisch-depressive Erkrankung tritt hingegen bei beiden Geschlechtern gleich häufig auf. Da viele Betroffene erstmals zwischen ihrem zwanzigsten und vierzigsten Lebensjahr erkranken, stellt sich oft die Frage, wie Betroffene mit einer medikamentösen Behandlung umgehen sollen, wenn gleichzeitig ein Kinderwunsch besteht. Aus biologischen Gründen stehen hier Frauen eher im Fokus als Männer.

Die gute Nachricht deshalb zuerst: Weder eine Depression noch eine manisch-depressive Erkrankung oder eine medikamentöse Behandlung sind aus medizinischer Sicht Gründe, auf ein Kind zu verzichten. Viele Antidepressiva, aber auch andere Medikamente können auch in Schwangerschaft und Stillzeit eingenommen werden, ohne dass der Nachwuchs gefährdet ist. Da es nachvollziehbarerweise hier keine (Placebo-)kontrollierten klinischen Studien gibt, beruhen die Empfehlungen auf den Erfahrungen von zahlreichen Patientinnen und ihren Schwangerschaften und Geburten.

Weiterhin gilt: Die Entscheidung für ein Kind trotz psychischer Erkrankung oder einer notwendigen Behandlung sollte immer eine gemeinsame Entscheidung der potenziellen Eltern sein, unabhängig davon, wer nun betroffen ist. Dabei sollte auch keinesfalls vergessen werden, dass ein Ungeborenes durch eine schwere (nicht behandelte) Depression oder

Manie leider möglicherweise einen sehr viel größeren Schaden davontragen kann als durch eine individuell abgestimmte, optimale medikamentöse Behandlung. Eine gute Informationsquelle zu Medikamenten in Schwangerschaft und Stillzeit bietet: https://www.embryotox.de.

**Beratungsstellen nutzen!**

Sehr hilfreich für behandelnde Ärztinnen und Psychiater, aber auch für die Betroffenen sind Beratungszentren, die auf ihren Websites Informationen zu Hunderten von Medikamenten während Schwangerschaft und Stillzeit zur Verfügung stellen und die auch selbst eine individuelle Beratung durchführen (z. B. Embryotox). Diese Beratungsstellen sammeln auch Informationen über ihnen bekannte Schwangerschaften und medikamentöse Behandlungen und sollten daher im Interesse aller bei der Datenerhebung unbedingt unterstützt werden.

## Neue Perspektiven

Antidepressiva, die ihre Wirkung auf andere Weise entfalten, werden neu entdeckt oder weiterentwickelt. Zum Beispiel Ketamin: Das Mittel, das als Narkosemedikament und Partydroge bekannt wurde, ist inzwischen als Esketamin-Nasenspray zur Depressionsbehandlung zugelassen.

Darüber hinaus wurden in den vergangenen Jahren qualitativ hochwertigere Studien durchgeführt, die einen positiven Effekt von Psilocybin, dem Wirkstoff der sogenannten Magic Mushrooms, in der Depressionsbehandlung beschrieben haben. Die Anwendung kann derzeit jedoch nur in klinischen Studien erfolgen, muss therapeutisch sehr engmaschig begleitet werden und unterliegt vielen Sicherheitsvorkehrungen. So werden zum Beispiel keine Menschen eingeschlossen, bei denen selbst oder in der Familie Psychosen aufgetreten sind. Wir untersuchen derzeit ebenfalls, inwiefern dieser Behandlungsansatz in der Depressionsbehandlung genutzt werden kann.

## Andere biologische Behandlungsverfahren

In der Behandlung von Depressionen kommen ergänzend auch eine Reihe von biologischen Stimulationsverfahren zum Einsatz. Dies ist vor allem bei Patienten der Fall, bei denen die konventionellen Behandlungswege nicht zur Besserung führen (Therapieresistenz).

### *Elektrokrampftherapie*

Diese wurde bereits in der ersten Hälfte des 20. Jahrhunderts eingesetzt, auch wenn die Wirksamkeit und die Sicherheit mit der derzeitigen Anwendung gar nicht zu vergleichen ist. Sie stellt eine effektive und nebenwirkungsarme Behandlung beispielsweise bei einer therapieresistenten schweren Depression dar, wird unter Vollnarkose und Muskelrelaxation angewendet und ist schmerzlos. Man führt ihr Wirkprinzip auf eine veränderte Freisetzung von Nervenbotenstoffen im Gehirn zurück, der genaue Mechanismus ist noch nicht vollständig geklärt.

### *Therapeutischer Schlafentzug*

Studien belegen, dass diese Maßnahme einen stimmungsaufhellenden Effekt auch bei depressiven Episoden haben kann. Meist schläft man dabei zwei Mal in der Woche eine ganze Nacht nicht oder steht in der zweiten Nachthälfte auf und bleibt wach. Der antidepressive Effekt hält jedoch nur am Tag des Schlafentzugs an. Da es in der Gruppe und unter Anleitung viel einfacher ist, die antidepressiv wirkende Maßnahme durchzuhalten, wird diese ergänzende Therapieform überwiegend in Kliniken angewendet.

### *Transkranielle Magnetstimulation (TMS)*

Durch Magnetimpulse wird mit dieser Technik die Erregbarkeit von Nervenzellen beeinflusst. Dabei werden die Impulse von einer Spule, die an den Kopf gelegt wird, durch den Schädel (= transkraniell) abgegeben. So soll das Gleichgewicht der Gehirnaktivität wiederhergestellt werden, was den Betroffenen hilft, sich von der Depression zu erholen. Die bisherige Forschung zeigt, dass die TMS als neue Therapiemöglichkeit durchaus Potenzial haben kann.

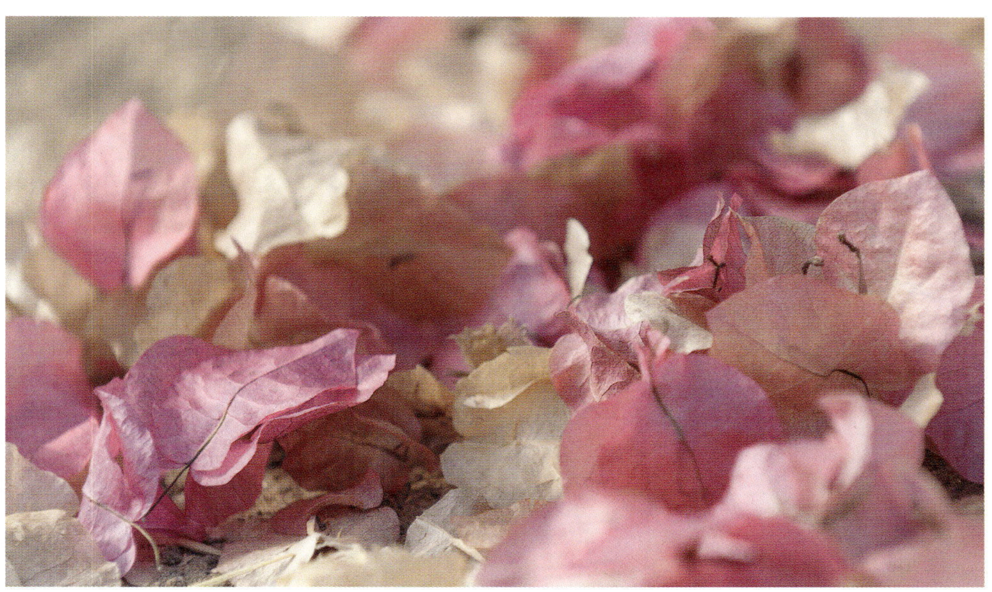

### *Vagusnervstimulation (VNS)*

Diese Technik ist zugelassen zur Behandlung therapieresistenter Depressionen und hat in Studien einen überzeugenden Nutzen gezeigt. Hierzu findet eine Operation in Vollnarkose statt, bei der Elektroden am linken Vagusnerv, der Generator sowie ein dünnes Kabel unter der Haut im Halsbereich implantiert werden. Die Stimulationsparameter (Frequenz, Pulsweite und Stromstärke) werden in anschließenden Behandlungssitzungen angepasst.

### *Tiefe Hirnstimulation (THS)*

Bei der THS handelt es sich um einen minimalinvasiven, neurochirurgischen Eingriff, bei dem feine Elektroden im Gehirn platziert werden, um ein Kerngebiet elektrisch zu stimulieren. Krankhafte Signalveränderungen, die eine normale Hirnfunktion stören, werden so beseitigt und die Beschwerden der Patienten gebessert. Die jüngsten, sehr aufwendig durchgeführten kontrollierten Studien waren jedoch nicht erfolgreich, sodass derzeit die Hoffnungen in dieses Behandlungsverfahren gebremst sind.

### *Lichttherapie*

Inzwischen weiß man, dass die Lichttherapie (10 000 Lux, täglich, am besten am Morgen) auch bei nicht saisonal auftretenden Depressionen wirksam sein kann. Bei schwerer Depression ist diese Strategie allein aber leider meist nicht ausreichend.

# BEWEGUNG UND SPORT

*Moderne Formen der Depressionsbehandlung haben mehr zu bieten als die klassischen Instrumente Psychotherapie und auf die individuellen Bedürfnisse ausgerichtete Psychopharmakotherapie. Bewegung als dritte Therapiesäule ist dabei weit mehr als »nur« eine ergänzende Maßnahme. Sie lindert Leiden, kann Struktur bieten und wirkt positiv auf die Nervenzellen im Gehirn. Zudem ist sie fast überall durchführbar und meist kostengünstig.*

Wer sich regelmäßig viel bewegt oder sogar Sport treibt, tut viel für seine Fitness und Gesundheit. Doch auch die Psyche profitiert sehr von regelmäßiger Bewegung, bei gesunden wie auch bei erkrankten Menschen. Denn körperliche Aktivität wirkt nicht nur auf den Stoffwechsel und die Muskulatur. Sie beansprucht auch bestimmte Teile des Gehirns, erhöht laut neueren Studien die Leistungs- und Anpassungsfähigkeit des Gehirns (Neuroplastizität), die bei Menschen mit Depressionen gemindert ist, und reduziert klinische Symptome. Auch wenn Sport allein eine psychotherapeutische und/oder medikamentöse Therapie nicht komplett ersetzen kann, ist er in der Depressionstherapie unverzichtbar.

## Das beste »natürliche« Antidepressivum

Körperliche Aktivität und Sport führen zu verschiedenen Prozessen, die die Stimmung verbessern:

- Es werden Nervenwachstumsfaktoren ausgeschüttet, was dabei hilft, dass sich neue Nervenzellen oder Verknüpfungen zwischen Nervenzellen bilden.
- Die Biochemie im Gehirn verändert sich durch die körperliche Aktivität, die Konzentrationen von Neurotransmittern wie Serotonin, Noradrenalin und Dopamin erhöhen sich.
- Die mit körperlicher Betätigung verbundenen Erfolgserlebnisse können den Kreislauf von Hoffnungs- und Perspektivlosigkeit durchbrechen.
- Bewegung lenkt von negativen Gedanken und Grübeln ab und wirkt Antriebslosigkeit und Rückzug entgegen.
- Die Betroffenen merken, dass sie wieder selbstständig etwas für sich und ihren Heilungsprozess tun können. In der Psychologie nennt man das Selbstwirksamkeit.
- Körperwahrnehmung und Körperbewusstsein verbessern sich ebenso wie Koordination, Kraft und Ausdauerleistung.

## Wie Bewegungstherapie hilft

Viele Menschen haben leider negative oder frustrierende Erfahrungen im Sportunterricht ihrer Kindheit und Jugend gemacht, weshalb wir im klinischen Alltag lieber den Begriff »Bewegungstherapie« verwenden. In diesem Rahmen können Menschen unter Anleitung trainieren, Folgeschäden wie z. B. Bluthochdruck, Übergewicht, Diabetes und Arteriosklerose vorbeugen und ein gesundheitsorientiertes Verhalten entwickeln. Neben der Behandlung von Depressionssymptomen wird die Sport- und Bewegungstherapie im Einzel- oder Gruppensetting auch in der Rehabilitation und zur Vorbeugung (Prophylaxe) angewendet.

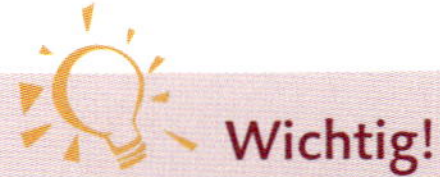

**Wichtig!**

Therapien mit Sport können die (teilweise leider sehr langen) Wartezeiten für Psychotherapien überbrücken, da Plätze hier viel leichter zu bekommen sind bzw. eine Anleitung unter Umständen gar nicht nötig ist. Erkundigen Sie sich bei Ihrem Arzt danach.

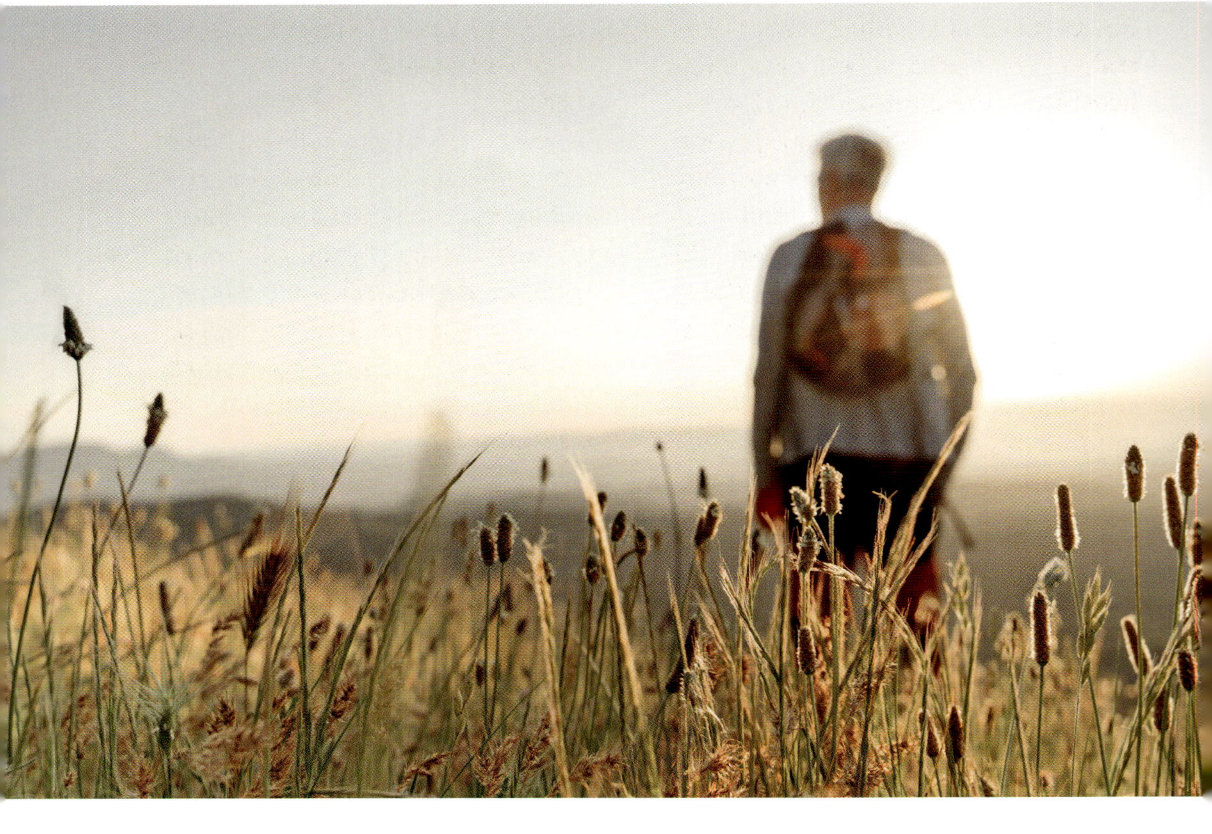

### *Wissenschaftlich geprüft*

Zahlreiche qualitativ hochwertige Studien belegen eine therapeutische Wirksamkeit von Bewegung und Sport bei depressiven Erkrankungen. Die meisten Untersuchungen gibt es zum Ausdauertraining (z. B. Laufen oder Training auf dem Fahrrad oder dem Fahrradergometer). Aber auch Krafttraining oder Yoga kann dabei helfen, Symptome einer Depression zu mildern.

Erfreulicherweise ist heute die Sporttherapie in psychiatrischen Kliniken breiter aufgestellt: Die klassische Laufgruppe wird ergänzt um Yoga, Tai-Chi, Ballspiele, Klettern und Bouldern, Zumba, Tanz und vieles andere mehr. Ziel ist es, dass möglichst jeder die passende Sportart für sich findet, die Spaß macht, denn nur so ist ein Dranbleiben möglich. Auch wenn Bewegung fordert und anstrengt, steht der Spaßfaktor des Sports im Dienste seiner positiven Wirkungen auf Körper und Psyche im Mittelpunkt.

Trotzdem wird Sport- und Bewegungstherapie z. B. bei einer stationären Behandlung von Patienten noch sehr viel weniger genutzt als andere, weniger gut gesicherte komplementäre Therapien. Hier gilt es für das Behandlungsteam, die Betroffenen zur Bewegung zu motivieren, idealerweise auch zum weiteren Fortführen der Aktivität nach einem Klinikaufenthalt. Diese Herausforderung findet bislang bei Weitem noch nicht ausreichend Beachtung. Und auch die Verordnung von Rehabilitationssport in der Behandlung von Depressionen (siehe unten) erfolgt noch viel zu selten.

### Gut zu wissen

- Spezifische Empfehlungen bezüglich der Art, Häufigkeit und Dauer von Aktivität, Bewegung oder Training gibt es nicht, sodass sich Ärztinnen und Psychologen an allgemeine Empfehlungen wie z. B. der WHO (Weltgesundheitsorganisation) orientieren. Das bedeutet mindestens 150 Minuten moderate bis intensive körperliche Aktivität pro Woche.
- Angeleitet oder auch in der Gruppe fällt es vielen Menschen – nicht nur an Depression Erkrankten – leichter, sich zur Bewegung oder zum Sport aufzuraffen. Einen geplanten und vereinbarten Termin abzusagen ist aufwendiger, als einfach nichts zu machen, z. B. nicht laufen oder schwimmen zu gehen.
- Es gibt auch die Möglichkeit, dass Ihr Arzt Ihnen Rehabilitationssport verordnet. Nach Genehmigung der Verordnung durch den jeweiligen Rehabilitationsträger und der Vorlage bei Rehabilitationssportanbieter Ihrer Wahl mit entsprechenden Kursen entstehen Ihnen keine Kosten.

- Belohnen Sie sich nach dem Sport, dann haben Sie ein Ziel, worauf Sie sich freuen können.
- Sorgen Sie nicht nur dafür, dass die Sportart für Sie stimmt, sondern dass auch die Atmosphäre stimmt. Wenn Sie sich nicht gerne in einem Fitnessstudio oder öffentlichen Schwimmbad aufhalten, dann zwingen Sie sich nicht dazu, sondern suchen Sie sich eine Alternative. Durch die sportliche Betätigung soll es keinesfalls zu negativem Stress kommen. Was natürlich nicht bedeutet, dass Bewegung und Sport nicht auch einmal anstrengend sein dürfen und müssen.
- Setzen Sie sich Aktivitäts- und Trainingsziele, die für Sie zu erreichen sind. Wenn Sie sich nicht zum regelmäßigen Walken oder Fahrradfahren motivieren können, gehen Sie lieber regelmäßig spazieren, nutzen Sie die Treppe, laufen zum Bäcker oder gehen eine Strecke, die Sie sonst mit dem Bus fahren würden, zu Fuß. Im Alltag gibt es viele Möglichkeiten, aktiver zu werden und zu bleiben.
- Neben der Aktivität und dem Training sind Erholungs- und Regenerationsphasen ebenfalls wichtig. Nehmen Sie sich nicht zu viel in zu kurzer Zeit vor.

# WEITERE KOMPLEMENTÄRE BEHANDLUNGEN

*In der Therapie von schweren oder chronischen Depressionen und manisch-depressiven Erkrankungen arbeiten wir mit unterschiedlichen begleitenden (komplementären) Behandlungsansätzen. Hierdurch können wir die individuellen Bedürfnisse der Betroffenen berücksichtigen und diese in die Lage versetzen, dass sie Körper und Seele »trainieren«, um wieder einen normalen Alltag erleben und bewältigen zu können.*

Komplementäre Behandlungen verbinden bei der Behandlung von Depressionen immer zwei Ansätze: Hier können sich Betroffene mit anderen Mitteln als der Sprache ausdrücken und gleichzeitig Übungs- und Experimentierfelder für sich und ihren Alltag finden. Zum Behandlungsteam gehören deshalb insbesondere in Kliniken auch Sozialarbeiterinnen, Physiotherapeuten, Betreuerinnen und Helfer aus anderen Berufsgruppen. In der Behandlung kommen neben Psychotherapie, Medikamenten und Bewegungs- und Sporttherapie auch Ergotherapie sowie künstlerische Therapien zur Anwendung. Während der Behandlung sollten die Betroffenen zumindest teilweise vom Druck der Alltagsaufgaben und -pflichten entlastet werden, um wieder gesund werden zu können. Beispielsweise könnten Zugehörige anbieten, sich mit um den Papierkram zu kümmern oder die Versorgung von Haustieren zu übernehmen. Diese Unterstützung sollte jedoch zeitlich begrenzt sein.

Im therapeutischen Setting finden auch Themen einen Raum, bei denen es Menschen mit einer Depression sonst nicht so leichtfällt, sich mitzuteilen, oder wo sie ihre Gefühle und Empfindungen nicht klar ausdrücken können. Auf dieser Grundlage kann eine persönliche Weiterentwicklung stattfinden. Aber: Therapie ist niemals Selbstzweck und zielt immer auch auf das »normale« Leben und den Alltag.

### Ergotherapie – ins Tun kommen

Wer unter Depressionen leidet, ist häufig damit überfordert, seinen Alltag zu bewältigen. Die Ergotherapie (griech. *ergein* = handeln, tätig sein) geht davon aus, dass »Tun« ein menschliches Grundbedürfnis ist und gezielte Tätigkeiten gesundheitsfördernd sind und Krankheitssymptome mildern können. Ziel ist es, dass die Betroffenen Alltagsfähigkeiten bewahren oder zurückerlangen. Die Therapie ist ganzheitlich und stärkt die geistigen, motorischen und sozialen Fähigkeiten der Betroffenen. Sie findet im Einzel- oder im Gruppensetting statt. Um den Menschen über körperliche Empfindungen und Gefühle zu erreichen, kommen spielerische, handwerkliche und gestalterische Techniken zur Anwendung. Früher nannte man diese Art der komplementären Behandlung »Arbeits- und Beschäftigungstherapie«. Inzwischen wird die Ergotherapie im Rahmen einer Depressionsbehandlung von den Krankenkassen erstattet. Sie bietet …

- professionelle Beratung und Unterstützung und zeigt Erkrankten Strukturen, wie sie sich im Alltag selbst versorgen, ihre Freizeit organisieren und am gesellschaftlichen Leben wieder teilhaben können.
- Trainingsmethoden zum Üben komplexer Bewegungsabläufe und -handlungen (Praxie).
- Hilfen zum Wiederaufbau von Grundarbeitsfähigkeiten.

## Kreativtherapie – jede ist eine Künstlerin

Künstlerische Therapien wie etwa Kunst-, Musik-, Drama-, Gestaltungs-, Theater- oder Tanztherapie, aber auch Heileurythmie und kreatives Schreiben sprechen unsere Sinnesorgane an und eröffnen eventuell bisher ungenutzte Ausdrucksmöglichkeiten. Sie können bei der Behandlung von Depressionen eingesetzt werden, um ins Gespräch zu kommen und aufeinander bezogenes Handeln (Interaktion) zu fördern. In der Kunsttherapie werden die Techniken der bildenden Künste – Malen, Zeichnen, plastisch-skulpturales Arbeiten oder auch die Fotografie – eingesetzt. Es hat sich gezeigt, dass professionelle Künstlerinnen besonders begabt darin sein können, bei Menschen mit (und ohne) psychischen Erkrankungen Begeisterung und Kreativität zu wecken. Künstler wie Francisco de Goya (1746–1828), Edvard Munch (1863–1944) oder Frida Kahlo (1907–1954) haben ihre psychischen und physischen Leiden kreativ verarbeitet; ihre Werke sind zu Klassikern der Kunstgeschichte geworden.

### *Kunsttherapie*

Die kunsttherapeutische Theorie und Praxis hat sich aus der Kunst(wissenschaft), der Psychologie und der Pädagogik entwickelt. Hieraus sind verschiedene Formen und Ansätze der Kunsttherapie entstanden. Innerhalb eines geschützten therapeutischen Rahmens ermöglicht sie Ausdrucksmöglichkeiten jenseits der Sprache sowie einen Zugang zu vor- und unbewussten Inhalten durch die entstehenden Kunstwerke.

### *Musiktherapie*

Musik ist ein elementarer Bestandteil der Menschheitsentwicklung und -geschichte. Singen konnte der Mensch nach Ansicht einiger Forscher schon, bevor er sprechen konnte. In Riten oder Ritualen wurden Gesang, Rhyth-

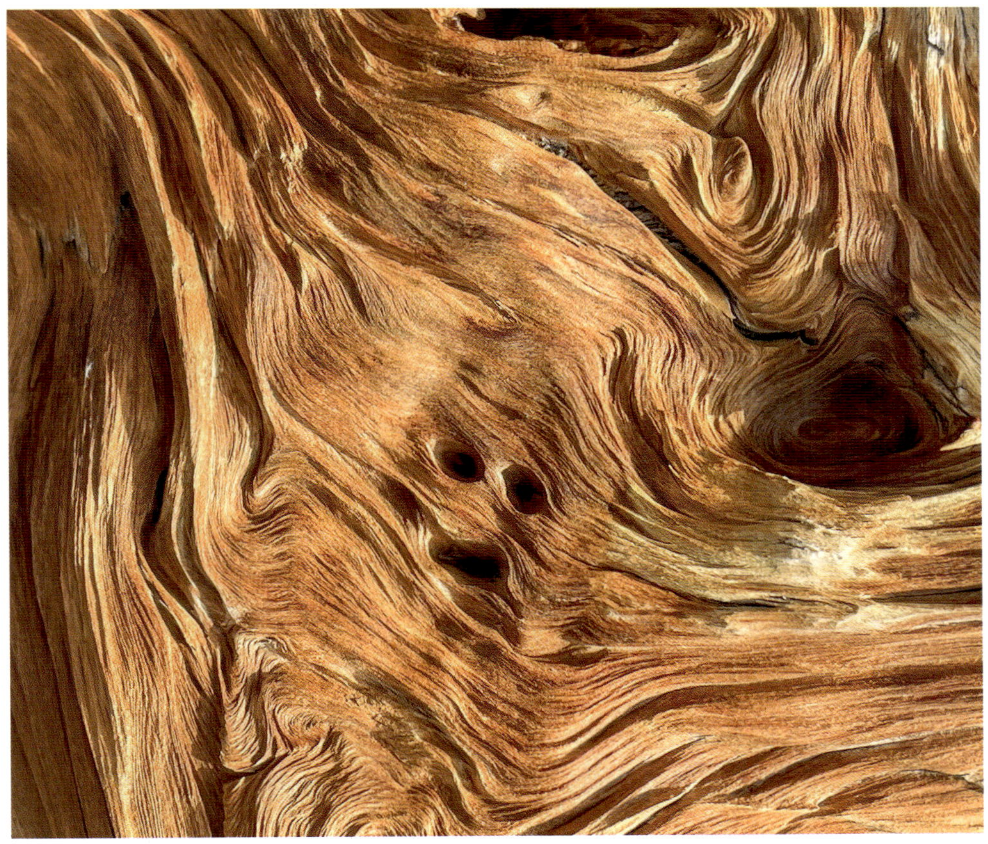

mus und Musik, häufig verbunden mit Tanz, zu spirituellen, aber auch zu heilenden Zwecken angewendet. In den unterschiedlichsten Kulturen sind die therapeutischen Wirkungen von Musik bekannt. Mitte des 20. Jahrhunderts entwickelten sich mehrere musiktherapeutische Richtungen und Schulen. Nicht selten werden heutzutage Ansätze aus den verschiedenen psychotherapeutischen Richtungen und der Medizin mit Musik verbunden. Sie kann im Einzel- wie auch im Gruppensetting stattfinden. Eine weitere Unterscheidung, jedoch mit vielen Übergängen, ist die in eine aktive und rezeptive Musiktherapie. Während das Kernstück der aktiven Musiktherapie die Improvisation ist, in der Patienten nach Vorgaben oder frei musizieren, wirkt die rezeptive Musiktherapie heilsam durch das Hören bestimmter komponierter oder improvisierter Musikstücke. Auch wenn diese Therapieform nicht zu den Regelleistungen der Krankenkassen gehört, wird sie in sehr vielen psychiatrischen Kliniken angeboten.

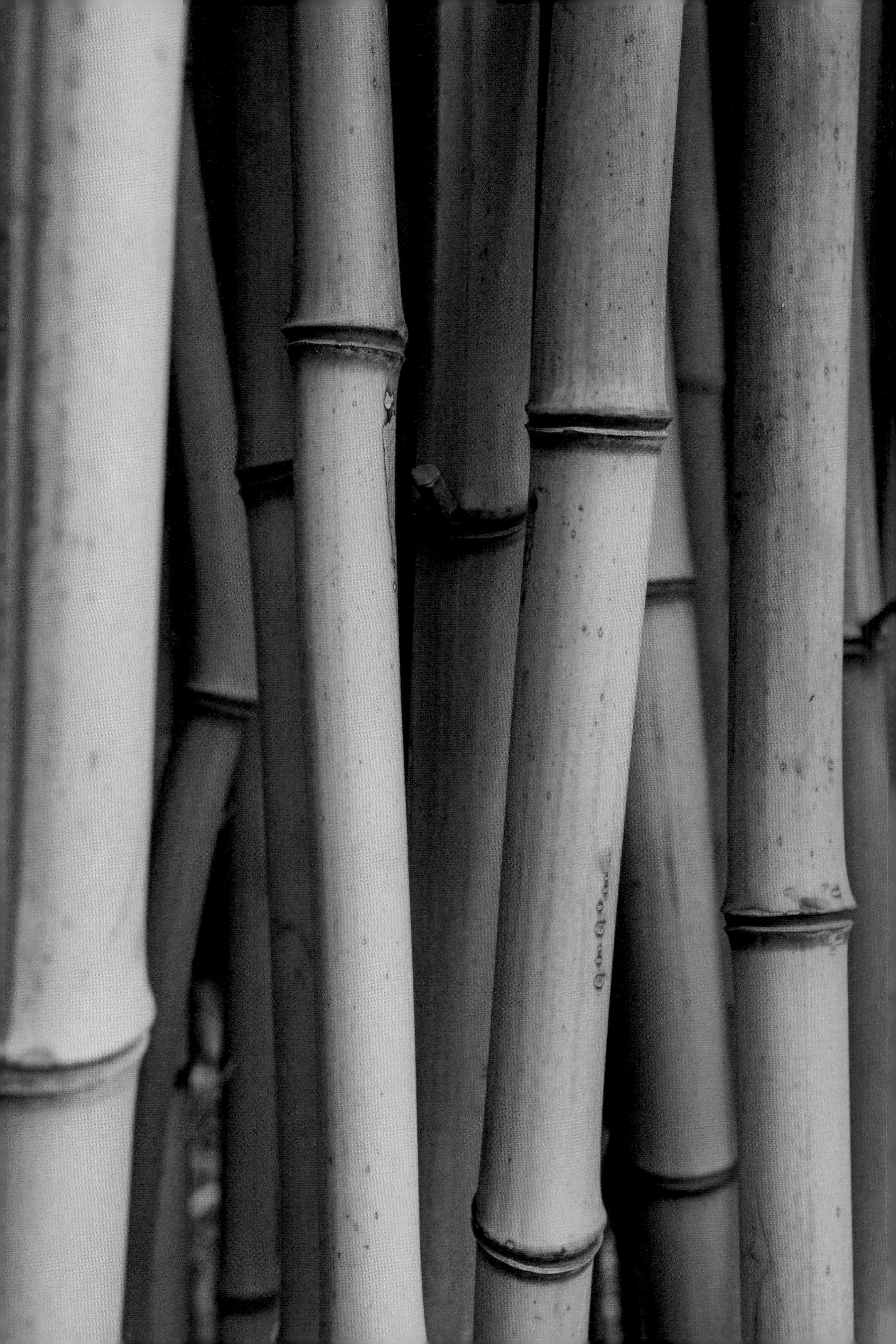

Kapitel 4

# Für eine starke Psyche

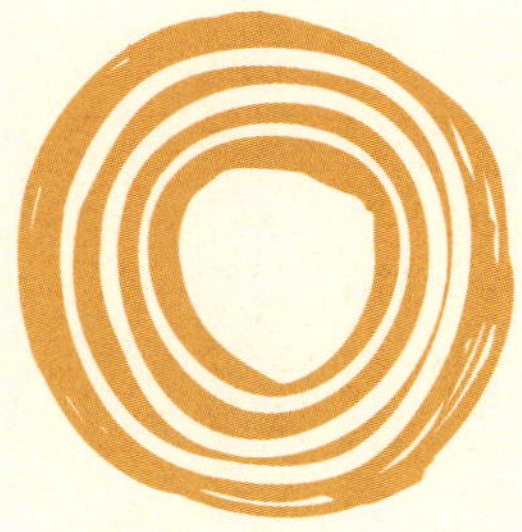

»Was kann man denn jetzt machen?«, ist sicherlich die Frage, die Menschen am meisten beschäftigt, wenn sie selbst oder eine Person aus ihrem Umfeld an einer Depression erkrankt ist. Wie jede Erkrankung gehört die Depression natürlich in die Hände eines Arztes oder einer Psychotherapeutin, die Ihnen dabei helfen werden, wenn nötig eine Behandlung einzuleiten. Aber Sie können begleitend auch einiges für sich tun und natürlich auch vorbeugen, damit Ihre Psyche stabil bleibt. Auf den nächsten Seiten haben wir Ihnen zur Selbsthilfe hilfreiche Aktivitäten, Übungen, Techniken und Tipps zusammengestellt.

# GEMEINSAM SIND WIR STÄRKER: SELBSTHILFEGRUPPEN ALS CHANCE

*Viele unterschiedliche Faktoren können dazu beitragen, dass wir gesund bleiben und unsere Psyche stabil bleibt. Dazu gehört alles, was einen gesunden Lebensstil ausmacht, also zum Beispiel hochwertige Ernährung, ausreichend Bewegung, wohltuende Beziehungen, Entspannung, eine positive Gedankenwelt – im Grunde alles, was uns guttut und die Seele »nährt«. Auch soziale Kontakte können bei einer Depression helfen, besser mit der Situation umzugehen.*

## Mehr als eine Interessengemeinschaft

Jede Selbsthilfegruppe bietet Menschen mit ähnlich gelagerten Problemen oder Anliegen Raum, gemeinsame Zeit und Mitgefühl. Hier tauschen sich die Teilnehmenden mit anderen Betroffenen aus und können daraus Motivation gewinnen. Und diese Gruppen haben einen unschlagbaren Vorteil: Das Teilnehmen ist sehr einfach. Keine Untersuchungen, keine Wartezeiten, **keine Anträge und meist nur eine kurze Anmeldung bei der Gruppenleitung**. Das ist wichtig, denn in depressiven Phasen wird schnelle Hilfe gebraucht, und es darf keine abschreckenden Hürden geben. Trotzdem besteht die häufigste erste Reaktion, wenn wir in der Klinik oder Praxis einen solchen Besuch empfehlen, erst mal in einem fragenden Blick. Soll man sich das wirklich antun, mit vielen Fremden im Kreis sitzen und über seine Krankheit reden?

Aus solchen Vorstellungen, die vielleicht aus Filmen oder Videos stammen, die wir einmal gesehen haben, entstehen Missverständnisse und Vorurteile. Überlegen Sie jedoch einmal, ob sich die etwa 3,5 Millionen Menschen, die sich für und in Selbsthilfegruppen engagieren, wirklich alle irren können. Unsere Erfahrung zeigt, dass Selbsthilfegruppen eine gute, empfehlenswerte Anlaufstelle bei fast jeder Art von psychischen, schwer behandelbaren oder chronischen Erkrankungen sind. Mittlerweile wird die Anzahl an Selbsthilfegruppen zu verschiedenen Themen in Deutschland auf 100 000 geschätzt.

### *Austausch im geschützten Raum*

Selbsthilfegruppen bieten gerade für Menschen mit Depressionen eine wirkliche Chance zur Entlastung. Die Möglichkeit, sich mit anderen Betroffenen in einem geschützten Rahmen (jede Person verpflichtet sich, über die Inhalte, die in der Gruppe ausgetauscht werden, zu schweigen) über die eigenen Erfahrungen und Beschwerden auszutauschen, findet sich sonst nicht so leicht. Viele Menschen, die zum ersten Mal eine Selbsthilfegruppe besuchen, berichten anschließend, dass sie sich hier wirklich verstanden gefühlt haben. Die Gruppe kann Lösungsansätze für miteinander geteilte Probleme und/oder offene und ehrliche Rückmeldung aus der Sicht anderer Betroffener geben.

Auch die Vermittlung von Informationen über Depressionen steht neben dem Austausch oft auf dem Programm. Das vermittelte Wissen kann dabei helfen den eigenen Zustand besser einzuordnen. Zudem können Informationen entlastend sein. Wenn man weiß, wie sich eine Depression äußern kann, kann man sein eigenes Verhalten und die Befindlichkeit besser zuordnen.

Ebenso kann die Gruppe einen motivierenden Effekt haben und dazu beitragen, dass man sich traut, neue Verhaltensweisen auszuprobieren. Anschließend wird der Erfolg oder zumindest der Versuch gemeinsam gefeiert.

Die Treffen bieten **Routine und Sicherheit** und ein Verbundenheitsgefühl: bei vielen **Menschen mit psychischen Erkrankungen starke Haltgeber.**

Selbsthilfegruppen sind auch eine wichtige Unterstützung für Partnerinnen und Partner, Kinder oder andere Zugehörige. Für sie ist das Gespräch manchmal ebenso wichtig und unterstützend wie für die erkrankte Person selbst.

### Gut zu wissen

- Der zeitliche Rahmen ist von Gruppe zu Gruppe unterschiedlich. Die meisten Selbsthilfegruppen treffen sich persönlich oder online jeweils für 90 Minuten. Doch sind die Zeiten variabel.
- Die Termine können je nach Absprache einmal wöchentlich bis zu alle drei Monate oder nach Bedarf stattfinden.
- Viele Gruppen werden von professionellen Therapeutinnen geleitet, manche auch von erfahrenen Betroffenen.
- Es gibt Gruppen mit einem sogenannten offenen Konzept. Das bedeutet, dass neue Mitglieder jederzeit und ohne Vorbedingungen dazustoßen können. Andere sind geschlossen, was bedeutet, dass man erst dazukommen kann, wenn ein Platz frei wird. Am besten erkundigen Sie sich vor dem ersten Besuch bei der jeweiligen Leitung zur Organisation der Gruppe.
- Übrigens: Auch die Nutzung einer Digitalen Gesundheitsanwendung (siehe Seite 98) und aktive Handlungen, die Sie gegen die Depression unternehmen, können als Teil der Selbsthilfe verstanden werden.
- Jede Gruppe ist anders. Manchmal kann es hilfreich sein, sich mehrere Gruppen anzusehen und dann die auszuwählen, in der man sich am wohlsten fühlt.

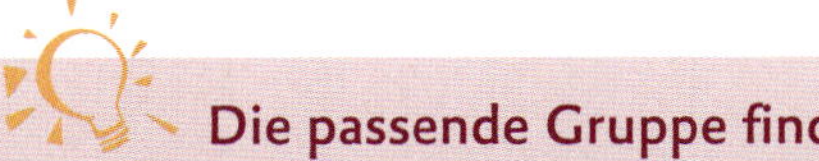

### Die passende Gruppe finden

In jeder größeren Stadt gibt es eine Selbsthilfekontaktstelle. Unter folgenden Adressen können Sie sich auch über die Angebote in Ihrer Region informieren:

- Nakos (Nationale Kontakt- und Informationsstelle zur Anregung und Unterstützung von Selbsthilfegruppen). Hier gibt es auch spezielle Listen für junge Leute (junge Selbsthilfegruppen): https://www.nakos.de
- Deutsche Gesellschaft für Bipolare Störungen e.V.: https://dgbs.de/selbsthilfe/selbsthilfegruppen
- Bipolaris in Berlin: https://www.bipolaris.de/selbsthilfegruppen/für-betroffene/
- Deutsches Rotes Kreuz: https://www.drk.de/hilfe-in-deutschland/selbsthilfegruppen/
- Für Österreich: https://www.selbsthilfe.at
- Für die Schweiz: https://www.selbsthilfeschweiz.ch/shch/de.html

**Was passt zu mir?** Informieren Sie sich vor dem Besuch anhand Ihrer Beschwerden, ob Sie in die jeweilige Gruppe passen. Wenn Sie beispielsweise unter einer chronischen Depression leiden, ist eine Gruppe, an der hauptsächlich Menschen mit einer bipolaren Erkrankung teilnehmen, nicht unbedingt zu empfehlen. Natürlich kommt es auch auf die Einschätzung der Gruppenleitung und der anderen Teilnehmenden an. Bedenken Sie, dass wir alle mehr sind als nur unsere Erkrankung. So kann es sein, dass es menschlich sehr gut passt, auch wenn man sich von der Ausprägung oder den Verläufen der Erkrankung in ein paar Punkten unterscheidet.

**Bei ambulanter oder stationärer Behandlung**: Erkundigen Sie sich bei den behandelnden Ärztinnen und Therapeuten. Meistens sind wir gut untereinander vernetzt und können eventuell vermitteln oder Ihnen geeignete Ansprechpartnerinnen nennen.

Seit zwei Jahren begleitet mich nun meine Depression. Nach anfänglichen Erfolgen in der Psychotherapie »nervte« mich meine Therapeutin regelrecht mit dem Thema Selbsthilfe. Ich war zunächst wenig begeistert. Scham, Befürchtungen und das typische Klischee von »Hallo, ich bin der Anton und habe ein Problem« verhinderten, dass ich überhaupt an einen Besuch dachte. Schließlich bat ich einen Freund, mich zu einem ersten Treffen zu begleiten. – Was soll ich sagen? Diese Art von Gemeinschaft kann man nicht beschreiben. Die Menschen dort verstehen mich noch mal ganz anders. Sie motivieren, trösten und erzählen von sich selbst. Das hilft mir sehr. Mit zwei Personen treffe ich mich sogar außerhalb der Gruppe für Unternehmungen.

Anton, 32

# DIE MACHT DER GEDANKEN

*Den typischen negativen Gefühlen, die für eine Depression so charakteristisch sind, liegen oft bestimmte Denkmuster zugrunde. Es ist jedoch sehr wichtig, negative Gedanken erst einmal zu bemerken und zu erkennen, da diese oft »automatisch« ablaufen. Depressive Gedanken bilden oft die Realität nicht ab, aber sie beeinflussen uns massiv. Depressive Gedankenmuster können Sie selbst erkennen, und es ist möglich, sie zu ändern – ab sofort.*

Kein Mensch kann etwas dafür, welche Denkweise er oder sie hat. Unsere Art zu denken ist unter anderem das Ergebnis von Sozialisation, (Lern-)Erfahrungen und Wahrnehmung. Bei Menschen mit Depressionen ist die Weltsicht getrübt und wird meistens umfassend negativ bewertet. Das betrifft die eigene Vergangenheit, die Zukunft, sich selbst und das Umfeld. Bestimmte verzerrte Denkmuster sind bei Depressionen besonders häufig. All diese Gedanken greifen tief ins Gefühlsleben der Betroffenen ein und prägen auch ihr Verhalten im Alltag. Das erhält die Krankheit aufrecht, und man kann nur erahnen, wie viel Kraft es kostet, an diesem Punkt Veränderungen einzuleiten.

## Typische Denkmuster bei Depressionen

Es kann vorkommen, dass sich im Verlauf unseres Lebens gewisse Denktendenzen und Denkmuster einschleichen. Diese laufen oft automatisch ab, weil wir es einfach bisher gewohnt waren, so zu denken. Das hat mit unseren bisherigen Lernerfahrungen, unserer Herkunft und unserer Wahrnehmung zu tun.

### *Verzerrtes Denken*

Gedankliche Verzerrungen sind mitverantwortlich für das Entstehen von Depressionen. Vielleicht kommen Ihnen diese bekannt vor (siehe auch Kapitel 3, Seite 105):

**Katastrophisieren:** Es wird immer vom Schlimmsten ausgegangen, obwohl es keine Beweise dafür gibt.

- Der Sohn meldet sich einen Tag nicht zurück. Die Mutter denkt, er sei gestorben.
- »Das Flugzeug wird sicher abstürzen!«
- »Ich werde garantiert durch die Prüfung fallen.«

**Übertriebene Verallgemeinerung:** Ein (negatives) Beispiel reicht aus, um zu verallgemeinern.

- Eine Jugendliche spuckt auf die Straße. Daraus wird: »Die Jugend kann sich auch nicht mehr benehmen.«

- Ein Freund erzählt von einer Person, die trotz Hartz IV sehr gut und entspannt lebt und nicht mehr vorhat zu arbeiten. Daraus wird: »Alle Sozialhilfeempfänger sind Schmarotzer.«

**Alles-oder-nichts-Denken / Schwarz-Weiß-Denken:** Das Denken läuft in Extremen in Kategorien ab. Zwischenstufen werden nicht zugelassen.

- »Entweder wird mein Date richtig super, oder ich habe total versagt.«
- »Entweder bin ich kerngesund oder todkrank.«
- »Entweder bestehe ich die Prüfung, oder meine berufliche Zukunft ist ruiniert.«

**Emotionale Beweisführung:** Hier werden die eigenen Gefühle als Beweis genommen und auf Situationen angewendet.

- »Ich habe Angst davor, eine Kreuzfahrt zu machen, also muss das auch gefährlich sein.«
- »Ich bin unglaublich nervös. Das wird mir jeder auf der Messe sofort ansehen!«
- »Das Date lief zwar gut, aber mein Gefühl sagt mir, dass ich einen Korb erhalten werde.«

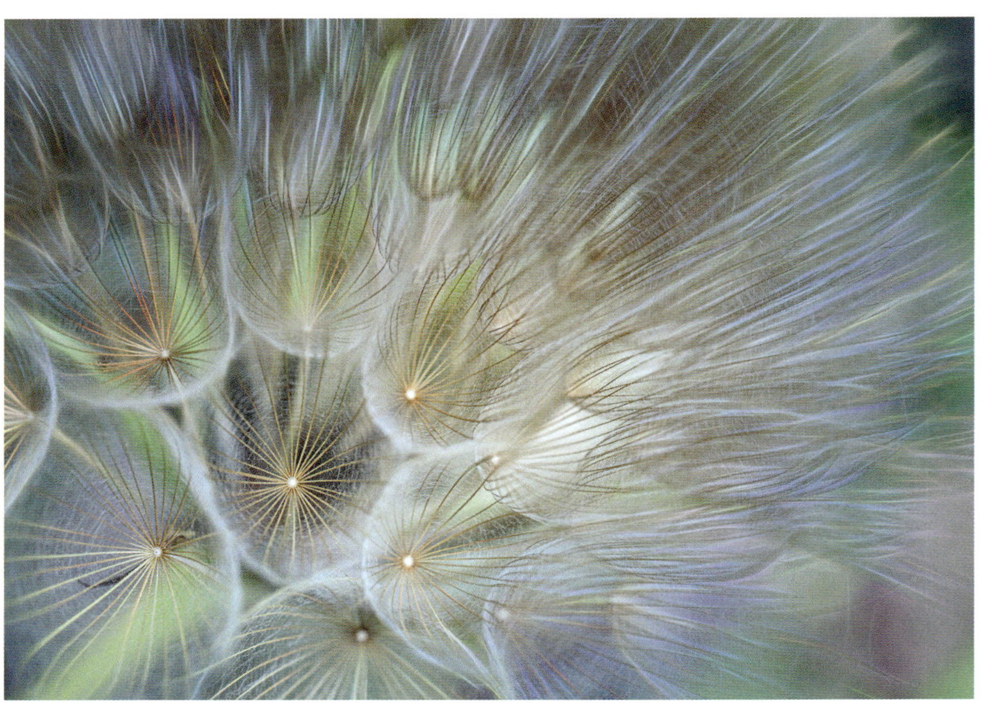

**Dinge persönlich nehmen:** Situationen, die eigentlich nichts mit einem zu tun haben, werden persönlich genommen.

- Der Mann an der Kasse war unfreundlich. Man denkt: Ich habe bestimmt die Ware falsch auf das Band gelegt.
- Man kauft eine Zeitung und stellt zu Hause fest, dass auf manchen Seiten die Tinte verwischt ist. Man denkt: Die Verkäuferin hat mir die bestimmt absichtlich gegeben.
- Man fragt im Baumarkt nach Schrauben. Der Verkäufer erklärt ausführlich, wie man diese zu benutzen hat. Man denkt: »Der erklärt bestimmt so lange, weil er mich für dumm hält.«

## Denken macht Fühlen, macht Handeln

Stellen Sie sich bitte vor, dass Sie morgens beim Bäcker Ihren Nachbarn sehen. Sie wünschen ihm freundlich einen guten Morgen – er sagt nichts und geht an Ihnen vorbei. Was denken Sie und wie fühlen Sie sich? Viele Menschen mit einer Depression würden sagen: »Der mag mich nicht.« Die Gefühle, die sich dann einstellen, sind Traurigkeit, Einsamkeit und vielleicht auch Ärger. Und beim nächsten Mal, wenn sie den Nachbarn irgendwo antreffen, wird dieser nicht mehr gegrüßt: »Der kann mich mal gernhaben!«

Hier sehen wir, wie unsere Gedanken, unsere Gefühle und unser Handeln miteinander zusammenhängen und sich gegenseitig beeinflussen. Das hat zur Folge, dass wir uns auch unsere eigenen Wirklichkeiten schaffen. Sie erzählen vielleicht Ihrem Partner zu Hause, wie unfreundlich der Nachbar ist. Dieser hat aber vielleicht gar nicht mitbekommen, dass Sie ihn gegrüßt haben, weil er in Gedanken um seine Tochter war, mit der er gleich noch zum Arzt muss.

Was wir aber auch erkennen können, ist, dass in all diesen Fällen nicht die Gedanken das Problem sind, sondern die Tatsache, dass wir sie einfach für die Wahrheit halten, ohne sie zu hinterfragen.

### *Hilfreiche alternative Gedankengänge*

In der kognitiven Verhaltenstherapie arbeiten wir deshalb zusammen mit Patientinnen und Patienten daran, hilfreiche gedankliche Alternativen zu überlegen und zuzulassen. Das aktive Suchen von alternativen Erklärungen und Gedanken können Sie aber auch ohne Therapeutin üben! In unserem Fall könnte der Nachbar Sie auch einfach nicht gehört haben, weil er in Gedanken war. Oder er hatte einen schlechten Morgen, weil er sich mit seiner Partnerin gestritten hat. Oder er hatte auf einer Seite Kopfhörer im Ohr und hat Musik gehört. Oder ihm war es peinlich, Sie zu treffen, weil er gerade richtig ungesunde

Kuchenstücke gekauft hat und Ihnen neulich noch von seinem Vorsatz erzählt hat, sich besser zu ernähren. Was machen diese Erklärungsmöglichkeiten mit Ihren Gefühlen? Wahrscheinlich lösen die alternativen Gedankengänge nicht so viel Unmut aus, oder? Und wie würden sich Ihr Ankommen zu Hause und Ihr künftiges Verhalten gestalten? Der Nachbar würde im Gespräch am Frühstückstisch wahrscheinlich keine große Rolle spielen, und beim nächsten Mal würden Sie ihn auch ganz normal grüßen.

### *Denken ist beeinflussbar*

Wir haben also eine Situation, aber unterschiedliche Möglichkeiten, diese zu betrachten. In der Folge dieser Möglichkeiten werden unsere Emotionen positiv, negativ oder gar nicht beeinflusst. Daraus ergibt sich dann unser Verhalten. Die gute Nachricht ist, dass unser Denken beeinflussbar ist und geändert werden kann – durch uns selbst. Und zwar auf eine Weise, die dazu führt, dass wir uns im Ergebnis besser, zumindest aber neutral oder gar zufrieden fühlen. Denn wir wissen ja nicht, was in unseren Nachbarn, Partnerinnen, Freunden und Kolleginnen so vorgeht. Und: Eine Situation kann man nicht ändern, die eigenen Gedanken und Bewertungen schon. Übrigens: Natürlich kann man auch direkt nachfragen, so erklärt sich ein bestimmter Moment im Leben oft ganz schnell.

## Auf »gute« Gedanken kommen

Hier finden Sie einige praxiserprobte Tipps, wie Sie Ihr Gehirn trainieren können, um negative Gedanken auszubremsen, abzumildern oder zum Verschwinden zu bringen und zu guten, alternativen Gedanken zu kommen.

### *Tipp 1: Den eigenen Gedanken auf der Spur*

Es gibt noch einige weitere Verzerrungen des Denkens, die oben genannten hören wir jedoch am häufigsten in der Praxis. Wenn Sie sich in den Beispielen wiedererkannt haben, kann es sinnvoll sein, Detektiv für seine eigenen Gedanken zu werden. Im Prinzip bedeutet das, sich beim Denken zu beobachten. In der Psychotherapie begeben wir uns dann auf die sogenannte Metaebene, gewissermaßen die Adlerperspektive. Wenn wir uns dabei beobachten, was wir wie denken, ist ein wichtiger Schritt getan: Wir identifizieren so unsere »dysfunktionalen Gedanken«, also die Gedanken oder die Art zu denken, die uns nicht guttun oder uns behindern. Ein Kriterium für solche nicht hilfreichen, dysfunktionalen Gedanken ist, wenn diese sich immer wieder im Kreis drehen und man nicht weiterkommt. Begeben Sie sich auf die Suche. Vielleicht stellen Sie fest, dass auch Sie eine bestimmte quälende Art zu denken haben, die Ihnen nicht guttut. Wenn Sie diese erfolgreich erkannt

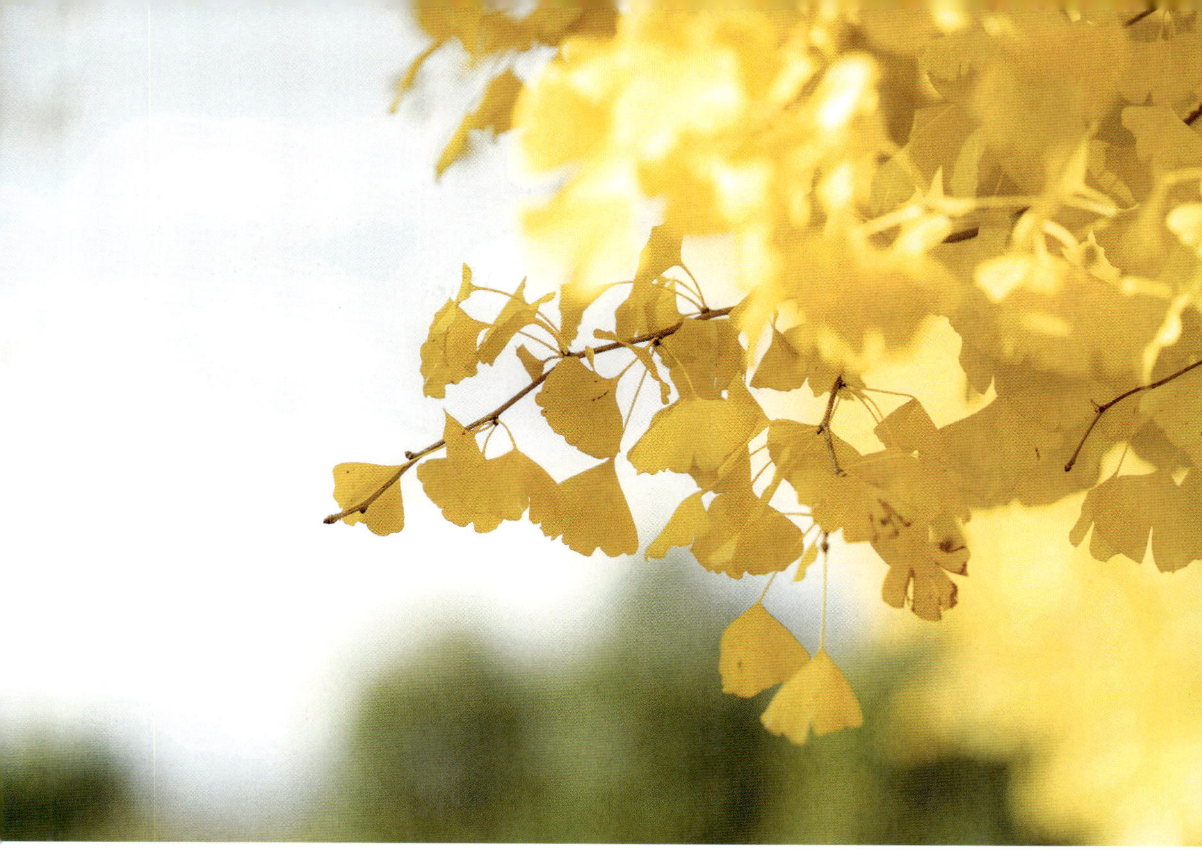

und bewusst benannt haben, ist es leichter, sie im Alltag wahrzunehmen, sie als nicht hilfreich zu stoppen und an einer Alternative zu arbeiten oder auch andere Möglichkeiten in Betracht zu ziehen.

### *Tipp 2: Gedanken-Stopp*

Sich aufdrängende negative Gedanken können hartnäckig, sehr lästig und quälend sein. Hier hilft eine Technik, die häufig in der Verhaltenstherapie zum Einsatz kommt: der Gedanken-Stopp. Wenn Sie im Alltag bemerken, dass Sie wieder grübeln oder sich wiederkehrende Gedanken aufdrängen, dann sagen Sie laut (im Büro können Sie es auch denken) »Stopp!«. Stellen Sie sich ein rotes Stoppschild vor und malen Sie es sich richtig aus. Wichtig ist dann, sich sofort einer anderen Aktivität zuzuwenden. Allein »Stopp!« zu denken und dann weiter einen Tee zu trinken wird nicht helfen, denn die Gedanken sind in der Regel stark. Deshalb müssen Sie ihnen etwas Stärkeres entgegensetzen. Überlegen Sie sich am besten jetzt schon, was das sein könnte. Wenn Sie zu Hause sind, könnte das körperliche Aktivität sein oder laute, für Sie angenehme Musik zu hören, am besten entgegengesetzt zur Stimmung. Im Büro, in der Uni oder an anderen Orten, wo Sie nicht unbedingt machen können, was Sie wollen, können auch schwierige Rechenaufgaben nützlich sein. Während Sie das 16er-Einmaleins im Kopf aufsagen, ist es fast unmöglich, weiterhin zu grübeln. Wichtig ist, sich nach dem »Stopp!« neuen Aufgaben oder Aktivitäten zuzuwenden, um nicht wieder in negative Gedanken zu verfallen.

### *Tipp 3: Achtsamkeitsübungen*

Achtsamkeitsübungen sind Praktiken oder Techniken, die darauf abzielen, die Aufmerksamkeit bewusst und absichtlich auf den gegenwärtigen Moment zu lenken. Sie können sehr hilfreich sein, um negativen, depressiven Gedanken weniger Raum zu geben.

**Den Atem beobachten:** Bei dieser Übung konzentrieren Sie sich auf Ihren Atem und beobachten bewusst den Ein- und Ausatemvorgang. Sie können die Aufmerksamkeit entweder auf die Empfindungen an der Nasenspitze oder auf die Bewegung des Bauches lenken. Achten Sie beispielsweise darauf, dass die durch die Nase eingeatmete Luft kühler ist als die Luft beim Ausatmen.

**Den Körper wahrnehmen:** Hierbei gehen Sie gedanklich Ihren Körper von Kopf bis Fuß – oder umgekehrt – durch und richten dabei die Aufmerksamkeit auf jede Körperregion. Fangen Sie – beispielsweise im Sitzen – dabei an, wie die Füße auf dem Boden stehen. Gehen Sie langsam mit der Aufmerksamkeit durch die verschiedenen Körperteile. Achten Sie darauf, dass Sie Ihre Empfindungen dabei lediglich wahrnehmen, ohne diese zu bewerten oder zu ändern.

**Aufmerksames Gehen:** Diese Übung können Sie drinnen oder draußen durchführen. Gehen Sie sehr langsam und konzentriert. Achten Sie darauf, wie sich die Empfindungen in den Füßen und Beinen und auch in anderen Körperteilen verändern. Achten Sie auch auf die Umgebung, die Luft, die Gegenstände, die Pflanzen, die Geräusche. Man kann auch den Rhythmus des Atems mit dem der Schritte synchronisieren. Damit ist gemeint, dass Sie beispielsweise vier Schritte lang ein- und dann sechs Schritte lang ausatmen.

Solche Übungen helfen, aus dem Grübeln ins »Hier und Jetzt« zu kommen und das Bewusstsein zu schärfen. Sie können helfen, Stress zu reduzieren und eine Verbindung zum gegenwärtigen Moment herzustellen. Regelmäßiges Üben hilft dabei, die Achtsamkeitsfähigkeiten weiterzuentwickeln und diese in den Alltag zu integrieren.

### *Tipp 4: Genuss und Genießen – es sich gut gehen lassen*

Genuss und bewusstes Genießen haben eine positive Auswirkung auf

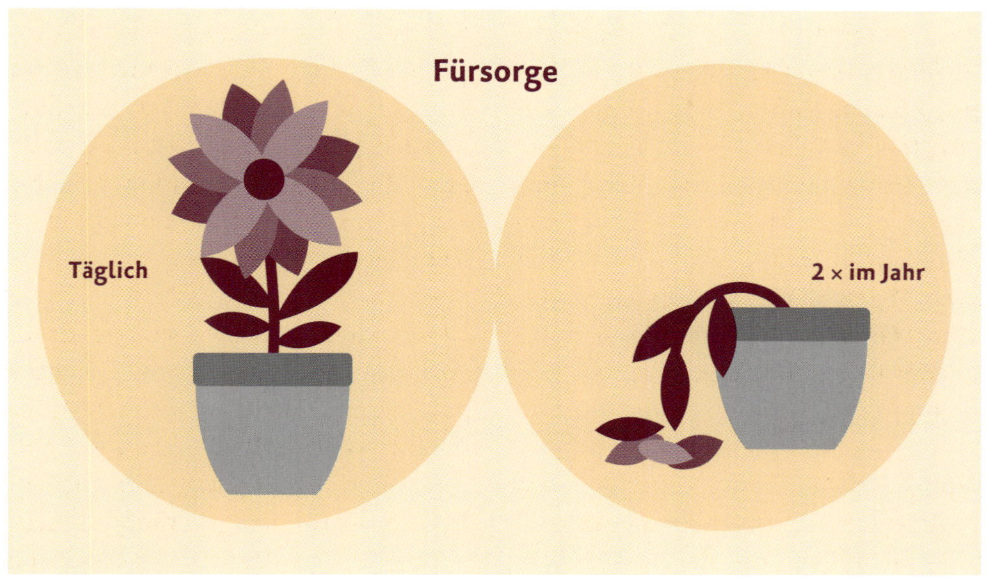


**Selbstfürsorge ist kein Egoismus.** *So wie Pflanzen Wasser brauchen, um zu gedeihen, nährt uns Selbstliebe und Selbstfürsoge.*

Stimmungen und das allgemeine Wohlbefinden. Obwohl sie nicht als eigenständiges Antidepressivum betrachtet werden sollten, können sie dennoch Teil eines gesunden Lebensstils und einer umfassenden Herangehensweise an die psychische Gesundheit sein (siehe auch Seite 107). Genuss und Genießen haben jedenfalls unbedingt etwas mit der Fürsorge für sich selbst zu tun. Genau das fällt jedoch niedergeschlagenen, gestressten oder depressiven Menschen sehr schwer. Da heißt es dann leicht: »Das habe ich nicht verdient.« – »Ich darf mir nichts gönnen.« – »Ich bin es nicht wert.«

Das (Wieder-)Entdecken von Genuss und Genießen ist ein wesentlicher Aspekt der Förderung von positivem Erleben und Verhalten. Einige gute Therapiestudien weisen sogar nach, dass die Konzentration auf Selbstfürsorge sowie auf die Förderung von genussfähigem Erleben und Verhalten eine klare antidepressive Wirkung hat, selbst wenn dabei gar nicht direkt auf die negativen depressiven Symptome eingegangen wird. Die Konzentration auf die Möglichkeit, Neues und Positives zu tun, und die Umsetzung davon sind sehr hilfreich zur Prävention von Depressionen, aber auch bei der Therapie. Diese Anleitungen haben einige Parallelen zu den unten dargestellten Achtsamkeitsübungen. Bewusstes Genießen bezieht sich auf die Fähigkeit, sich auf den gegenwärtigen Moment zu konzentrieren und die positiven Aspekte einer Erfahrung vollständig wahrzunehmen. Es kann durch verschiedene Aktivitäten erreicht werden, wie zum Beispiel:

**Kulinarischer Genuss:** Das bewusste Essen von schmackhaften Speisen kann ein Gefühl des Wohlbefindens und der Zufriedenheit vermitteln. Dabei geht es darum, die Textur (Beschaffenheit und Oberfläche), den Geschmack und den Geruch eines Gerichts bewusst wahrzunehmen und sich Zeit zu nehmen, um seine Mahlzeiten zu genießen. Schon das Zubereiten und Kochen hat kreative und damit klar auch genussvolle Aspekte.

**Künstlerische Ausdrucksformen:** Das Eintauchen in kreative Aktivitäten wie Musik, Malerei, Schreiben oder Handwerken kann eine Quelle der Freude sein. Das bewusste Aufgehen in dem Schaffensprozess und die Erfahrung der künstlerischen Entfaltung können ein Gefühl der Erfüllung und Zufriedenheit vermitteln (mehr über Kreativität im therapeutischen Setting erfahren Sie ab Seite 138).

**Körperliche Aktivitäten:** Das bewusste Genießen körperlicher Aktivitäten wie Spaziergänge in der Natur, Yoga oder Tanzen kann endorphinreiche Erfahrungen – Endorphine sind Glückshormone, die der Körper selbst herstellt – schaffen und das Wohlbefinden steigern (mehr dazu ab Seite 154). Achtsamkeit für die Empfindungen im Körper und das Eintauchen in die Bewegung haben eine positive Auswirkung auf die Stimmung.

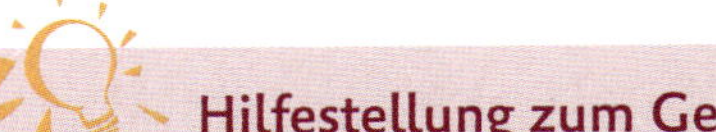

**Hilfestellung zum Genießen**

- Gönnen Sie sich Genuss. Sie haben es verdient
- Genießen braucht Zeit und geht nicht nebenbei: Planen Sie Möglichkeiten zum Genuss ganz konkret in Ihrem Tages- und Wochenablauf ein.
- Nutzen und schulen Sie Ihre Sinne: Schmecken, Riechen, Sehen, Hören und Fühlen.
- Suchen Sie sich das aus, was zu Ihnen passt, genießen Sie auf Ihre Art.
- Achten Sie auf die kleinen Dinge des Alltags und schätzen Sie diese.
- Weniger ist oft mehr.

### *Tipp 5: Alternativen finden*

Versuchen Sie zu einer Situation mindestens vier alternative Gedanken zu finden. Fangen Sie mit leichteren Situationen an. Mit welchen anderen Gedanken/Bewertungen verändert sich Ihr Gefühl zur Situation?

### *Tipp 6: Nicht bewerten*

Versuchen Sie, sich und andere einen Tag lang mal nicht zu bewerten. So wird Ihnen bewusst, mit welchen Gedanken Sie sich überwiegend beschäftigen. Fällt Ihnen diese »Übung« eher leicht oder schwer?

### *Tipp 7: Zettel und Stift*

Wenn Ihre Gedanken keine Ruhe geben, schreiben Sie sie auf. So gehen sie nicht verloren, können aber »weggelegt« werden. Immer wenn die Gedanken dann wiederkommen, können Sie denken: »Ah ja, euch habe ich schon aufgeschrieben. Ihr geht nicht verloren. Jetzt konzentriere ich mich auf etwas anderes.«

### *Tipp 8: Vorbereitet sein*

Wenn Sie Gedanken oder Stimmungen durchbrechen wollen, legen Sie sich jetzt (!) die Turnschuhe vor die Tür, mit denen Sie dann laufen gehen, oder legen Sie sich eine Playlist mit schöner Musik an. So können Sie schneller auf Alternativen zurückgreifen und müssen nicht lange überlegen oder suchen, bevor Sie mit einer Gedankenunterbrechung loslegen.

### *Tipp 9: Achtsam im Hier und Jetzt sein*

Versuchen Sie, den störenden Grübelgedanken weniger Raum zuzugestehen, indem Sie Ihre Aufmerksamkeit auf den Moment, Ihre Körperempfindungen und Ihre Umgebung lenken.

# IN BEWEGUNG KOMMEN

*Bewegung und Sport wirkt sowohl auf den Körper als auch auf das Gehirn und das Wohlbefinden. Als Therapiezusatz neben medikamentösen Behandlungen und Psychotherapie bringt regelmäßige körperliche Aktivität und Sport Menschen mit Depressionen viel Positives: Symptome werden gelindert, nicht nur, weil das Gehirn »beschäftigt« ist. Das Körperbild bessert sich, ebenso das Selbstbild, weil sich die Betroffenen wieder als selbstwirksam erleben können und der Alltag Struktur bekommt.*

Es gibt in der Medizin und der Psychotherapie wissenschaftlich begründete Empfehlungen, auch Leitlinien genannt. Die Leitlinie für die Behandlung bei Depression empfiehlt inzwischen auch Bewegung und Sport: bei leichter bis mittelschwerer Depression unter Umständen alleine und bei schwerer Depression in Kombination mit Psychotherapie und Pharmakotherapie. Das Gute an dieser ergänzenden Therapie ist, dass sie auch außerhalb eines stationären Behandlungssettings stattfinden kann. Betroffene können sich beispielsweise Rehabilitationssport ärztlich verordnen lassen, aber auch sich alleine auf den Weg machen, indem sie zum Beispiel einem Sportverein beitreten. Das geht je nach Befinden alleine oder mit Freunden und Freundinnen. Erwiesenermaßen tut jede Form der Bewegung gut, es muss also nicht immer Sport sein. Alltagsaktivitäten wie viele Schritte sammeln oder Rad fahren kann man schon auf dem Weg zur Arbeit einbauen.

### Allgemeine Empfehlungen für Erwachsene

Da es keine bestimmten Empfehlungen für die bestmögliche körperliche Aktivität in der Depressionsbehandlung gibt, kann und darf jeder für sich selbst entscheiden, was die beste Bewegungsstrategie für ihn oder sie ist. Die allgemeinen Empfehlungen z. B. der Weltgesundheitsorganisation (WHO) und der Bundeszentrale für gesundheitliche Aufklärung (BZgA) gelten daher auch für Menschen mit Depression und lauten für Erwachsene zwischen 18 und 65 Jahren:

- mindestens 150 Minuten pro Woche ausdauerorientierte Bewegung (siehe unten) mit moderater Intensität (z. B. 5 × 30 Minuten pro Woche) *oder*
- mindestens 75 Minuten pro Woche ausdauerorientierte Bewegung mit höherer Intensität *oder*
- ausdauerorientierte Bewegung in entsprechender Kombination beider Intensitäten
- *und* dabei die Gesamtaktivität in

### Nicht zu lange sitzen

Zu lange Sitzphasen machen krank und lassen sich auch durch ein entsprechendes Bewegungspensum schwer auffangen. Erwachsene sitzen in Deutschland rund siebeneinhalb Stunden, junge Erwachsene sogar neun Stunden pro Tag. Doch beim langen Sitzen fährt der Stoffwechsel herunter, die Rückenmuskeln fangen irgendwann an zu schmerzen, der Blutdruck steigt – und die Psyche leidet mit. Experten raten, die Sitzzeiten pro Tag um zwei bis drei Stunden zu reduzieren. Das funktioniert durch regelmäßige Pausen vom Sitzen, kleinere Bewegungseinheiten wie Treppensteigen oder auch durch regelmäßiges Aufstehen und Herumgehen beim Telefonieren. Eine Überlegung wert sind auch Stehschreibtische: Stehend verbrauchen wir doppelt so viel Energie wie sitzend, und die Muskelspannung erhöht sich.

In vielen Unternehmen gibt es Programme zum Gesundheitsmanagement. Fast schon legendär ist an der Charité in Berlin das Programm »Yoga am Arbeitsplatz«. Fragen Sie doch einmal in Ihrem Unternehmen nach, ob die Möglichkeit besteht, einen höhenverstellbaren Schreibtisch zu bekommen, an dem Sie abwechselnd stehen und sitzen können.

mindestens zehnminütigen einzelnen Einheiten verteilt sammeln (z. B. mindestens 3 × 10 Minuten pro Tag an fünf Tagen einer Woche)
- zusätzlich muskelkräftigende körperliche Aktivitäten (= Krafttraining) an mindestens zwei Tagen pro Woche

Grundsätzlich gilt bei fast jeder Form von Bewegung: Mehr ist auf jeden Fall günstiger. Sie können die Gesundheitseffekte deutlich verbessern, wenn Sie das Ausmaß oder die Intensität Ihres Bewegungsprogramms über die Mindestempfehlungen hinaus steigern. Zur Sicherheit und nach langer Sportabstinenz können Sie im Vorfeld mit Ihrer Hausärztin abklären, ob Sie selbstständig den Sport Ihrer Wahl betreiben können oder zu Beginn mit einer professionellen Anleitung besser aufgehoben sind. Hier können Sie auch besprechen, ob eine sportmedizinische Untersuchung empfehlenswert für Sie ist oder ob Sie in Phasen der Verschlechterung des Gesundheitszustandes Ihre körperlichen Aktivitäten verändern sollten.

In einem Fitnessstudio können Sie unter professioneller Anleitung Ihre Dosis (Trainingsintensität, -dauer und -frequenz) an körperlicher Aktivität individuell anpassen.

### *Ausdauer- oder Krafttraining?*

Die meisten Studien zur sporttherapeutischen Depressionsbehandlung wurden mit Ausdauertraining durchgeführt, häufig auf dem Laufband oder dem Fahrradergometer. Unter Ausdauer versteht man die Fähigkeit, eine körperliche Aktivität über einen längeren Zeitraum aufrechtzuerhalten. Der Mensch ist nach dem Schlittenhund das Lebewesen auf der Erde mit der größten Ausdauerleistungsfähigkeit. Das Training der Ausdauer ist gesund: Es stärkt das Immunsystem, verbessert die Blutwerte, erhöht die Fettverbrennung und schützt Herz und Kreislauf. Typische Ausdauersportarten sind Radfahren, Laufen, Skilanglauf oder Schwimmen.

Ganz wichtig für Einsteigerinnen: Langsam beginnen und allmählich steigern. So sollte man sich beim Walken oder Joggen noch nebenher unterhalten können. Unter Umständen können Sie auch mit kürzeren Laufphasen starten und diese durch Gehphasen unterbrechen. Programme für Lauftrainings finden Sie im Internet. Oder Sie beginnen erst mal, indem Sie die tägliche Schrittzahl erhöhen, bis Sie auf etwa fünf- bis siebentausend Schritte am Tag kommen.

Inzwischen gibt es auch zur Anwendung von Krafttraining in der Depressionsbehandlung zusammenfassende Analysen guter wissenschaftlicher Studien. Vergleichbar zum Ausdauertraining findet sich eine gemäßigte (moderate) bis hohe Wirksamkeit.

Studien zur Effektivität von körperlicher Aktivität und Sport in der Depressionsbehandlung verwendeten meist ein acht- bis zwölfwöchiges Training. Viele Menschen bemerken bereits unmittelbar nach einer Trainingseinheit einen stimmungsaufhellenden Effekt, und es gibt Hinweise dafür, dass bereits ein zehntägiges Ausdauertraining in der Depressionsbehandlung Wirkung zeigt.

### HIIT

Aus den Sport- und Trainingswissenschaften gibt es inzwischen viele Untersuchungen, die beschreiben, dass hochintensives Intervalltraining (HIIT) sehr schnell starke Trainingseffekte zeigt. Dabei wechseln sich kurze, sehr anstrengende Trainingseinheiten von 20 bis 60 Sekunden Dauer und aktive Erholungsphasen mit einer Dauer von 10 bis 30 Sekunden in schneller Folge ab. Eine HIIT-Einheit dauert typischerweise ca. 10 bis 20 Minuten. Als Trainingsgeräte dienen vorwiegend Fahrradergometer, Crosstrainer, Laufband und Rudermaschine. Die Methode lässt sich auch zu Hause, sogar ohne Geräte, durchführen.

Die Anwendbarkeit und Wirksamkeit von HIIT bei psychischen Erkrankungen ist inzwischen relativ gut beschrieben. Allerdings gibt es bisher noch nicht viele kontrollierte Studien zur Anwendung von HIIT in der Depressionsbehandlung.

## So können Sie starten

**Bewegungstagebuch:** Zu Beginn können Sie für eine Woche ein Bewegungstagebuch führen, um zu se-

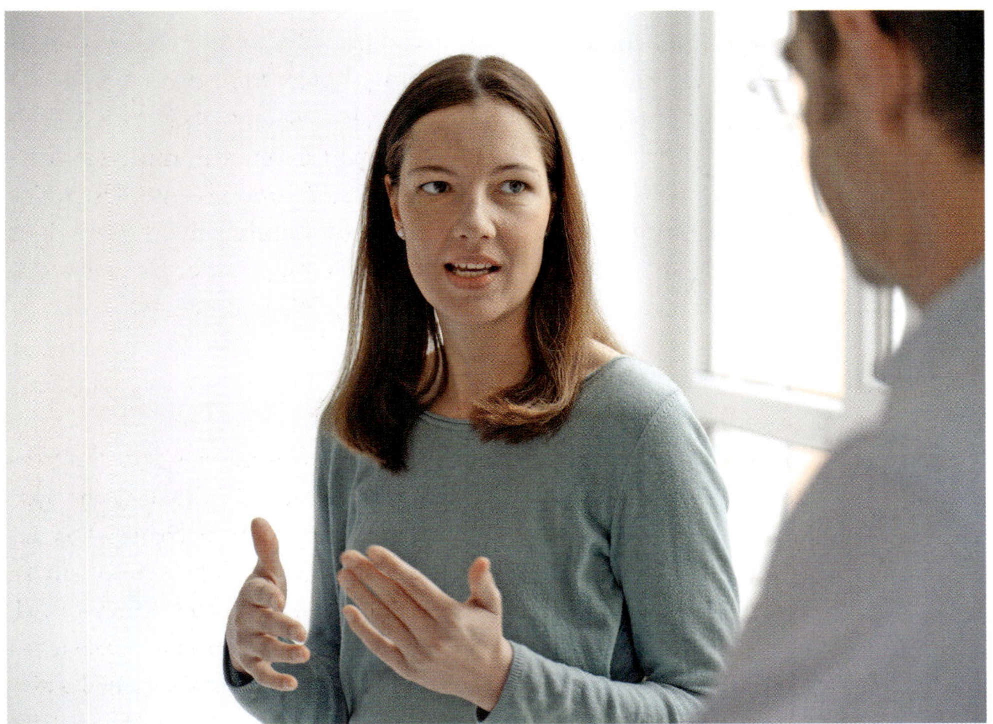

hen, wie viel körperliche Aktivität (und welche Art der Bewegung) Sie am Tag zusammenbekommen. Dann haben Sie im Blick, wo Sie noch etwas verbessern können, um daraus Ziele für sich abzuleiten.

**Gute Erfahrungen abfragen:** Wichtig sind hier frühere Erfahrungen mit Bewegung und Sport, individuelle Vorlieben, Abneigungen, Widerstände und andere Hindernisse, aber auch Gegenanzeigen für bestimmte Sportarten. Was hat Ihnen früher Spaß gemacht und woran könnten Sie anknüpfen? Oder wollten Sie eine bestimmte Sportart schon längst einmal näher kennenlernen? Es geht vor allem darum, eine Form der körperlichen Betätigung zu finden, die Freude bereitet und nicht überfordert. Überlegen Sie dabei auch, was möglich ist und was nicht, und setzen Sie sich kleine machbare Ziele – also beispielsweise erst einmal eine Weile regelmäßig spazieren gehen oder walken, bevor Sie das Training für einen Halbmarathon beginnen.

**Klassiker Ausdauersport:** Bezüglich der Auswahl der Aktivität und der Trainingsart gibt es für Menschen mit einer Depression nur wenige äußere Vorgaben. Beliebt sind ausdauerorientierte Bewegungsarten wie Walken oder Joggen, Radfahren oder auch Schwimmen. Aber auch Bergwandern, Skilanglauf, Skaten, Rudern, Paddeln und Tanzen fördern die Kondition.

Ausdauer lässt sich auch gut zu Hause an Geräten trainieren, z. B. auf dem Laufband oder einem Fahrradergometer. Dann entfällt auch die Ausrede mit dem schlechten Wetter.

**Zeitplan:** Wenn Ihre Entscheidung gefallen ist, dass Sie es gerne mit Sport versuchen möchten, steht die zeitliche Planung an. Sie können zum Beispiel die nächsten drei Monate anvisieren und diesen Zeitraum dann erneut unterteilen, z. B. in Drittel und zuletzt in Wochenblöcke.

**Mit anderen trainieren:** Leichter fällt es, diese Termine einzuhalten und dranzubleiben, wenn Sie andere Menschen oder Institutionen einbinden. Sie können mit Gleichgesinnten trainieren, in Kursen, im Fitnessstudio oder in Vereinen, oder aber auch einfach, indem Sie sich mit Freunden, Bekannten oder Angehörigen zum Sport oder zum Gehen, Fahrradfahren oder Laufen verabreden.

**Hindernisse im Visier:** Bereits in der Planungsphase ist es sehr sinnvoll, sich mögliche Schwierigkeiten oder Hindernisse vorzustellen und zu überlegen, wie Sie damit umgehen wollen. Wir empfehlen in der Regel:

- Nicht zu viel zu wollen.
- Kleine Pläne zu machen (wann und wo und gegebenenfalls mit wem gehe ich zum Sport?).
- Erinnerungsstützen zu bilden (Laufschuhe und/oder die Sporttasche oder die Yogamatte neben die Tür).
- Sich (angemessen) zu belohnen.

**Bewegung messen?**

Viele Menschen empfinden es als unterstützend, wenn sie ihre körperlichen Aktivitäten aufzeichnen. Sei es in Form eines Schrittzählers, der inzwischen auch in fast allen Smartphones verfügbar ist, oder einer Pulsuhr zur Trainingsüberwachung und -steuerung. Wenn Ihnen das zusagt, können die Geräte zusätzlich motivieren. Wenn Sie dem nichts abgewinnen können oder Druck empfinden, verzichten Sie eher darauf. Sie sollen in guter Stimmung bei Ihrem Programm bleiben, nur so halten Sie langfristig durch.

## Mind-Body-Interventionen

Die therapeutischen Maßnahmen der Mind-Body-Medizin gründen auf dem wechselseitigen Einfluss von Geist, Psyche, Körper und Verhalten. Mind-Body-Medizin wird als begleitende Komponente inzwischen vielseitig genutzt. Sie kann Menschen im Selbstheilungsprozess unterstützen und motivieren, selbsttätig und aktiv am Erhalt oder der Wiederherstellung ihrer Gesundheit mitzuwirken. Zum Spektrum der hier eingesetzten Bewegungsarten und -techniken gehören beispielsweise Yoga,

Tai-Chi, Qigong oder Pilates. Sie erfreuen sich einer immer größeren Beliebtheit; die Kombination von körperlicher Aktivität und Geistesübungen spricht viele Menschen an. Allen gemeinsam ist das Wechselspiel aus körperlichem Training, kontrollierter Atmung und Aufmerksamkeitslenkung bis hin zur Meditation. Das Ausmaß der körperlichen Aktivität findet hier in der Regel eher im leichten bis moderaten Bereich statt.

### *Die bekanntesten aktiven Mind-Body-Übungsverfahren*

**Yoga:** Diese Technik wird in Indien seit mehr als dreitausend Jahren praktiziert und besteht aus Asanas (Bewegungen und Stellungen), verbunden mit Atemübungen (Pranayamas) und gerichteter Aufmerksamkeit. Inzwischen gibt es für Yoga viele Studien und auch bereits sogenannte Metaanalysen, also zusammenfassende Analysen der vorliegenden Untersuchungen, die eine Wirksamkeit in der Depressionsbehandlung beschreiben. Sie scheint der von Ausdauer- oder auch Krafttraining vergleichbar zu sein.

**Tai-Chi:** Diese Kampfkunst wurde ca. im 16. Jahrhundert in China entwickelt. Trainiert werden Aufmerksamkeit, die Koordination von Atmung mit Bewegung und Körperhaltungen in rhythmischen Sequenzen und Wiederholungen.

**Qigong:** Diese Übungsform stammt aus der Traditionellen Chinesischen Medizin und ist mehr als fünftausend Jahre alt. Sie besteht aus Atemübungen, Körper- und Bewegungsübungen sowie Konzentrations- und Meditationsübungen mit dem Ziel, den Fluss der Lebensenergie (= Qi) im Körper zu regulieren und zu harmonisieren. Auch Kampfkunstübungen sind enthalten.

**Pilates:** Pilates ist ein in den USA im frühen 20. Jahrhundert entwickeltes systematisches Ganzkörpermuskeltraining mit Schwerpunkt auf Beckenboden-, Bauch- und Rückenmuskulatur. Pilates kann auf der Matte und auch mit Geräten geübt werden.

# ERNÄHRUNG FÜR EINE STABILE PSYCHE

*Wenn wir eine richtig frisch zubereitete Mahlzeit mit vielen gesunden Zutaten gegessen haben, fühlen wir uns wohl. Was und wie wir essen, hat Auswirkungen auf unser Wohlbefinden und unsere Stimmung. Da beides bei einer Depression krankheitsbedingt verändert sein kann, spielt eine hochwertige Ernährung für die psychische Gesundheit durchaus eine bedeutende Rolle.*
*Um das Wichtigste vorwegzunehmen: Auch bei der Depression sollte man die sogenannte mediterrane Ernährungsform anstreben. Darüber hinausgehende, spezifische Empfehlungen gibt es nicht.*

Essen ist Gefühlssache, Genusserlebnis, Trost, Langeweilekiller, Energielieferant und – genauso wie Trinken – lebensnotwendig. Zusätzlich ist es oft auch ein soziales Ereignis. Doch natürlich ist es oft einfacher, eine Tiefkühlpizza in den Ofen zu schieben, als eine frische und gesunde Mahlzeit zu planen, entsprechend einzukaufen und schließlich auch zu kochen. Menschen, die an einer Depression leiden und sich sehr erschöpft oder ausgelaugt fühlen, haben mitunter nicht mehr ausreichend Energie, um sich ausgewogen und regelmäßig zu ernähren. Ihr Alltag ist oft ohnehin schon aus den Fugen geraten, und mitunter fehlt auch der Appetit. In der Folge verlieren Betroffene oft viel an Gewicht, leiden unter Nährstoffmangel und fühlen sich körperlich zunehmend schlapp. Gerade für ältere Menschen kann dieser Zustand schnell bedrohlich werden. Heißhungerattacken oder der Versuch, sich mit Essen (vor allen Dingen mit zuckerhaltigen Speisen) zu trösten, sind andere Formen eines ungesunden Essverhaltens und können gerade bei Menschen mit depressiven Erkrankungen vorkommen.

## Richtig essen bei Depressionen

Menschen mit Depressionen vernachlässigen sich oft auch hinsichtlich der Ernährung: »Etwas Gutes, Gesundes essen? Habe ich nicht verdient und ist mir zu anstrengend.« Ein Punkt, der sich in depressiven Zuständen häufig verändert, ist deshalb die Qualität der Nahrung. Oft kommt es auch zu übermäßigem »Frustessen«, d. h., um sich kurzfristig abzulenken, wird schnell und viel gegessen, meist ohne auszuwählen: »Ist ja doch alles egal.«

Häufig leidet auch die Regelmäßigkeit der Nahrungsaufnahme. Wer beispielsweise unter einem ausgeprägten Morgentief leidet, verbringt eventuell am Vormittag mehr Zeit im Bett, sodass die erste Mahlzeit erst um die

Mittagszeit stattfindet. So verschiebt sich der gewohnte Ablauf und vielleicht auch die Anzahl der Mahlzeiten. Das Gefühl, dass die Tagesstruktur durcheinandergeraten ist, wirkt zusätzlich destabilisierend auf die Psyche. Umso wichtiger ist es, die bisherige Essensstruktur möglichst beizubehalten. Wir empfehlen, drei Mal täglich eine Mahlzeit einzunehmen. Natürlich können auch gesunde Zwischenmahlzeiten (z. B. ein Stück Obst) gut sein.

Auf neue Ernährungsexperimente wie aufkommende Ernährungstrends (z. B. ausschließlich carnivore Ernährung) oder Diäten sollte man in einer depressiven Phase verzichten. Zu groß ist die Gefahr, dass man nicht die Kraft oder Konzentration aufbringen kann, sich dazu umfassend zu informieren, oder es kann zu zusätzlichen Frustrationen kommen, weil man den Plan nicht durchhält.

### *Die Sache mit dem Gewicht*

Gewichtsschwankungen von ca. 1 bis 2 Kilo nach oben oder unten innerhalb von ein bis zwei Monaten können bei gesunden Erwachsenen mit einem geregelten Alltag als völlig normal angesehen werden. Zu solchen normalen Gewichtsschwankungen können beispielsweise hormonelle Veränderungen, Stressempfinden oder Veränderungen im Wochenrhythmus (Feiertage) führen. Diese pendeln sich in der Regel wieder ein.

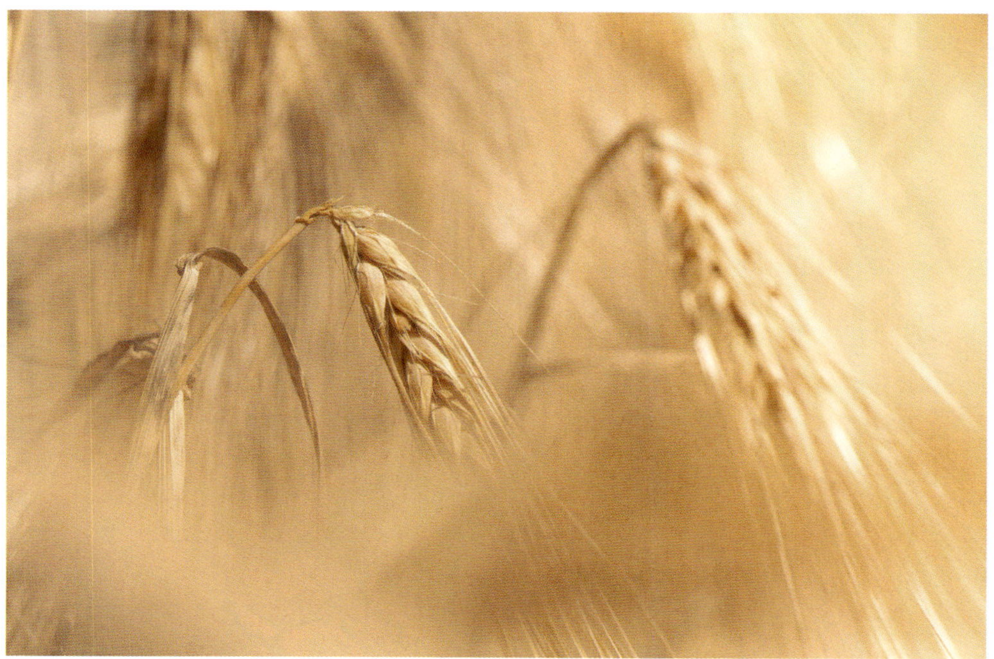

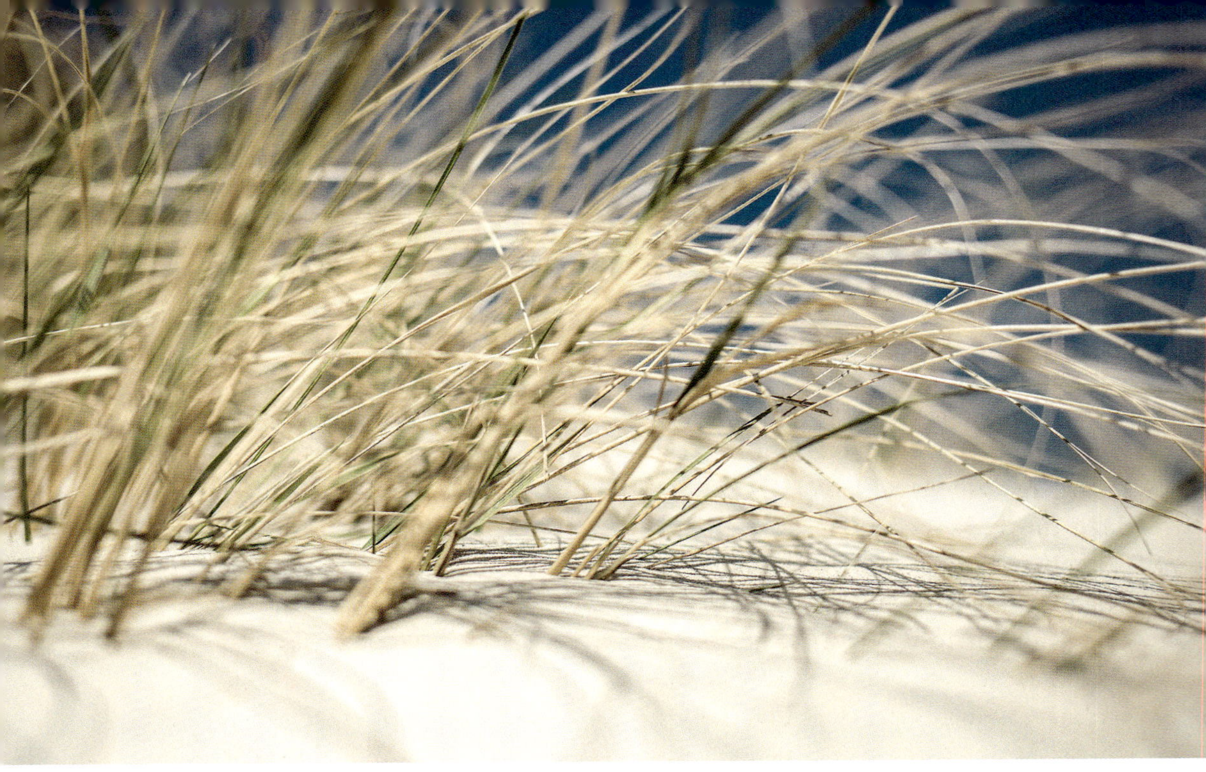

In einer Phase jedoch, die von Erschöpfung, Leere und Unwohlsein geprägt ist, kann es durch die gleichen Anlässe zu größeren Gewichtsveränderungen kommen. Bei einer bestehenden Depression sollte man bei starken Zu- oder Abnahmen aufmerksam werden. Umgekehrt können große Schwankungen auch ein Hinweis auf eine depressive Erkrankung sein. Deshalb ist in solchen Fällen eine Rücksprache mit einem Arzt oder einer Ärztin empfehlenswert. Nach umfassender Abklärung durch ein Gespräch, einer Blutabnahme und körperlicher Untersuchung kann eventuell eine Ernährungsberatung von Vorteil sein.

Grundsätzlich hat jeder Mensch ein Gefühl für sein »richtiges« Gewicht. Wir sprechen dann von unserem Wohlfühlgewicht – das nicht unbedingt einem Schlankheitsideal entsprechen muss. Jagt man aber einem Ideal hinterher, das sich mit dem eigenen Körper nicht erreichen lässt, können Unzufriedenheiten oder im schlimmsten Fall Essstörungen die Folge sein. Studien zufolge sind Menschen mit Übergewicht stärker gefährdet, an einer Depression zu erkranken. Die Gründe dafür sind vielfältig. So wirken sich beispielsweise auch mögliche abwertende Kommentare von anderen oder Scham über das Dicksein oder den Mangel an Selbstdisziplin auf das Selbstwertgefühl und die Bewertung des eigenen Körpers aus.

*Machen Antidepressiva dick?*
Einige Medikamente, die gegen die Depression eingenommen werden, können eine Gewichtszunahme fördern. Das liegt unter anderem daran, dass mit der besseren Stimmung auch die Lust aufs Essen zurückkehrt und man einfach wieder mehr isst. Außerdem kommt es durch manche Medikamente zu Mundtrockenheit, was dazu führt, dass die Menschen mehr trinken und dabei gerne zu Süßgetränken greifen. Dem lässt sich aber gegensteuern, indem man beim Essen die Mengen im Blick hat, darauf achtet, was man isst, nicht zwischendurch snackt (vor allem nichts Zuckerhaltiges) und nur Wasser trinkt – keine gesüßten Getränke.

Medikamente können auch auf die Appetitregulierung wirken – und bei manchen Antidepressiva, insbesondere dem Mirtazapin, kommt es sehr häufig zu einer Appetit- und Gewichtszunahme. Viele andere Antidepressiva sind relativ gewichtsneutral.

Übergewicht ist leider in unserer Gesellschaft auch unabhängig von Antidepressiva ein großes Problem. Sprechen Sie Ihre Befürchtungen bezüglich Appetit und Gewicht bei Ihrer Therapeutin oder Ihrem Arzt unbedingt an, häufig gibt es Alternativen. Aber das ideale Medikament gegen Depressionen gibt es leider nicht, und möglicherweise hat ein anderes Medikament andere Wirkungen oder Nebenwirkungen.

**! Gut zu wissen**

Das Beste, was Sie im Zusammenhang mit der Einnahme von Antidepressiva tun können, ist Ihre Ernährungsweise zu verbessern oder anzupassen (siehe unten) und sich regelmäßig zu bewegen, um Ihren Stoffwechsel anzuregen und den Grundumsatz zu erhöhen. Bei der Erstellung eines Ernährungsplans kann Ihnen eine Ernährungsberaterin helfen: Erkundigen Sie sich bei Ihrem Hausarzt oder einer Ernährungsmedizinerin. So haben Sie die Chance, eine Gewichtszunahme einigermaßen in Schach zu halten. Ebenso können Sie im Hinblick auf Bewegung und Sport überlegen, die Beratung und gegebenenfalls auch Anleitung eines Bewegungs- und Sporttherapeuten zu nutzen (siehe auch Seite 135). Da Appetit- und Gewichtszunahme unter Antidepressiva in der Regel nicht dosisabhängig sind, bringt eine Dosisreduktion meist nur die große Gefahr, die positiven Effekte des Medikaments zu verlieren.

## Es gibt keine Diät gegen Depression

Es ist keine Ernährungsform (Diät) bekannt, die explizit gegen Depressionen hilft und diese heilt. Gut untersucht ist bekanntermaßen aber die sogenannte mediterrane Kost, also eine Ernährungsform, die von den Landesküchen rund ums Mittelmeer inspiriert ist. Sie hat eine gesundheitsfördernde Wirkung und ist damit anderen Küchen weit überlegen. Sie ist abwechslungsreich, relativ kohlenhydrat- und zuckerarm und sehr darmgesund mit reichlich ballaststoffreichem Gemüse. Typische Bestandteile sind Kräuter mit bioaktiven Pflanzenstoffen, eiweißreiche Hülsenfrüchte, Getreide und wenig süße Früchte. Dazu gibt es statt Butter gesunde Fette aus Olivenöl, wenig rotes Fleisch, regelmäßig Seefisch und wenig Milchprodukte. Allerdings sprechen wir über eine Mittelmeerkost, wie sie in den 1950er- und 1960er-Jahren gang und gäbe war, einer Zeit also, in der die Küche noch einfacher und stärker pflanzenbasiert war.

Grundsätzlich empfehlen wir:

**Mahlzeitenstruktur:** Halten Sie drei regelmäßige Hauptmahlzeiten ein und lassen Sie keine aus. Zwischendurch mal eine (nicht zu süße) Frucht ist okay, naschen Sie aber möglichst nichts Süßes oder lassen sich von Heiß- und Süßhunger leiten (siehe Notfallvorrat). Das erleichtert vielleicht kurzfristig, macht langfristig aber schlapp und energielos.

**Gute Planung ist alles:** Schaffen Sie sich feste Strukturen mit Speiseplänen (Was esse ich in den nächsten drei Tagen morgens, mittags und abends?) und schreiben Sie sich Einkaufslisten. Können Sie jemanden ins Boot holen, der Ihnen dabei hilft, regelmäßig frisch und gesund zu essen?

**Achtsamkeit üben:** Genießen Sie jedes Gericht mit allen Sinnen, freuen Sie sich über den Anblick, den Duft und das angenehme Gefühl im Mund. Freuen Sie sich daran, was Sie gekocht oder sich gekauft haben. Schenken Sie sich (auf dem Teller), was Sie brauchen und was Ihnen guttut.

**Frisch und gesund essen:** Machen Sie sich schlau. Lernen Sie, was gesunde und ungesunde Kohlenhydrate sind. Süße Getränke, helle Backwaren und zuckerreiche Esswaren gehören in die ungesunde Kategorie, ballaststoffreiche Vollkornprodukte in die gesunde. Die halten lange satt und helfen, den Körper gesund zu erhalten. Sorgen Sie für eine ausreichende Eiweißzufuhr (ca. 1 g/kg Körpergewicht) und reichlich frisches Obst, Gemüse und Salat – jeden Tag. Nüsse und Saaten, Hülsenfrüchte und Pilze sind gute pflanzliche Eiweißquellen. Omega-3-Fettsäuren aus Pflanzenölen (Lein- oder Rapsöl) oder fettem Seefisch (Hering, Bio- oder Wildlachs, Makrele, Thunfisch) werden positive gesundheitliche Effekte zugeschrieben.

**Trinken Sie genug:** Trinken Sie regelmäßig über den Tag hinweg. Zwar wird oft von »mindestens zwei Litern pro Tag« gesprochen. Aber viele Gemüsearten, manche Gerichte und vor allem Früchte enthalten auch Wasser. Sie müssen nicht zwanghaft die Milliliter zählen, außer Sie haben wirklich Schwierigkeiten mit dem Durstgefühl. Zu empfehlen sind jedenfalls Wasser und ungesüßte Tees. Kostenlose Trink-Apps erinnern an eine regelmäßige Flüssigkeitsaufnahme. Hier kann man die genauen Mengen, die man getrunken hat, eingeben und überprüfen, ob man wirklich genug Flüssigkeit bekommt.

**Notfallpaket:** Sorgen Sie vor für »schwierige Stunden«, wenn der Heißhunger naht. Halten Sie dafür gesunde Naschereien parat, zum Beispiel Nüsse, Gemüse-Chips oder etwas dunkle Schokolade. Aber auch Möhren oder anderes frisches Gemüse (= Rohkoststicks) oder Obst können geeignet sein.

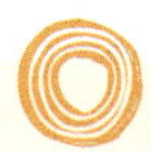

### Unsere Tipps

**Halten Sie es einfach:** Bereiten Sie sich Ihre Gerichte möglichst selbst zu, dann wissen Sie genau, was in Ihrem Essen steckt. Es muss keine Sterneküche mit einem Drei-Gänge-Menü sein. Halten Sie sich an einfache Rezepte. Wenn es zu kompliziert wird oder man für die Zutaten in mehrere Läden gehen muss, kann das abschrecken, und der Teller bleibt leer. Und: Nutzen Sie Schnippeln und Kochen und vielleicht auch den Abwasch und das Aufräumen als Achtsamkeitsübung und zum Entspannen.

**Praktisch:** Kochen Sie Ihr Lieblingsessen oder Gerichte von der Liste Ihres Speiseplans an Tagen, an denen es Ihnen gut geht, vor und frieren Sie kleine Portionen ein.

**Offen und ehrlich:** Falls Sie Medikamente einnehmen, sprechen Sie mit Ihrer Therapeutin oder Ihrem Arzt über unerwünschte Gewichtszunahmen und Ihre Gedanken dazu. Vielleicht gibt es Alternativen.

**Vorsicht:** Fallen Sie nicht auf beworbene Ernährungsprogramme gegen Depression rein. Die Ernährung kann ein Baustein sein, ersetzt aber keine Therapie.

# PARALLELWELTEN – BEWUSSTER UMGANG MIT SOZIALEN MEDIEN

*Weil heute viele Menschen extrem viel Zeit mit den sozialen Medien verbringen, gibt es mittlerweile auch zahlreiche wissenschaftliche Untersuchungen dazu, wie dieses Verhalten sich auf die psychische Gesundheit auswirken kann. Die Frage, ob Menschen mit einer depressiven Verstimmung häufiger soziale Medien nutzen oder ob sie durch den Konsum depressiv werden, ist wissenschaftlich nicht klar zu beantworten. Aber es gibt aufschlussreiche Befunde.*

Sie können Spaß machen, ablenken, und man kann mit ihnen Geld verdienen: Soziale Medien haben viel Anziehendes und sind allgegenwärtig. Kein Wunder, dass sie einen enormen Einfluss auf unsere Psyche haben können. Durch die Gedanken und Emotionen, die sie hervorrufen, können sie tief in unseren Alltag eingreifen. Durchschnittlich nutzen wir das Internet zweieinhalb Stunden täglich für berufliche Zwecke, zur Suche von Informationen oder zum Chatten. Das ist viel Zeit, die oft vergeht, ohne dass wir dies bewusst registrieren. Für unsere körperliche und seelische Gesundheit scheint es aber wichtig zu sein, diese Zeit im Blick zu haben und auf eine bewusste und souveräne Mediennutzung zu achten.

## Wie depressiv machen soziale Medien?

Die Frage, die viele brennend interessiert, ist, ob die Nutzung von sozialen Netzwerken depressiv macht. Bislang konnte man zu keinem einheitlichen Ergebnis kommen. Das liegt zum einen daran, dass es Unterschiede gibt zwischen dem bloßen Konsumieren, also passiver Nutzung sozialer Medien, und der aktiven Nutzung, wenn man also selbst Beiträge verfasst oder Bilder postet. Zum anderen sind die Kriterien, die in den Studien untersucht werden, unterschiedlich. Die Studienlage ist also nicht eindeutig. Es gibt allerdings Hinweise darauf, dass bei aktiven Nutzern, die viel Zeit mit Interaktionen und Posten verbringen, depressive Symptome eher ansteigen können.

### *Negative Einflüsse durch soziale Medien*

Expertinnen vermuten die folgenden Ursachen für die möglicherweise depressionsfördernden Effekte von soziale Medien:

**Zeiträuber:** Je mehr Zeit wir in der virtuellen Welt verbringen, desto weniger Stunden hat der Tag übrig für die reale Welt. Hier jedoch warten neben frischer Luft wichtige Aufgaben, kreative Hobbys, Sport und persönliche soziale Kontakte auf uns. Wenn das echte Sozialleben vernachlässigt wird, kann es sein, dass sich die Freunde oder Familienmitglieder seltener melden oder sich ebenfalls zurückziehen. Das kann sich wiederum auf das eigene Wohlbefinden auswirken.

**Vergleiche, die nicht guttun:** Natürlich kann man sich mit einem anderen (einem meist persönlich nicht bekannten) Menschen freuen, der ein Bild aus einem Sternerestaurant, vom Pool oder aus dem Luxusurlaub hochlädt. So etwas kann sogar motivieren. Nicht unwahrscheinlich sind jedoch Vergleiche à la: *»Sternerestaurant, Pool, Luxusurlaub – und ich?«* Die Folgen können Unzufriedenheit mit der eigenen Lebenssituation, Leistungsdruck und Selbstzweifel sein. Instagram & Co. machen Vergleiche mit anderen zum Tagesgeschäft, und es ist nicht so einfach, sich dem zu entziehen. Oft vergessen die Konsumentinnen auch (oder drängen das Wissen in den Hintergrund), dass es sich bei Social Media selten um die ungeschminkte Realität und meist um eine gefilterte Wahrheit handelt. Wer sich häufig mit diesen Wunderwelten in Vergleich setzt, kann verzerrte Gedanken hinsichtlich seiner Selbstwahrnehmung entwickeln: »Sie ist so wunderschön, und ich bin dagegen so unattraktiv.«

**Zu viele Reize:** Unser Gehirn ist nicht unendlich aufnahmefähig. Die Vielzahl an audiovisuellen Reizen, beispielsweise durch die Videokanäle des Internets, kann das Gehirn überfordern und so das Wohlbefinden erheblich beeinträchtigen. Beispielsweise kann das »zur Ruhe kommen« schwerer fallen.

**Die Liebe zu Likes:** Wenn Posts gelikt oder Beiträge retweetet werden, macht das froh, und es werden dabei Gute-Laune-Hormone ausgeschüttet. Jeder Mensch wird gerne gelobt. Wenn man nun im echten Leben über zu wenige oder gar keine Quellen verfügt, aus denen man diese Anerkennung beziehen kann, kann die Suche nach Likes süchtig machen, und man verbringt sehr viel, zu viel Zeit im Internet. Verliert ein Mensch die Kontrolle über sein Internetverhalten, sprechen Expertinnen von einer Sucht, die medizinisch-psychotherapeutische Hilfe erforderlich macht.

### So können soziale Medien und das Internet bei Depressionen helfen

Die Nutzung von sozialen Medien kann aber auch Vorteile haben. Einige Profile wie das der Deutschen Depressionshilfe leisten im Internet großartige Aufklärungsarbeit. Hier können Sie viele wertvolle Informationen rund um das Thema Depression finden (Instagram @stark_gegen_depression).

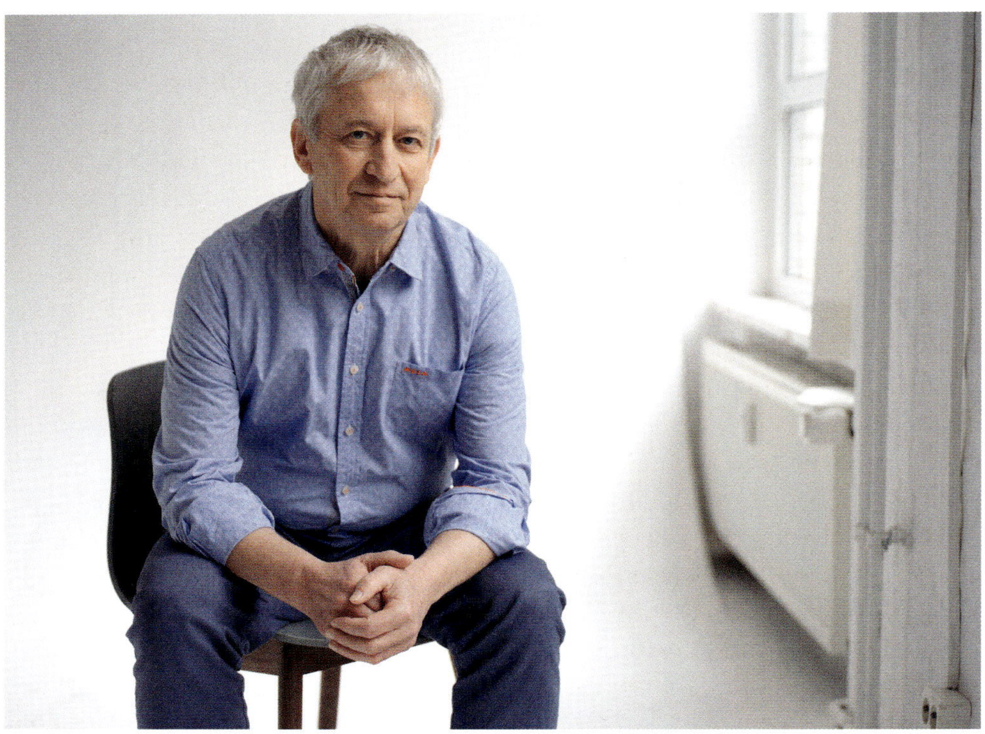

### *Onlineforen*

Auch in zahlreichen Foren können Sie Informationen zu Depression, Erschöpfung und Burn-out finden. Hier ist es auch möglich, sich anonym auszutauschen. Ob als Betroffener, Angehörige oder Expertin, jeder und jede kann zu jedem Thema einen passenden Beitrag finden. Doch hier sind Eigenverantwortung und ein gutes Urteilsvermögen gefragt, wie man mit solchen Informationen umgeht. Nicht alle Foren oder alle Verfasser von Beiträgen haben die Absicht, die Psyche wieder zu stabilisieren! Manche tauschen sich über mitunter lebensgefährliche Themen aus, z. B. wie man Psychopharmaka ohne ärztliche Begleitung absetzt oder wie man dem eigenen Leben am besten ein Ende setzt. Deshalb empfehlen wir, sich an die Onlineforen von offiziellen Vereinen oder Stiftungen zu halten. Diese werden meistens moderiert, sodass gefährliche oder bösartige Beiträge gelöscht werden.

Für Jugendliche ab 14 Jahren ist das Diskussionsforum FIDEO zu empfehlen: https://fideo.de

Für Erwachsene eignet sich zum Beispiel das Diskussionsforum Depression: https://www.diskussionsforum-depression.de

## Unsere Tipps zum Umgang mit sozialen Medien

**Zeitlimit:** Im Netz verliert man sich schnell, und die Zeit vergeht wie im Flug. Stellen Sie sich, bevor Sie anfangen sich zu informieren, einen Wecker, der Sie daran erinnert, dass die Bildschirmzeit vorbei ist.

**Detox:** Wenn Sie sich in einer sehr schlechten Verfassung befinden, legen Sie für ein paar Tage eine Social-Media-Auszeit ein. Sie können auch eine digitale App installieren, die ein tägliches Limit vorgibt und Sie daran erinnert, wann Ihre gewünschte Medienzeit vorbei ist.

**Nicht in schlechter Stimmung surfen:** Wenn es Ihnen nicht gut geht, blättern Sie bitte auf Seite 180 hier im Buch und gucken sich die Liste mit angenehmen Aktivitäten an. Suchen Sie sich eine aus und widmen Sie sich ihr. Versprochen: Sie hilft Ihnen jetzt auf jeden Fall mehr als das Herumdriften im Internet.

**Schein und Sein:** Die meisten Menschen posten ausschließlich die schönen Momente aus ihrem Leben. Machen Sie sich bewusst, dass das nicht die ganze Realität ist. Bilder werden mit einem hübschen Filter versehen, der Autolärm im Hintergrund durch flotte Musik ersetzt oder nur die aufgeräumte Seite des Raumes fotografiert. Misstrauen Sie dieser Glitzerwelt! Nirgendwo herrscht so wenig Authentizität wie in den Social Media, hier sehen wir allenfalls Fakes oder Momentaufnahmen. Für das, was Sie hier sehen, hat sich ein Mensch oft sehr viel Arbeit gemacht. Das kann hübsch aussehen. Aber: Der ganz normale Alltag mit seinen manchmal unschönen oder schmerzhaften Momenten wird hier natürlich nicht vorgestellt.

**Zurück in die echte Zeit:** Über Insta, Twitter oder Snapchat kann man sich prima austauschen. Aber einen Austausch in Echtzeit mit echten Menschen ersetzt dies nicht. Wir sind soziale Wesen und auf persönlichen Kontakt angewiesen, sonst verkümmern wir. Deshalb: lieber öfter zum Telefon greifen oder ein Treffen ausmachen.

**Echte Vorbilder suchen:** Fitness- und Food-Influencer sind alle makellos und toll. Das allein sollte Sie schon misstrauisch machen, und es kann die persönliche Zufriedenheit erheblich beeinflussen. Denn Sie selbst führen ein ganz normales Leben mit Auf und Ab, das alles ist, aber nicht makellos. Zum Glück gibt es mittlerweile auch Gegentrends zu dieser Scheinwelt mit Menschen, die zum Beispiel erzählen, wie sie ihre Depression besiegt haben, und damit Mut machen. Überlegen Sie, welchen Menschen Sie lieber folgen möchten.

**Bitte Vorsicht:** Falls Sie dazu verleitet werden, einen Online-Test im Internet zu machen, achten Sie darauf, was mit Ihren Daten passiert, und zahlen Sie bitte *niemals* dafür. Wenn Sie sich eine gute Diagnostik wünschen, wenden Sie sich an Ihren Hausarzt, eine Psychotherapeutin, einen Psychiater oder Nervenarzt. Denn neben Fragebögen gehören zu einer Diagnosestellung Gespräche und unter Umständen körperliche Untersuchungen.

**Verantwortung übernehmen:** Frühzeitige Aufklärung zur Medienkompetenz von Kindern geben zum Beispiel www.klicksafe.de oder www.schau-hin.info.

# DEPRESSION, FAMILIE UND FREUNDE

*Eine Depression kann einen Menschen völlig verändern. Die Krankheit greift aber auch tief in das Leben von An- und Zugehörigen ein. Das kann für extrem gemischte Gefühle sorgen und auch in eine tiefe Erschöpfung führen. Hier ist es für beide Seiten wichtig, frühzeitig einen guten, klaren Umgang miteinander zu finden.*

## Ich und die anderen

Ein Mensch mit einer Depression leidet nicht nur allein. Auch seine Familie und der Freundeskreis sind von dem Krankheitsgeschehen betroffen. Wenn sich der Erkrankte stark zurückzieht, wirkt dies in alle zwischenmenschlichen Beziehungen hinein – privat wie beruflich. Es kann beispielsweise sein, dass man aufgrund der meist niedergeschlagenen Stimmung weniger eingeladen wird als früher. Auch kann der Antrieb fehlen, an gemeinsamen Unternehmungen teilzunehmen. Oder man denkt, man würde anderen Menschen auf die Nerven gehen, weil man in so trüber Stimmung ist. In Beziehungen kann das Ausbleiben gemeinsamer Aktivitäten oder das verminderte sexuelle Verlangen zu einem Problem werden. Auch kann es vorkommen, dass Freunde und Familie gerne Ratschläge geben oder gerade jetzt oft vor der Tür stehen, obwohl einem selbst nach Rückzug zumute ist.

Oft bleiben dann Parteien hilflos oder überfordert zurück. Die gut gemeinten Worte oder Trostversuche helfen nicht wirklich, denn für nicht Betroffene ist eine depressive Erkrankung nur bedingt nachzuvollziehen. Manchmal kommt es dann zu Trennungen von Freunden oder auch Partnern.

Anfänglich lag mir mein Mann in den Ohren, dass ich doch einfach mal abschalten und mir nicht immer so viele Gedanken machen soll. Mein Leben sei doch schön, Urlaube, gutes Essen, eine schön eingerichtete Wohnung, tolle Freunde ... Er verstand nicht, warum ich am Wochenende nicht mehr wie gewohnt das Frühstück machte und stattdessen über Stunden im Bett liegen blieb, ohne aufzustehen und mich zu duschen und für den Tag fertig zu machen. Oder warum mir Tränen runterliefen, wenn wir auf dem Weg zu einer Einladung mit wirklich netten Leuten waren. Irgendwann begannen sich seine anfänglichen Sorgen in wütende Kommentare zu verwandeln. Er war richtig sauer auf mich. Ich konnte aber nicht anders, als mich mehr und mehr zurückzuziehen, verlor immer mehr das Interesse an unserer Beziehung, sie wurde mir egal, und ich fühlte mich unendlich allein.

Marianne, 43, Journalistin

### *Typische Auswirkungen*

Eventuell kennen Sie auch diese Auswirkungen, die depressive Erkrankungen auf Beziehungen haben können:

- Man spricht weniger miteinander, weil der Partner oder die Kinder Bedenken haben, Sie noch mehr mit ihren Problemen zu belasten.
- Weil die Partnerin oder die Kinder Sie nicht überfordern möchten, werden gemeinsame Unternehmungen weniger.
- Ihnen wird weniger zugetraut, und man sorgt sich mehr um Sie.
- Enge Bezugspersonen nehmen Alltagsaufgaben ab, und Betroffene entwickeln daraufhin ein schlechtes Gewissen und damit einhergehende Schuldgefühle.

### *Was kann ich tun?*

Aber wie soll man nun mit der Familie, mit Freundinnen, Kindern und anderen Zugehörigen umgehen? Auch wenn es schwerfällt und Sie eigentlich nicht die Kraft dafür haben: Teilen Sie mit, was Sie wie erleben. Dabei reicht es schon, wenn man sagt: »Du, mir geht es momentan einfach nicht so gut. Es kann sein, dass ich dich erst in ein paar Tagen zurückrufe oder kurzfristig unsere Verabredung absage.« Wenn Sie bemerken, dass Sie »wie mit Samthandschuhen« angefasst werden, sprechen Sie auch das an. Natürlich kann das schwerfallen. Wenn sich aber diese Art Veränderungen im Umgang mit Ihnen erst mal festgesetzt haben, ist es noch schwerer, wieder hinauszufinden.

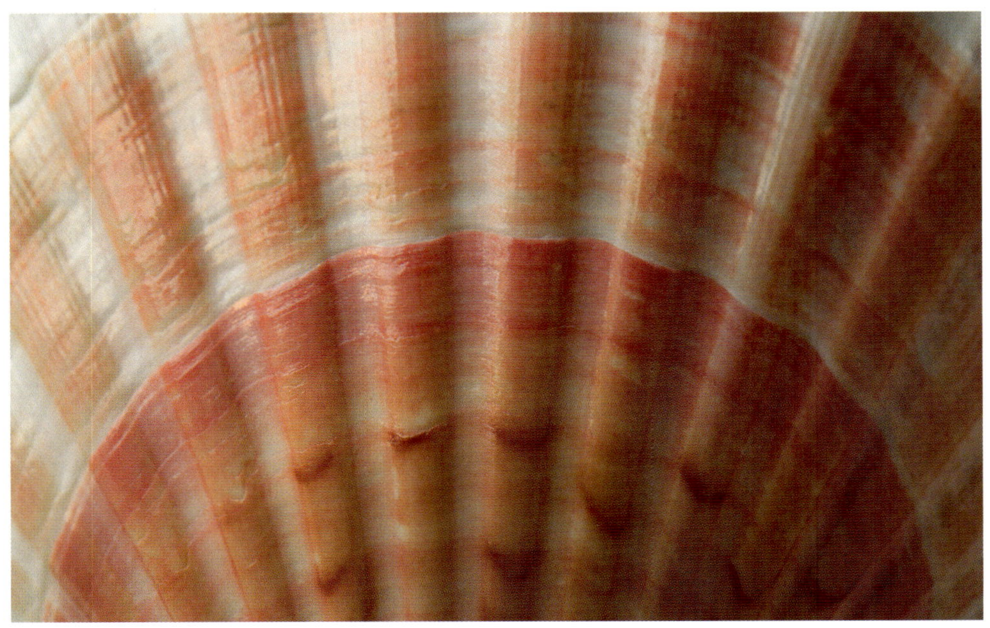

### Mit wem kann ich reden?

Entscheiden Sie, mit wem Sie über Ihre Krankheit sprechen möchten. Es muss nicht jede Bekannte wissen, wie es Ihnen geht und welche Diagnose Sie erhalten haben. Aus unserer Sicht kann es sehr wichtig und auch hilfreich sein, dass Sie Personen in Ihrem engsten Familien- und/oder Freundeskreis einweihen. Denken Sie daran: Das Erfinden von Ausreden und sich zu verstecken kostet unnötig Kraft, die Sie brauchen, um gesund zu werden. Wenn Sie offen mit Ihrer Erkrankung umgehen, kann das dazu führen, dass sich manche Menschen von Ihnen abwenden, weil sie überfordert sind und die Krankheit nicht verstehen. Viel häufiger werden Sie jedoch die Erfahrung machen, dass Ihr Gegenüber selbst oder im Umfeld bereits damit konfrontiert wurde und Sie unterstützen möchte. Jedes Gespräch über die Depression holt die Krankheit aus der Tabuzone. Und wenn Sie einmal wirklich nicht mehr weiterwissen, womöglich sogar Lebensüberdruss oder Selbstmordgedanken auftauchen, dann kann es leichter sein, um Hilfe zu bitten, wenn man sich nicht mehr groß erklären muss.

Vielleicht wird Ihnen in manchen Situationen auch Hilfe angeboten. Beispielsweise, mit Ihnen gemeinsam nach einem Psychotherapieplatz zu suchen oder Sie zu einem Arzttermin zu fahren. Scheuen Sie nicht davor zurück, diese Hilfe anzunehmen. Empfehlenswert ist es hier jedoch, kurz abzuwägen: Brauche ich wirklich Unterstützung, weil ich es aktuell nicht schaffe, oder ist es nur gerade bequemer? Hilfe anzunehmen ist dann sinnvoll, wenn Sie wirklich Hilfe benötigen und Aufgaben allein nicht bewältigen können. Ansonsten kann es passieren, dass Ihr Handlungsradius, also das, wozu Sie sich noch aufraffen können, mit der Annahme von Unterstützung aus Bequemlichkeit schleichend kleiner wird. Und das ist ungünstig, weil es dazu beiträgt, die Krankheit zu erhalten.

Irgendwann bat mich mein Mann um ein Gespräch zusammen mit meiner Psychotherapeutin. Für mich war das sehr entlastend, denn sie konnte viel besser und weniger emotional die Depression und deren Gesichter erklären. Er lernte hier, wie er mich unterstützen konnte, und ich erfuhr, wie sehr auch er belastet ist, an seine Grenzen kommt und Auszeiten braucht. Für uns und unsere Beziehung war meine Krankheit ziemlich hart, sodass wir auch über eine Trennung sprachen. Mit viel beiderseitiger Geduld, Therapie und zahlreichen Gesprächen miteinander trat schließlich nach einem halben Jahr Besserung ein.

Marianne, 43, Journalistin

## Ich und meine Arbeit

Natürlich wirkt sich eine Depression auch auf die berufliche Tätigkeit aus, denn oft können Erkrankte selbst Routineaufgaben irgendwann nicht

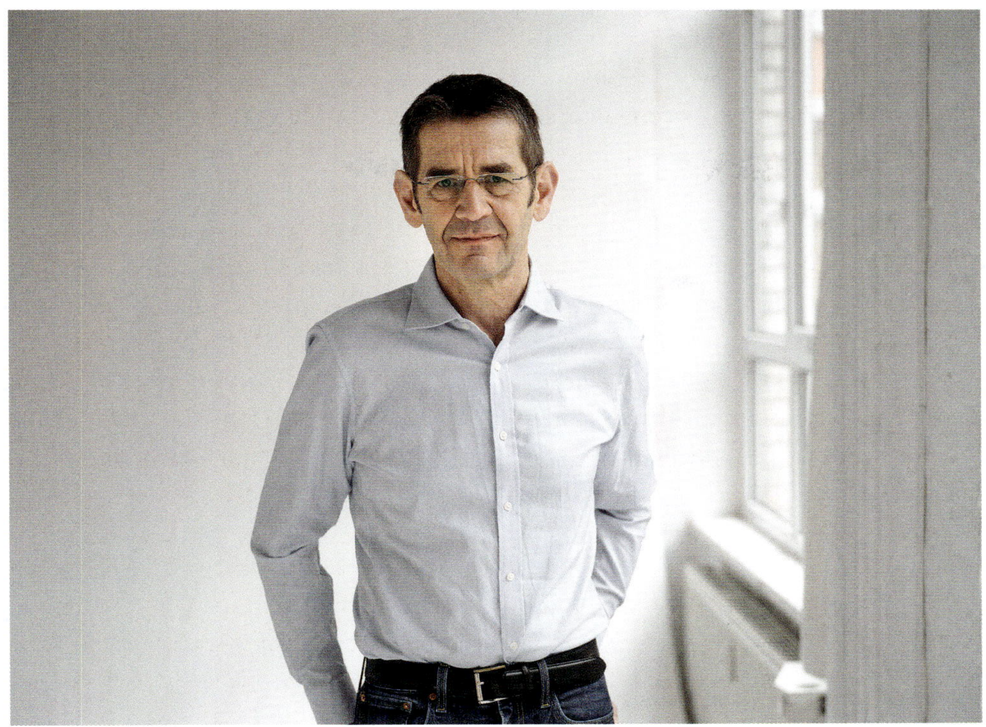

mehr meistern. Bei Kolleginnen kann das für Irritationen sorgen. Sie müssen selbst entscheiden, ob Sie Ihre Erkrankung im Kollegenkreis oder Ihrem Vorgesetzten gegenüber mitteilen. Allerdings bauen Ausreden, was andere Erkrankungen oder Ursachen für Fehlzeiten angeht, auf die Dauer Misstrauen auf. Der Druck für Sie kann sehr groß werden. Manche Arbeitgeber reagieren verständnisvoll und versuchen, Arbeitsabläufe anzupassen, aber es kann leider auch der Fall sein, dass Sie »in eine Schublade gesteckt werden«, dass Ihre Leistungsfähigkeit angezweifelt wird und Sie nur noch sehr simple Aufgaben erledigen können, was unbefriedigend sein kann.

Nach der Genesung von einer Depression ist es sehr wichtig, zu überlegen, ob die bisherige Arbeitsstelle oder auch die Wochenarbeitsdauer noch passend ist. Wer sich ständig überfordert fühlt, hat ein höheres Rückfallrisiko. Andererseits kann die Arbeit auch Struktur geben und stabilisieren.

In der Therapie können Sie gemeinsam mit Ihrer Ärztin und Ihrem Therapeuten ausloten, wie es für Sie beruflich weitergehen kann. Längerfristige und weitreichende Veränderungen müssen häufig auch längerfristig ge-

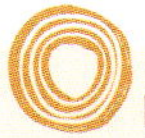

### Unsere Tipps zum Umgang mit den Menschen im Umfeld

**Das brauche ich:** Formulieren Sie gegenüber Ihrer Familie oder Freunden, wobei genau Unterstützung nötig ist, und definieren Sie dabei den zeitlichen Rahmen. Häufig ist bereits das Wissen um die grundsätzliche Unterstützung entlastend und hilfreich.

**Aufschreiben ist manchmal besser:** Hemmungen, über die Depression zu sprechen, sind (leider immer noch) normal. Wenn man Wünsche oder Situationen nicht ansprechen kann, kann das Schreiben eines Briefes hilfreich sein.

**Rückzug für einen begrenzten Zeitraum ist okay:** Wenn der Wunsch nach einer Beziehungsauszeit bestehen sollte, tauchen Sie nicht einfach ab. Definieren Sie den Zeitraum und wenn Sie wollen auch den Grund; so braucht sich erst mal niemand unnötige Sorgen zu machen.

**Arbeit und andere Verpflichtungen** können Fluch und Segen sein. Langfristige Entscheidungen bitte in der Regel erst nach Besserung der Depression treffen. Erst dann sind Sie auch in der Lage, diese umzusetzen.

**Hilfe für alle suchen:** Ob eine Paartherapie, eine systemische Familientherapie oder ein Angehörigengespräch beim Psychotherapeuten oder Arzt: Beziehen Sie gerne Zugehörige mit ein.

plant und umgesetzt werden, sodass es auch sinnvoll sein kann, zunächst an die alte Arbeitsstelle zurückzukehren und erst mittelfristig eine Veränderung anzustreben, zu planen und dann auch umzusetzen. Nach langer Arbeitsunfähigkeit ist in der Regel eine stufenweise Wiedereingliederung sinnvoll (siehe Seite 105). Hier wird die Arbeitszeit und Belastung nach einem individuellen Stufenplan unter ärztlicher Begleitung über Wochen oder Monate gesteigert. Das kann unter anderem den persönlichen Druck vermindern. Die Arbeitnehmerinnen erhalten währenddessen Kranken- oder Übergangsgeld von der Krankenkasse und gelten als arbeitsunfähig. Sie kosten den Arbeitgeber also nichts.

## Für An- und Zugehörige: Wie gehe ich mit einem an Depression Erkrankten um?

Menschen, die an einer Depression leiden, sind krank, manchmal sogar schwer krank. Wie bei jeder anderen Erkrankung auch ist es unmöglich, einen solchen Menschen umgehend wieder gesund zu machen. Egal, an welcher Krankheit man leidet, man benötigt unter anderem Geduld und Zeit, um wieder zu genesen.

In der Therapie beobachten wir allerdings häufig, dass Zugehörige von Menschen mit Depressionen erst ganz viel »da« sind, dann aber irgendwann nicht mehr können, ungeduldig oder gar wütend werden. Das kann sich vor allem dann bemerkbar machen, wenn Betroffene sich nicht »schnell genug« Hilfe suchen, nicht das machen, was man ihnen geraten hat, oder wenn man »doch schon so viele Aufgaben abgenommen« hat.

Eine Depression greift anders in das Leben »der anderen« ein als eine körperliche Erkrankung. Bedenken Sie immer, dass die Krankheit die Eigenwahrnehmung des Betroffenen verzerren kann und dass jede Depression anders verläuft. Während die einen müde und antriebslos sind, sind andere anfangs gereizt und angespannt.

**Hören Sie bitte zu:** Depressive Menschen wollen Dinge oder ihre Verhaltensweisen ändern, können aber nicht unbedingt. Deswegen ist es wichtig, ihnen zuzuhören. Was genau sind die Beschwerden? Was quält sie? Wo genau benötigen sie Unterstützung? Was wünschen sie sich? Zuhören ist oft das Beste, was Sie machen können. Oder gemeinsam schweigen und da sein.

**Über die Beziehung sprechen:** Auch regelmäßig über die Qualität ihrer gemeinsamen freundschaftlichen, familiären oder partnerschaftlichen Beziehung zu sprechen kann zur Klärung beitragen. So weiß jede Seite, ob gerade eine Pause, Unternehmungen oder Überforderungen anstehen.

**Kompromisse aushandeln:** Ebenfalls kann es hilfreich sein, Kompromisse auszuhandeln. Denn als Zugehörige kann man auch schnell an die persönlichen Grenzen kommen. Natürlich ist es hart anzusehen, wenn die Betroffene leidet und man scheinbar nur hilflos zusehen kann. Selbstverständlich möchte man die bestmögliche Hilfe an den Start bringen: Psychotherapie, Medikamente, vielleicht sogar einen Aufenthalt in einer Klinik. Seien Sie jedoch auch hier geduldig und einfühlsam. Gerade Menschen mit Depressionen brauchen Zeit, um Entscheidungen zu treffen. In der Psychotherapie werden sie sogar angehalten, in akuten Krankheitsphasen keine wesentlichen Entscheidungen zu treffen.

**Nichts persönlich nehmen:** Nehmen Sie bitte eventuelle Zurückweisungen oder schroffes Verhalten des Erkrankten nicht persönlich, sie gehören gewissermaßen zum Krankheitsbild. Bleiben Sie in Beziehung, wenden Sie sich nicht ab. Trotzdem darf eine Depression nicht den Vorwand dafür liefern, dass man andere willentlich verletzt. Sprechen Sie dies im Zweifelsfall an. Sie müssen nicht jedes Verhalten akzeptieren.

**Achtung, Schweigepflicht!**

Die ärztliche Schweigepflicht ist ein hohes Gut. Und sie gilt auch gegenüber Angehörigen. Nur mit ausdrücklichem Einverständnis des oder der Betroffenen dürfen Ärzte und Therapeutinnen Auskünfte erteilen. Bitte unterlassen Sie gut gemeinte heimliche Kontaktaufnahmen mit den Behandlern, sie werden vom Patienten oft als Vertrauensbruch empfunden.

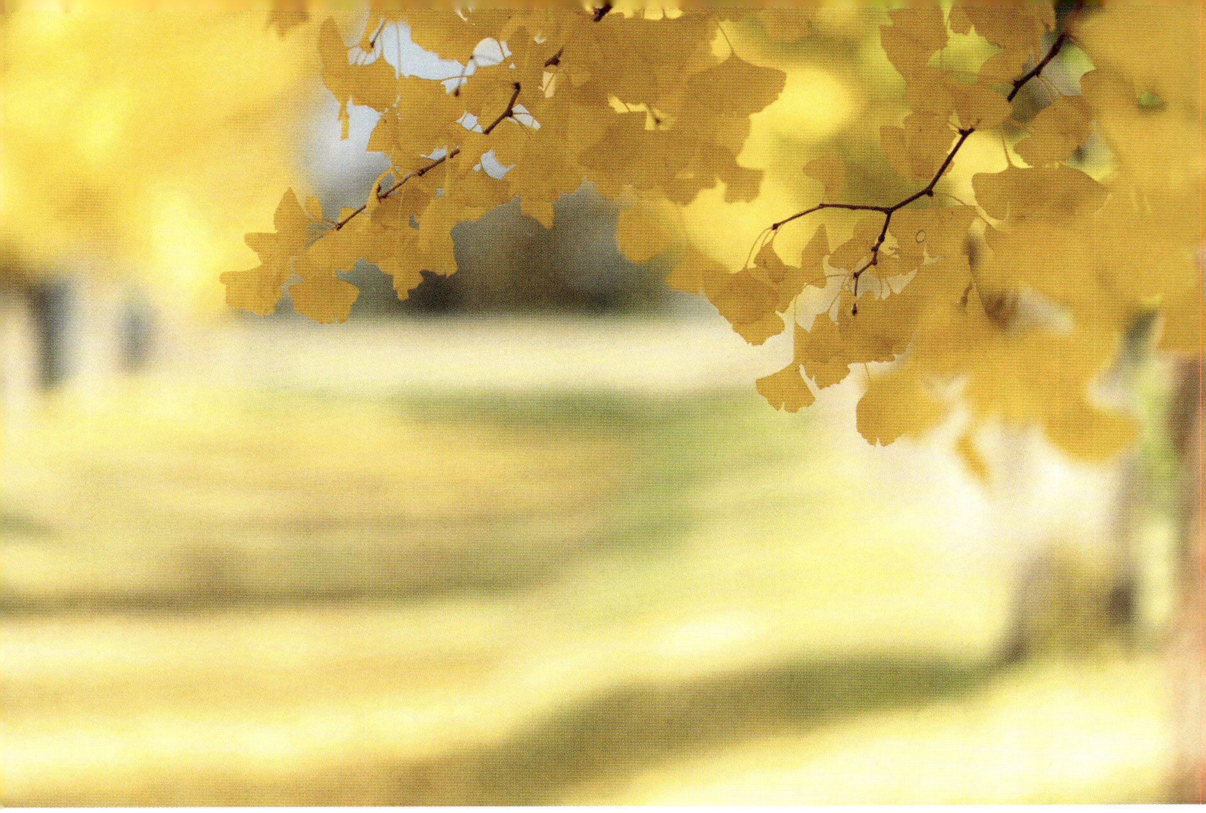

**Auszeit nehmen:** Wenn Sie merken, dass Ihnen geforderte Aufgaben zu viel sind oder dass Sie mit der Allgemeinsituation an Ihre eigenen Grenzen kommen, nehmen Sie sich eine Auszeit. Teilen Sie jedoch vorher alle Gedanken und Ideen mit, die Sie zur Veränderung Ihres Verhaltens haben. Andernfalls kann eine spontane Verhaltensänderung Ihrerseits zu einer großen Verunsicherung bei der betroffenen Person führen und eventuell Ängste und die depressive Symptomatik verstärken.

**Sorgen Sie für sich:** Manchmal ist es sinnvoll, dass man sich als Angehöriger selbst Hilfe sucht. Es kann ratsam sein, eine Selbsthilfegruppe für Angehörige zu besuchen oder auch selbst psychotherapeutische Hilfe in Anspruch zu nehmen.

### *Umgang mit Suizidalität*

Ein Mensch, der über Lebensüberdruss berichtet, ist immer ernst zu nehmen. Er oder sie muss nicht immer direkt eine Todesabsicht äußern. Auch das Äußern von starker Hoffnungslosigkeit oder das Infragestellen des Lebens können Anzeichen großer Verzweiflung sein. Manche Menschen, die selbstmordgefährdet sind, nehmen Abschied. Sie wollen vielleicht noch etwas klären, etwas verschenken oder explizit äußern, wie wichtig Sie ihnen sind. Wenn etwas

Derartiges passiert und Sie sich Sorgen machen, ist es am besten, die Situation direkt anzusprechen und umgehend für Hilfe zu sorgen (zum Arzt, zur Therapeutin, in die Klinik). Lassen Sie einen Menschen, der akut suizidal ist, bitte nicht allein. Das heißt aber nicht, dass Sie die gesamte Verantwortung für diese Person tragen müssen. Benachrichtigen Sie in einem solchen Fall die Familie, andere Freunde oder wählen Sie den Notruf 112.

Auch die Begleitung in die nächstgelegene Rettungsstelle kann sinnvoll sein. Hilfen finden Sie auch unter www.buendnis-depression.de/depression/suizidalitaet.php

### Unsere Tipps zum Umgang mit von Depression Betroffenen

**Gefahr in Verzug:** Äußerungen über Suizid oder Lebensüberdruss müssen ernst genommen werden (siehe oben). Je konkreter die Absichten und/oder die Planung einer Selbsttötung, desto höher ist die Gefahr!

**Die Krankheit anerkennen:** Wenn man an Depressionen leidet, ist man krank. Niemand kann diesen Zustand einfach so abstellen. Mit der Akzeptanz und dem Bewusstsein darüber helfen Sie Betroffenen. Sprechen Sie ruhig über Ihre Gefühle wie Hilflosigkeit oder Sorgen, aber vermeiden Sie Schuldzuweisungen.

**Ermutigen statt ermahnen:** Verzichten Sie wenn möglich auf schnelle Ratschläge oder Ursachenforschung und übernehmen Sie keine Therapeutenrolle. Die Gründe dieser Erkrankung sind vielschichtig und gut gemeinte Tipps meistens nicht hilfreich.

**Pausen:** Sich Auszeiten gönnen, um wieder aufzutanken, ist ein ganz natürliches Bedürfnis. Manchmal hilft etwas Abstand, nicht nur die Energiereserven zu erneuern, sondern auch die Situation aus einem anderen Blickwinkel zu beurteilen.

**Klar sein:** Bieten Sie gezielt genau definierte Unterstützung an (z. B. Erinnern an Termine oder die Einnahme von Medikamenten, im Haushalt unterstützen, Einkäufe erledigen). Andernfalls besteht die Gefahr, dass Sie an Ihre Grenzen kommen. Fördern Sie den kranken Angehörigen, vor allem bei eigenen Aktivitäten.

**Sich informieren:** Es gibt viele hilfreiche und gute Internetseiten, Ratgeber für Angehörige von Menschen mit depressiven Erkrankungen oder Gruppen für Zugehörige, die man als Informationsquelle nutzen kann.

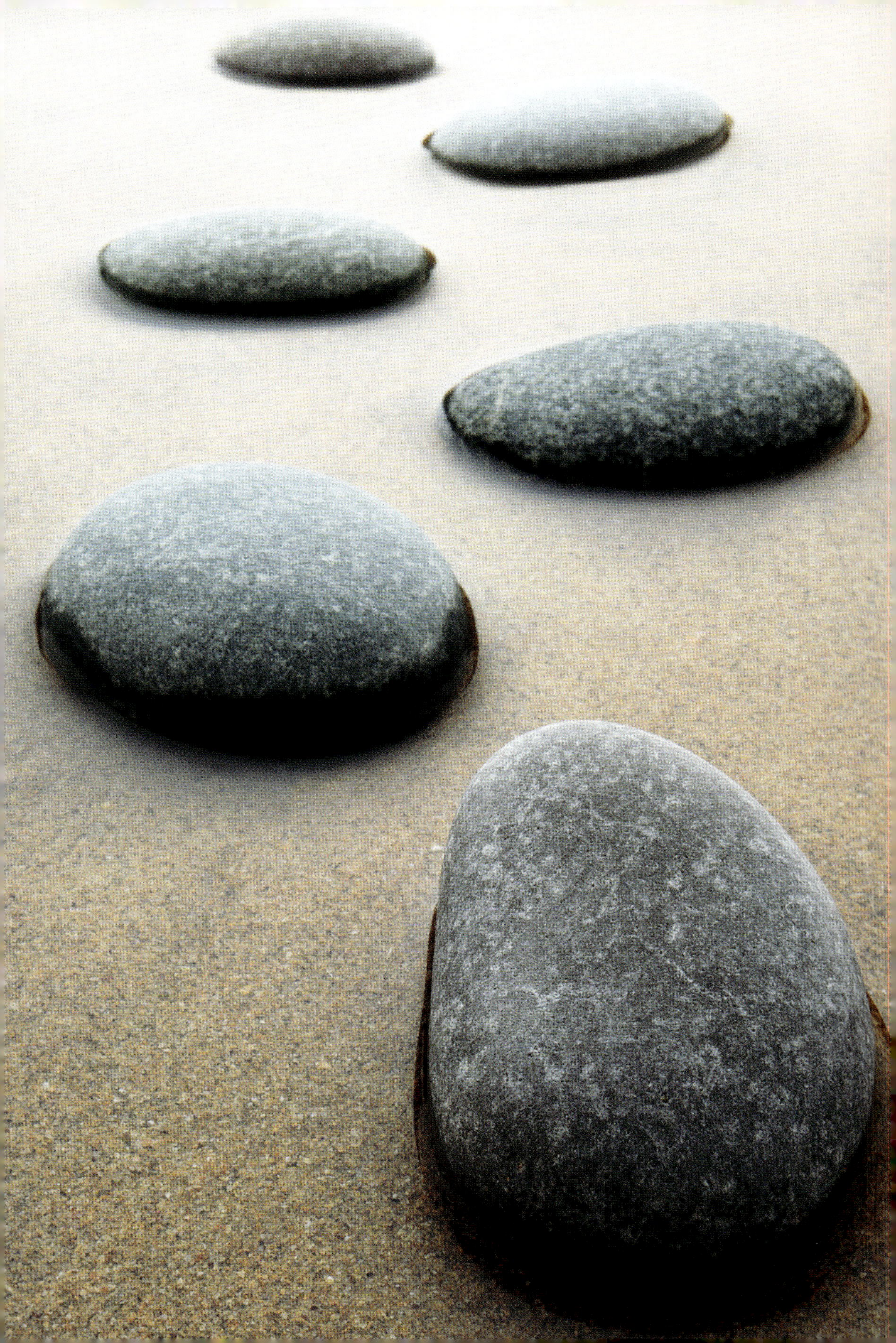

# Service

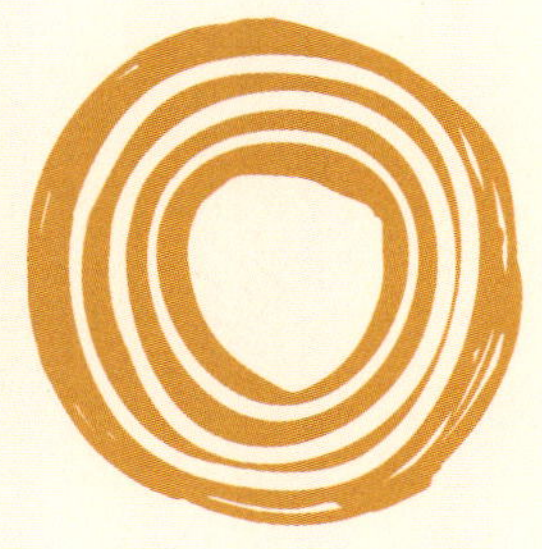

# LISTE ANGENEHMER AKTIVITÄTEN

Diese Sammlung von Anregungen soll Sie dabei unterstützen, Beschäftigungen und Tätigkeiten zu finden, die Ihnen schon einmal Freude bereitet haben oder auf die Sie vielleicht Lust haben, sie auszuprobieren. Jeder kleinste Schritt zur Aktivität führt in eine gute Richtung.

Machen Sie ein Foto der Liste oder drucken sie aus und hängen sie an einen Spiegel oder den Kühlschrank. Probieren Sie, was Sie anspricht, versuchen Sie es umzusetzen. Merken Sie sich, was Ihnen gefallen hat, und überlegen Sie, ob Sie daraus eine gute Gewohnheit machen können.

- Einen Spaziergang machen oder wandern, dabei die Landschaft bewusst sehen, den Duft des Waldes wahrnehmen, den Vogelstimmen zuhören
- Sich eine Playlist mit Lieblingsmusik zusammenstellen
- Ein Musikinstrument spielen oder erlernen
- Singen
- Einen Film aussuchen und anschauen, vielleicht im Kino, vielleicht mit jemandem zusammen
- Ein Buch lesen (und vielleicht mit anderen besprechen)
- Sich einen Strauß Blumen pflücken/binden/kaufen
- Ein neues Rezept ausprobieren (Kuchen, Marmelade oder ein Essen) und vielleicht jemanden einladen, das selbst Zubereitete zu probieren
- Sich selbst ein gutes Essen gönnen und dabei bewusst schmecken
- In Ruhe ein wohlschmeckendes Getränk zu sich nehmen
- Gäste einladen (und sich dabei nicht stressen; man kann sich einfach auch etwas liefern lassen)
- Eine Fremdsprache vertiefen oder neu lernen
- Tagebuch schreiben
- Shoppen gehen, durch ein Kaufhaus schlendern
- Über einen (Floh-)Markt spazieren
- Sich mit Freunden oder Freundinnen treffen

- Einem lieben Menschen einen Besuch abstatten
- In die Sauna oder ins Schwimmbad gehen
- Eine neue Haarfarbe oder einen neuen Haarschnitt ausprobieren
- Einen kleinen Ausflug oder eine Reise planen
- Eine Ausstellung oder ein Konzert besuchen
- Sich für ein Projekt engagieren, anderen Menschen helfen; etwas spenden
- Fotografieren
- Malen oder Zeichnen
- Freunde zu einem Spieleabend einladen
- Sich eine Massage gönnen
- Eine neue Sportart ausprobieren und sich eventuell bei einem Kurs oder einem Fitnessstudio anmelden
- Ein gemütliches Bad im Kerzenschein nehmen
- Sich pfleglich duschen
- Sich eincremen
- Einen medienfreien Tag einlegen
- Es sich gemütlich machen und dabei vielleicht eine Kerze anzünden
- Das Bett neu beziehen und den frischen Geruch wahrnehmen
- Fotoalben ansehen
- Eine Entspannungsübung machen oder meditieren
- Ein Bild malen oder Vorlagen ausmalen
- Puzzeln
- Eine unbekannte Umgebung erkunden
- Das Zimmer umstellen
- In einem See oder im Meer baden
- Im Halbschatten liegen
- Tiere beobachten
- Tanzen
- Einen interessanten Podcast hören

# ADRESSEN, DIE IHNEN WEITERHELFEN

**Professionelle Unterstützung finden**
www.psychotherapiesuche.de
www.therapie.de
www.psych-info.de
www.deutschepsychotherapeuten-vereinigung.de
www.kbv.de/html/arztsuche.php
www.bptk.de/service/therapeutensuche.html
www.weisse-liste.de/de/krankenhaus/krankenhaussuche

**Weitere Informationen**
https://www.deutsche-depressions hilfe.de/start
https://depressionsliga.de

**Hilfe bei Suizidgedanken**
Wenn Ihre Gedanken darum kreisen, sich das Leben zu nehmen, bieten verschiedene Organisationen Hilfe und Auswege an:

*Telefonseelsorge*
0800/111 0 111 oder 0800/111 0 222. Dort sind Mitarbeiter rund um die Uhr erreichbar, mit ihnen können Sorgen und Ängste geteilt werden. Die Telefonseelsorge bietet auch einen Chat an: telefonseelsorge.de Für Kinder und Jugendliche gibt es außerdem die »Nummer gegen Kummer«, erreichbar montags bis samstags von 14 bis 20 Uhr unter 11 6 111 oder 0800/111 0 333. Eine Mailberatung für junge Menschen gibt es auch über die Website *U25 Deutschland* und über *Jugendnotmail*. Hilfe auch in türkischer Sprache bietet das muslimische Seelsorge-Telefon »MuTeS« unter 030/44 35 09 821. Die Mitarbeiter dort sind 24 Stunden am Tag erreichbar.

*Für Kinder und Jugendliche*
Das Kinder- und Jugendtelefon: 116 111
Online-Beratung für Kinder und Jugendliche:
https://jugendnotmail.de und
https://www.u25-deutschland.de

*Für Zugehörige*
Bundesverband der Angehörigen psychisch erkrankter Menschen e. V.:
https://www.bapk.de/der-bapk.html

*In Österreich*
Rat auf Draht
http://rataufdraht.orf.at
Telefon: 147

TelefonSeelsorge – Notruf 142
http://www.telefonseelsorge.at
Telefon: 142 (24 Stunden täglich)
E-Mail: https://onlineberatung-telefon seelsorge.at (Chat und E-Mail)

*In der Schweiz*
Tel 143 – La Main Tendue – Die Dargebotene Hand – Telefono Amico
http://www.143.ch
Telefon: 143

*Zum Thema körperliche Aktivität*
https://shop.bzga.de/sonderheft-03-nationale-empfehlungen-fuer-bewegung-und-bewegungs-foerd-60640103/

## Bücher zum Weiterlesen

*Für Betroffene*

Johnstone, Matthew: *Mein schwarzer Hund: Wie ich meine Depression an die Leine legte.* Kunstmann 2008
Hegerl, Ulrich: *Depressionen bewältigen: Erste Anzeichen erkennen. Die Fülle der Therapien nutzen. Dauerhaft aus der Depression finden.* Trias 2022

*Für Angehörige / Zugehörige*

Hautzinger, Martin: *Ratgeber Depression: Informationen für Betroffene und Angehörige.* Hogrefe 2006

*Für Kinder*

Gliemann, Claudia & Faichney, Nadia: *Papas Seele hat Schnupfen.* Monterosa 2014
Wunderer, Susanne: *Warum ist Mama traurig?* Mabuse 2014
Mosch, Erdmute von: *Mamas Monster: Was ist nur mit Mama los?* Balance Buch und Medien 2011

*Weitere Bücher der Autoren:*

Ströhle, Andreas, Rogoll, Janina & Fydrich, Thomas: *Die Seelen-Docs: Was Sie über psychische Gesundheit und Krankheit wissen sollten. So bleibt Ihre Psyche stabil.* Knaur 2022
Ströhle, Andreas & Plag, Jens: *Keine Panik vor der Angst!: Angsterkrankungen verstehen und besiegen. Von Deutschlands führenden Angstexperten.* Kailash 2020

## Interviews mit den Seelendocs:

https://www.ardmediathek.de/video/swr1-leute/janina-rogoll-oder-diplom-psychologin-oder-wie-sie-psychisch-gesund-bleiben/swr/Y3JpZDovL3N3ci5kZS9hZXgvbzE4MjIyMDc
https://www.youtube.com/watch?v=9sYHNtlsNLc
https://www.rbb-online.de/rbbpraxis/archiv/20230419_2015/chronische-ueberlastung-burn-on.html
https://www.rnf.de/mediathek/video/11-wolfgang-heim-im-gespraech-mit-prof-dr-thomas-fydrich/

# DIE SEELEN-DOCS

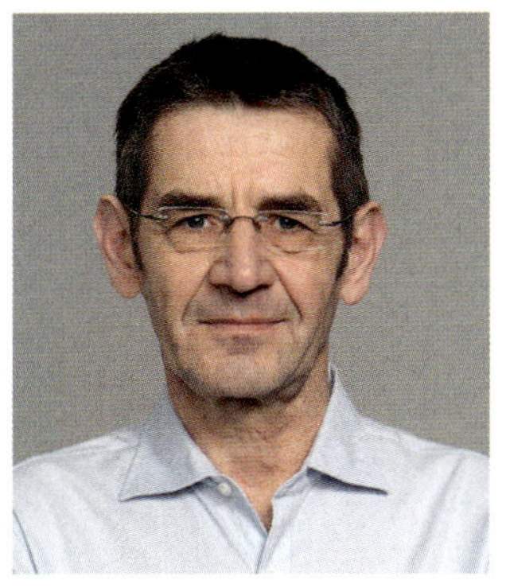

**Prof. Dr. med. Andreas Ströhle**

Der Psychiater und Psychotherapeut ist seit 2002 an der Charité-Universitätsmedizin Berlin tätig. Nach dem Medizinstudium in Berlin, einer Facharztweiterbildung und wissenschaftlicher Arbeit an der FU Berlin und dem MPI in München hat er seit 2008 eine Professur für affektive Erkrankungen inne. Er veröffentlichte mehr als 400 wissenschaftliche Artikel und etablierte in Berlin die Spezialsprechstunden und Arbeitsgruppen Angst und Sportpsychiatrie und -psychotherapie.

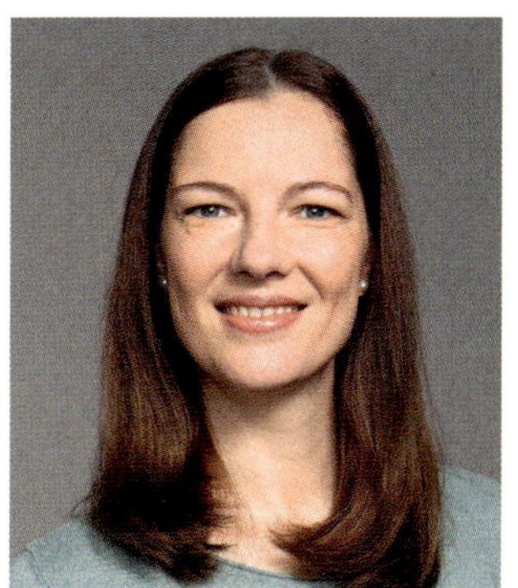

**Dipl.-Psych. Janina Rogoll**

Die Diplom-Psychologin ist als psychologische Psychotherapeutin für Erwachsene (VT) und Supervisorin in einer psychotherapeutischen Praxis in Berlin tätig. Zudem besitzt sie die Fachkunde für Kinder und Jugendliche. Janina Rogoll ist an verschiedenen Institutionen in der Lehre tätig und forscht zu den Themen »Angst«, »Tiergestützte Therapie« sowie »Tod und Sterben«. Ein besonderer Schwerpunkt in der psychotherapeutischen Behandlung und Forschung gilt verwaisten Eltern. Zurzeit absolviert sie ihren Master der perimortalen Wissenschaften an der Universität Regensburg.

**Prof. Dr. rer. nat. Thomas Fydrich**

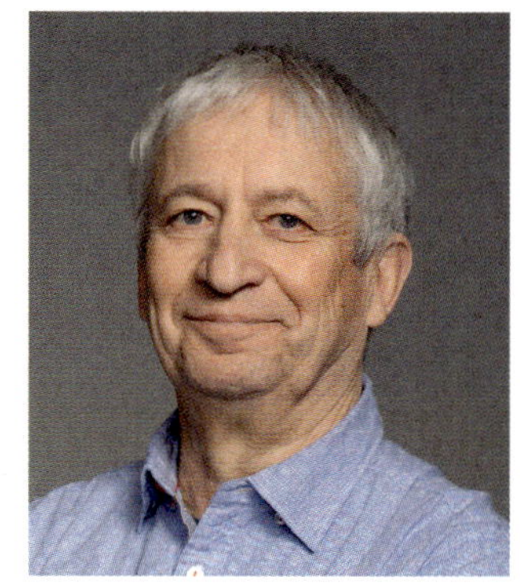

Der Diplom-Psychologe war nach beruflichen Stationen an der Universität Marburg und Tätigkeiten in den USA an der University of Pittsburgh und der Temple University (Philadelphia) sowie an den Universitäten Heidelberg und Mainz tätig, dann als Professor für Psychotherapie und Somatopsychologie an der Humboldt-Universität zu Berlin. Hier gründete er das Zentrum für Psychotherapie am Institut für Psychologie (ZPHU). Thomas Fydrich war mehrere Jahre lang Mitglied des Wissenschaftlichen Beirats Psychotherapie, seit 1999 Delegierter und Hochschulvertreter in den Psychotherapeutenkammern Baden-Württemberg und Berlin sowie der Bundespsychotherapeutenkammer. Von 2002 bis 2022 war er Vorsitzender des Verbunds universitärer Aus- und Weiterbildungsinstitute für Psychotherapie (unith e. V.).

# REGISTER

Fotos der Autor:innen von Jan Kopetzky; S. 12 Getty Images/zhang meng; S. 17 xArtxMedia/HeritagexImagesx/IMAGO; S. 26 Getty Images/Christoph Wagner; S. 28 Getty Images/; S. 35 Getty Images/Photo taken by Kami; S. 41 Getty Images/MirageC; S. 47 Getty Images/WLADIMIR BULGAR/SCIENCE PHOTO LIBRARY; S. 52 Getty Images/the_burtons; S. 58 Getty Images/TorriPhoto; S. 62 Getty Images/Mendowong Photography; S. 64 le-tex publishing services GmbH nach https://www.laekh.de/heftarchiv/ausgabe/artikel/2023/maerz-2023/flucht-und-trauma; S. 71 le-tex publishing services GmbH nach Ströhle, Andreas: Der Nervenarzt, 2003 unter Verwendung von Jolygon/Shutterstock.com; S. 75 Getty Images/Malorny; S. 76 Getty Images/oluolu3; S. 79 le-tex publishing services GmbH nach Vorlage der Autor:innen; S. 83 Getty Images/Mathilde Receveur; S. 90 Getty Images/Malorny; S. 103 Getty Images/Baac3nes; S. 113 Getty Images/Yaorusheng; S. 131 Getty Images/Vicki Jauron, Babylon and Beyond Photography; S. 134 Getty Images/Westend61; S. 139 Getty Images/Evan Kissner/Evan's Studio; S. 140 Getty Images/Olena Malik; S. 146 Getty Images/frederic gombert/500px; S. 149 Getty Images/Hiroshi Yamaoka/500px; S. 151 le-tex publishing services GmbH nach https://www.thinkwithyourheart.site/post/selbstfuersorge-ist-nicht-egoismus; S. 161 Getty Images/Roman Studio; S. 162 Getty Images/Sebastian Doerken; S. 171 Getty Images/Mario Kovac; S. 176 Getty Images/Hiroshi Yamaoka/500px; S. 178 Getty Images/Shaun Egan

Univ.-Prof. Dr. med. Andreas Ströhle
Dipl.-Psych. Janina Rogoll
Prof. Dr. Thomas Fydrich
Anna Cavelius

# DIE SEELEN-DOCS

**Was Sie über psychische Gesundheit und Krankheit wissen sollten**

**So bleibt Ihre Psyche stabil**

Seelische Krisen gehören zum Leben dazu, doch wo beginnt die Krankheit? An wen kann ich mich wenden? Und was kann ich selbst vorbeugend für mein seelisches Wohlbefinden tun?

Beeinträchtigungen der psychischen Gesundheit sind weitverbreitet und in unserer Gesellschaft immer noch tabuisiert. Klare, sachliche Aufklärung tut not.

Erfahrene Expert*innen für Psychologie, Psychiatrie und Psychotherapie vermitteln einfach, verständlich und umfassend Grundlagenwissen über die Psyche. Sie erklären das Abc der psychischen Gesundheit, erläutern die häufigsten psychischen Erkrankungen, zeigen, welche Behandlungsmethoden die richtigen sind, und geben Hilfestellungen für Betroffene und Angehörige.

Ihr Programm für eine stabile Psyche ist für Betroffene ebenso geeignet wie zur Prävention.

»Psychische Krankheit ist nur ein Extrempol der Psyche.
Was uns bewegt, ist alles zutiefst menschlich.«
*Die Seelen-Docs*

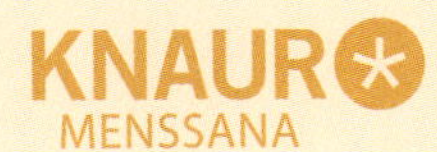